Ahmed Ghanem

Choques de sobrecarga volumétrica (vos) ou choques cinéticos de volume (vk) na clínica

Ahmed Ghanem

Choques de sobrecarga volumétrica (vos) ou choques cinéticos de volume (vk) na clínica

Uma complicação iatrogénica da fluidoterapia que causa a síndrome do desconforto respiratório agudo (SDRA)

ScienciaScripts

Cover image: www.ingimage.com

This book is a translation from the original published under ISBN 978-620-2-31984-3.

Publisher:
Sciencia Scripts
is a trademark of
Dodo Books Indian Ocean Ltd. and OmniScriptum S.R.L publishing group

120 High Road, East Finchley, London, N2 9ED, United Kingdom
Str. Armeneasca 28/1, office 1, Chisinau MD-2012, Republic of Moldova, Europe
Printed at: see last page
ISBN: 978-620-8-14835-5

Índice

INTRODUÇÃO

Este livro diz respeito a todos os médicos, investigadores e enfermeiros que estão envolvidos na gestão de choques com fluidoterapia em hospitais e campos de batalha. Descreveu dois choques circulatórios recentemente descobertos: Choque cinético de volume (VK) ou Choques de sobrecarga volumétrica (VOS). Ambos os tipos de VOS complicam a FT durante a reanimação de outro choque.

Os fluidos sem sódio induzem VOS 1 caracterizado por hiponatremia de diluição. Os fluidos à base de sódio induzem a VOS 2 que não tem um marcador claro, pelo que é difícil de reconhecer. Ocorre de forma contínua e despercebida, pelo que continua a não ser reconhecida e subestimada e levou-me 40 anos de investigação intensiva para a desvendar e reconhecer. Durante esta investigação, fiz 13 descobertas científicas novas, excitantes e revolucionárias em física, fisiologia e medicina, tal como descrito neste livro.

Este livro é composto por 15 capítulos e 254 páginas. Relata a sequência da investigação efectuada para desvendar e reconhecer os dois tipos de VOS. Os últimos 3 capítulos foram acrescentados a esta edição do livro. O livro tem também um novo título e uma nova fotografia da capa, com muitas melhorias no texto.

O livro relata novas e excitantes descobertas revolucionárias em física, fisiologia e medicina, e a sua leitura tem um elevado valor educativo. Espero que gostem de o ler e que ele vos ajude a salvar a vida de muitos dos vossos doentes.

CAPÍTULO 1

COMO FORAM RESOLVIDOS OS QUEBRA-CABEÇAS DA SÍNDROME DA RESSECÇÃO TRANSURETRAL DA PRÓSTATA (TURP) E DA SÍNDROME DA ANGÚSTIA RESPIRATÓRIA DO ADULTO (ARDS)? A DESCOBERTA DOS CHOQUES DE SOBRECARGA VOLUMÉTRICA (VOS)

Introdução:

Os últimos 40 anos da minha carreira foram passados a investigar e a relatar estes artigos.[1-5] Os artigos reconhecem 2 novos tipos de choques e o seu tratamento, provam que a lei de Starling para a transferência de fluidos intersticiais capilares está errada e fornecem um mecanismo alternativo: a hidrodinâmica de um tubo de orifício poroso (G). Estas descobertas resolvem os enigmas de 2 síndromas clínicos, descobrindo a sua pato-etiologia e novos tratamentos bem sucedidos: nomeadamente a síndrome da ressecção transuretral da próstata (TURP) e a síndrome da angústia respiratória do adulto (ARDS).

O Choque de Sobrecarga Volumétrica (VOS) é uma condição causada por infusões maciças de fluidos num curto espaço de tempo e é de dois tipos: Tipo um (VOS1) e Tipo dois (VOS2). O VOS1 é induzido por um ganho de fluidos sem sódio de 3,5-5 litros (L) numa hora, como glicina, glicose, manitol e sorbitol. É conhecida como a síndrome TURP[5] ou choque hiponatrémico[6] . O VOS2 é induzido pela infusão maciça de fluidos à base de sódio, tais como soro fisiológico, Ringer, Hartmann, plasma, substitutos do plasma e transfusões de sangue que podem complicar a terapia do VOS1. O VOS2 também complica a fluidoterapia em doentes críticos que sofrem de outros choques conhecidos, como choques hipovolémicos, hemorrágicos e sépticos, e apresenta SDRA[7] . O VOS2 é induzido pela ingestão de 12-14 L de fluidos à base de sódio, quando relatado na SDRA. A ocorrência de edema tecidual intersticial maciço com congestão de órgãos vitais, derrames pleurais e peritoneais, na presença de choque hipotensivo, colocou em dúvida a lei de Starling! Estas questões foram investigadas nas vertentes clínica e fisiológica/física.

Foram efectuados dois estudos clínicos com o objetivo de compreender a síndrome da TURP e reconhecer a VOS. Um estudo clínico prospetivo em 100 doentes consecutivos com TURP, dos quais o quadro de síndrome TURP afectou 10 doentes com hipotensão e bradicardia graves e hiponatrémia de diluição aguda grave <120 mmol/l[5] . A sobrecarga volumétrica foi o único fator significativo na causa da condição. O segundo estudo clínico envolveu uma série de casos de 23 casos da síndrome TURP que se manifestou como VOS1. A quantidade e o tipo de sobrecarga volumétrica são apresentados na *(Figura 1)*. Os primeiros 3 casos morreram por terem sido diagnosticados e tratados erradamente como um dos choques reconhecidos e tratados com mais expansão de volume. Os restantes 20 doentes foram corretamente diagnosticados como VOS1 e tratados com terapia de sódio hipertónico (HST) de 5% de cloreto de sódio ou 8,4% de bicarbonato de sódio. Cada doente eliminou 4-5 L de urina, seguindo-se a recuperação do choque e do coma. Este tratamento foi bem sucedido na cura de todos os doentes, trazendo-os de volta do estado de morte[4] .

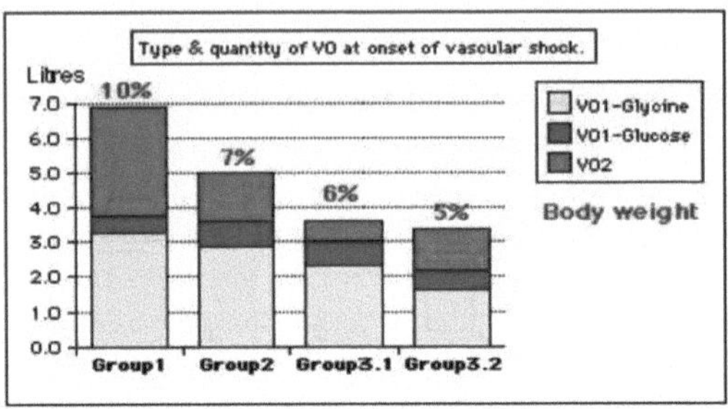

A Figura 1 mostra a quantidade de sobrecarga volumétrica (VO) (em L e em percentagem do peso corporal) e os tipos de fluidos. O grupo 1 foi constituído pelos 3 doentes que morreram na série de casos, uma vez que foram incorretamente diagnosticados como um dos choques previamente conhecidos e tratados com mais expansão de volume. O Grupo 2 foi constituído por 10 doentes da série que foram corretamente diagnosticados como choque de sobrecarga volumétrica e tratados com terapêutica com sódio hipertónico (HST). O Grupo 3 era constituído por 10 doentes que foram observados no estudo prospetivo e subdivididos em 2 grupos: Grupo 3.1 de 5 doentes tratados com HST e Grupo 3.2 de 5 doentes que foram tratados com expansão de volume vigiada com solução salina isotónica.

A investigação física envolveu estudos da hidrodinâmica do tubo de orifício poroso (G), comparando-a com a do tubo de Poiseuille. Milhares de medições experimentais de pressões em várias partes de um sistema circulatório que incorpora o tubo G numa câmara para imitar o compartimento de fluido capilar-intersticial. O efeito da alteração das pressões proximal (arterial), distal (venosa) e do diâmetro da entrada na pressão lateral do tubo G e na pressão da câmara, bem como o campo magnético dinâmico como a circulação de fluido à volta do tubo G. É notável como este modelo circulatório imita o sistema circulatório na saúde e na doença. Este campo magnético dinâmico, tal como a circulação do fluido à volta do tubo G e à sua volta na câmara C, substitui adequadamente a lei de Starling[3] . O equivalente fisiológico deste estudo físico foi efectuado nos membros posteriores de ovelhas. Demonstrou que a pressão arterial provoca sucção e não filtração devido ao esfíncter pré-capilar. A pressão venosa aumentava a filtração e a formação de edema ou hidropisia.

O choque é uma perturbação a nível celular capilar que prejudica a transferência de fluido capilar-intersticial: dificulta o fornecimento de oxigénio e a remoção de produtos residuais. O processo é regido pela lei de Starling[8] . Nesta lei, a pressão arterial é considerada a força que provoca a filtração capilar! Se isto é verdade, como é que a hipertensão arterial, apesar de ser bastante comum, nunca causa edema? Starling baseou a sua hipótese no trabalho de Poiseuille em tubos de latão estreitos e uniformes. Contudo, provas posteriores demonstraram que o capilar é um tubo poroso de orifício estreito (G), uma vez que tem um esfíncter pré-capilar[9] e poros que permitem a passagem das proteínas plasmáticas.[10] Uma vez que os poros capilares permitem a passagem das moléculas plasmáticas, anulando a pressão osmótica das proteínas plasmáticas, ou seja, a pressão oncótica não existe, foi feito um apelo para reconsiderar a hipótese de Starling, mas não havia alternativa na altura.[11] Esta substituição surgiu quando se descobriu a hidrodinâmica do tubo G.

A hidrodinâmica do tubo G[3,12] (Figura 2) demonstrou que a pressão proximal (arterial) induz um gradiente de pressão lateral negativo na parede do tubo G, causando sucção mais proeminente na metade proximal e transformando-se em pressão positiva na metade distal. A incorporação do tubo G numa câmara (C), que representa o espaço intersticial que rodeia um capilar, demonstrou uma rápida circulação dinâmica de fluido, semelhante a um campo magnético, entre C e o lúmen do tubo G. Trata-se de um motor de mistura entre C e G que efectua uma irrigação rápida sob pressão negativa, ou seja, sem inundação, edema ou formação de hidropisia. Incorporação do tubo G e do C num modelo circulatório acionado por uma bomba eléctrica que induz uma pressão proximal semelhante à pressão arterial: provocando a sucção do C para o lúmen do tubo G. A pressão distal (venosa) aumenta a filtração. Isto prova que a pressão arterial provoca sucção e não filtração na circulação do fluido intersticial capilar, pelo que a lei de Starling está errada. A hidrodinâmica relatada do tubo G fornece um mecanismo adequado para a circulação do fluido intersticial capilar. Isto ilustra como foram descobertos 2 novos tipos de choques vasculares e uma substituição da lei de Starling.

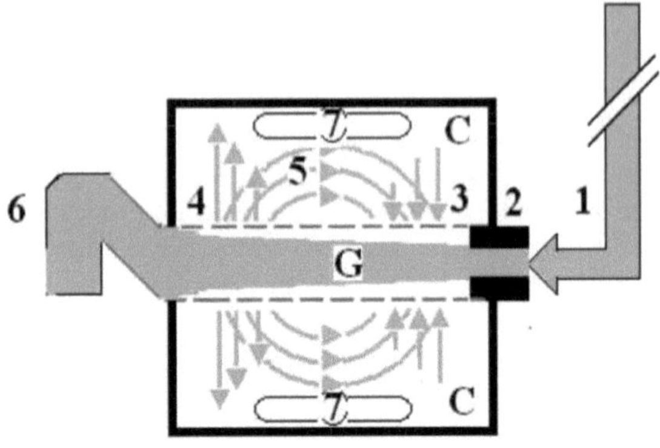

Figura 2: mostra o diagrama do tubo de orifício poroso (G) encerrado na câmara (C) com base em várias fotografias que demonstram o fenómeno de circulação G-Csemelhante a um campo magnético. A pressão de entrada proximal (arterial) (1) empurra o fluido através do orifício (2) criando um jato de fluido no lúmen do tubo G. O jato de fluido cria um gradiente de pressão lateral negativo que provoca um máximo de sucção na metade proximal do tubo G perto da entrada (3), que aspira o fluido para o lúmen. O gradiente de pressão lateral torna-se positivo, empurrando o fluido para fora do lúmen ao longo da metade distal, no máximo, perto da saída (4). Assim, o fluido à volta do tubo G no interior de C move-se numa circulação de fluido semelhante a um campo magnético (5), tomando uma direção oposta ao fluxo do lúmen do tubo G. A pressão de entrada (arterial) (1) e o orifício (2) induzem a energia de pressão lateral negativa , criando o fenómeno de circulação dinâmica G-C, que é rápido, autónomo e eficiente na movimentação do fluido para fora do lúmen do tubo G (4), irrigando C (5) e, em seguida, sugando-o novamente (3), mantendo a pressão de energia negativa líquida (7) no interior de C. A pressão do fluxo de saída distal (venoso) (6) aumenta o fluxo de saída em (4) e a sua elevação pode transformar a pressão de energia negativa (7) dentro de C em positiva, aumentando o volume e a pressão dentro da câmara C.

Em artigos recentes, foram feitas tentativas para corrigir a parte defeituosa da lei de Starling relacionada com a pressão oncótica das proteínas plasmáticas[13-15] . Uma revisão resumiu os conhecimentos sobre o papel da matriz extracelular (MEC) em geral e sobre a pressão do fluido intersticial (P(if)) relativamente à sua importância nas trocas transcapilares. O volume de fluido no espaço intersticial é normalmente regulado dentro de limites estreitos pelo reajustamento automático das pressões hidrostáticas intersticiais e osmóticas coloidais em resposta a perturbações na filtração capilar e pelos linfáticos. Contrariamente a este ponto de vista comummente aceite, a P(if) pode tornar-se uma força ativa e criar um fluxo de fluido através dos capilares em várias reacções inflamatórias e situações de trauma, em vez de limitar as alterações que ocorrem[13] .

Noutro artigo é referido que: "A troca de fluidos microvasculares (fluxo J(v)) está na base do equilíbrio entre o plasma e o fluido intersticial (FSI) e do edema. A forma tradicional de

O princípio de Starling deve ser modificado tendo em conta os conhecimentos sobre o papel das pressões ISF e o reconhecimento do glicocálix como a camada semipermeável do endotélio. A evidência da soma das forças e as observações diretas mostram que a absorção microvascular é transitória na maioria dos tecidos: prevalece uma ligeira filtração no estado estacionário, mesmo nas vénulas. Este facto deve-se, em parte, à relação inversa entre a taxa de filtração e a concentração de proteínas plasmáticas da FSI: A pressão osmótica coloidal (COP) da FSI aumenta à medida que J(v) diminui".

Noutro artigo foi referido que "as relações entre as pressões hidrostática e oncótica (coloide osmótico) nos capilares e no espaço intersticial são utilizadas para explicar a filtração e reabsorção de fluidos através das paredes microvasculares. Estas pressões são incorporadas na hipótese oncótica de Starling dos capilares que, no entanto, não consegue explicar a homeostasia dos fluidos quando a pressão hidrostática capilar é elevada (nos pés durante a ortostase) e baixa (nos pulmões), ou quando a pressão oncótica do plasma está significativamente diminuída em experiências e em alguns estados clínicos, como a analbuminemia genética[15] ." Os autores propuseram que: "O NaCl plasmático representa 83% da osmolaridade plasmática e apresenta uma passagem restrita através das paredes dos capilares contínuos cerebrais e periféricos, pelo que o Na e o Cl são os osmólitos mais importantes para a geração de contrapressão osmótica. O nosso cálculo indica que, em várias taxas de filtração de água, a contrapressão osmótica do NaCl actua como um controlo de feedback negativo: uma pressão hidrostática e uma taxa de filtração de água mais elevadas criam uma contrapressão osmótica mais elevada que se opõe à filtração e conduz a uma taxa de reabsorção de água mais elevada."

Nestes relatórios e em todos os outros, assume-se que a parte defeituosa da lei de Staling se limita à força da pressão oncótica do plasma. No entanto, ambas as forças da lei de Starling são defeituosas. As experiências com o tubo G demonstram que a pressão arterial induz a absorção através da parede capilar. A hidrodinâmica do tubo de orifício poroso (G) fornece o substituto correto para a lei de Starling defeituosa.

Referências

1. Ghanem, A.N. e Ghanem, S.A. Choques de Sobrecarga Volumétrica: Porque é que a lei de Starling para a transferência de fluido intersticial capilar está errada? A Hidrodinâmica de um Tubo de Orifício Poroso como Alternativa. Surgical Science, 2016: 7: 245-249. http://dx.doi.org/10.4236/ss.2016.76035

2. Pindoria N, Ghanem SA, Ghanem KA e Ghanem AN, (2017) Choques de sobrecarga volumétrica na pato-etiologia da síndrome de prostatectomia de ressecção transuretral e hiponatremia de diluição aguda. *Integr Mol Med,* 2017 doi: 10.15761/IMM.1000279 Disponível online
3. Ghanem KA. e Ghanem AN. 2017. A prova e as razões de que a lei de Starling para a transferência de fluido capilar-intersticial está errada, avançando a hidrodinâmica de um tubo de orifício poroso (G) como o mecanismo real. Blood, Heart and *Circ,* Volume 1(1): 1-7 doi:10.15761/BHC.1000102 Disponível online
4. Ghanem KA. e Ghanem AN. Choques de sobrecarga volumétrica na patologia da síndrome de prostatectomia de ressecção transuretral e hiponatrémia de diluição aguda: A evidência clínica baseada em 23 séries de casos. Basic Research Journal of Medicine and Clinical Sciences ISSN 2315-6864 Vol. 6(4) pp. xx-xx abril de 2017 Disponível online http//www.basicresearchjournals.org
5. Ghanem AN, Ward JP. Osmotic and metabolic sequelae of volumetric overload in relation to the TURP syndrome. Br J Uro. 1990: 66: 71-78.
6. Harrison III RH, Boren JS, Robinson JR. (1956) Dilutional hyponatraemic shock: another concept of the transurethral prostatic reaction. J Urol.: 75 (1): 95-110.
7. Ashbaugh DG, Bigelow DB, Petty TL, Levine BE. Acute respiratory distress in adults (Dificuldade respiratória aguda em adultos). Lancet. 1967: 2(7511):319-323.
8. Starling E. H. Factores envolvidos na causa da hidropisia. Lancet 1886: ii: 1266-1270, 1330-1334 e 1406-1410.
9. Rhodin J. A. The ultra-structure of mammalian arterioles and precapillary sphincters. J Ultrastructure Research 1967: 18: 181-222.
10. Karnovesky M. J. The ultra-structure basis of capillary permeability studied with peroxidase as a tracer. J Cell Biol 1967: 35: 213-236.
11. Renkin E. M. Algumas consequências da permeabilidade capilar às macromoléculas: Starling's hypothesis reconsidered. Am J Physiol (Heart Circ Physiol) 1986: 250, 19: H706-H710.
12. Ghanem AN. Circulação de fluido semelhante a um campo magnético num tubo de orifício poroso e relevância para a circulação de fluido capilar-intersticial: Preliminary report. Medical Hypotheses 2001 Mar: 56 (3): 325-334.
13. Reed RK[1] , Rubin K.**Transcapillary exchange: role and importance of the interstitial fluid pressure and the extracellular matrix.** Cardiovasc Res. 2010 Jul 15:87(2):211-7. doi: 10.1093/cvr/cvq143. Epub 2010 May 13.
14. Levick JR[1] , Michel CC. **Troca de fluidos microvasculares e o princípio de Starling revisado.** Cardiovasc Res. 2010 Jul 15: 87 (2): 198-210. doi: 10.1093 ⁄ cvr ⁄ cvq062.

Epub 2010 Mar 3
15. Bulat M, Klarica M. Fluid filtration and reabsorption across microvascular walls: control by oncotic or osmotic pressure? (publicação secundária). Croat Med J. 2014 Ago 28:55(4):291-8.

CAPÍTULO 2

CHOQUES DE SOBRECARGA VOLUMÉTRICA NA ETIOLOGIA PATOLÓGICA DA SÍNDROME DE PROSTATECTOMIA DE RESSECÇÃO TRANSURETRAL E HIPONATRÉMIA DE DILUIÇÃO AGUDA.

Abreviaturas:

VOS: Volumetric overload shocks

VOS1: Volumetric overload shock, Type 1

VOS2: Volumetric overload shock, Type2

TURP: The transurethral prostatectomy

TURS: The transurethral prostatectomy syndrome

ARDS: The adult respiratory distress syndrome

MVOD: The multiple vital organ dysfunction/ failure syndrome

HN: Hyponatraemia

HS: Hypertonic sodium

G Tube: The Porous orifice tube

Palavras chave

Hiponatrémia: choque: a síndrome da prostatectomia transuretral (TURS): a síndrome do desconforto respiratório do adulto (SDRA), lei de Starling, hidrodinâmica capilar

Resumo

A síndrome da prostatectomia transuretral (TURS) é definida como uma reação de hipotensão vascular grave que complica a cirurgia endoscópica em resultado da absorção maciça de fluido de irrigação, causando uma hiponatrémia de diluição aguda grave (HN) de <120 mmol/l. O choque vascular é geralmente confundido com um dos choques reconhecidos e o choque de sobrecarga volumétrica tipo 1 (VOS1) é ignorado, tornando irreconhecível o choque de sobrecarga volumétrica tipo 2 (VOS2). O VOS1 é induzido pela infusão de 3,5-5 L de fluidos sem sódio e é conhecido como choque TURS ou HN. O VOS2 é induzido por 12-14 L de fluidos à base de sódio e é conhecido como *síndroma de dificuldade respiratória do adulto. O tratamento mais eficaz para o VOS1 e VOS2 é o sódio hipertónico de 5%NaCl ou 8,4% Bicarbonato de Sódio. A literatura é revista e a patologia subjacente é discutida. Como a lei de Starling para a*

A transferência de fluido capilar-intersticial revelou-se errada, tendo sido encontrado um mecanismo alternativo através do estudo da hidrodinâmica do tubo de orifício poroso (G). A incorporação do tubo G numa câmara (C), que representa o espaço intersticial que rodeia um capilar, demonstrou uma circulação rápida e dinâmica de fluidos, semelhante a um campo magnético, entre o lúmen do tubo C e do tubo G. O fenómeno G-C é autónomo, possuindo forças de filtração e de absorção, constituindo um verdadeiro substituto da lei de Starling.

Definições

A síndrome da prostatectomia transuretral (TURS) é uma reação de hipotensão vascular grave que complica a cirurgia endoscópica devido à absorção maciça de fluidos de irrigação, causando uma hiponatrémia de diluição aguda grave (HN) de <120 mmol/l.[1]

O Choque de Sobrecarga Volumétrica (VOS) é uma condição causada por infusões maciças de fluidos e é de dois tipos:
Tipo um (VOS1) e Tipo dois (VOS2). A VOS1 é induzida pelo aumento de fluidos sem sódio, como a glicina a 1,5%, utilizada como fluido de irrigação durante a cirurgia endoscópica, como a prostatectomia de ressecção transuretral (TURP)[1] . Foi registada com outros fluidos, como a glicose, o manitol e o sorbitol. É conhecido como choque TURS ou HN[2] , uma vez que a HN é um marcador serológico evidente da doença.[3]

O VOS2 é induzido pela infusão maciça de fluidos à base de sódio, como soro fisiológico normal, Ringer, Hartmann, plasma e substitutos do plasma e/ou transfusões de sangue que podem complicar a terapia do VOS1. O VOS2 também complica a fluidoterapia em doentes críticos que sofrem de outros choques conhecidos, como traumatismos, choques hipovolémicos, hemorrágicos e septicémicos, e apresenta a síndrome de disfunção ou falência de múltiplos órgãos vitais (MVOD). A síndroma de dificuldade respiratória do adulto (SDRA)[4] é outro nome sob o qual o VOS2 é registado. Tanto o VOS1 como o VOS2 são complicações iatrogénicas da fluidoterapia.

Introdução

Porque é que a TURS deve ser reconhecida como VOS? Como demonstrado aqui, o VOS1 é a verdadeira pato-etiologia da TURS que tem a HN como um marcador serológico claro. Isto facilita o reconhecimento do VOS2 que, ao contrário do VOS1, não tem um marcador serológico claro. Também ajuda a estabelecer a terapia correta e salvadora de NaCl hipertónico a 5% ou Bicarbonato de Sódio a 8,4%. Também ajudou a perceber que a lei fisiológica de Starling, que está na base dos princípios da fluidoterapia na prática clínica, está de facto incorrecta. A partir da revisão da literatura, verificar-se-á que a TURS se apresenta como um choque de hipotensão vascular para os anestesistas e cirurgiões durante a cirurgia, que não deve ser confundido com um dos choques reconhecidos. Na manhã seguinte, apresenta-se como coma HN para os médicos. O VOS1 foi induzido em animais em condições experimentais limpas, na ausência de hemorragia e de sépsis.[5]

Revisão da literatura

A TURS foi descrita pela primeira vez por Creevy, em 1947, como uma intoxicação aguda por água, quando foi utilizada água destilada como fluido de irrigação para a TURP.[6] A intoxicação por água causou hemólise intravascular dos glóbulos vermelhos e insuficiência renal aguda. Passou-se a utilizar soluções osmóticas e a glicina a 1,5% ganhou popularidade. Harrison et al[2] relataram a TURP como um choque hiponatrémico de diluição aguda após um aumento maciço do fluido de irrigação de glicina. No entanto, a TURS não se limita à TURP. Pode afetar qualquer cirurgia endoscópica e foi relatada em mulheres submetidas a ressecção endometrial transcervical.[7,8] Pode também afetar mulheres submetidas a qualquer cirurgia após infusões excessivas de glucose a 5%.[3] A TURS manifesta-se como choque durante a cirurgia e, na manhã seguinte, manifesta-se como coma encefalopático HN.[9] O TURS pode ser confundido com outros choques reconhecidos, como o septicémico[10] , o hemorrágico[11-13] e o cardiogénico[14,15] . O VOS 2 pode complicar todos os tipos de choques durante a fluidoterapia e a transição é contínua e difícil de detetar. Pode ser chamado de choque irreversível. A única forma de detetar o VOS 2 é o aumento súbito e agudo do peso corporal ou um balanço de fluidos preciso durante a reanimação. A alteração dos solutos séricos, particularmente a HN, foi relatada por todos os autores.[16-18]

A TURS pode apresentar-se como coma encefalopático HN[3,7-9] , choque cardiogénico ou paragem cardíaca[16] , insuficiência respiratória ou paragem[19] e insuficiência renal aguda, entre outros órgãos vitais envolvidos. Também foi registada perda de visão.[20] O exame post-mortem foi documentado.[21] A TURS foi atribuída à toxicidade da glicina e do amoníaco[22,] mas também foi notificada com manitol[22] e glicose.[3]

O Professor Hahn et al relataram 480 artigos, dos quais >340 são sobre TURS [pesquisa PubMed de dezembro de 2016], investigando a dinâmica de fluidos e electrólitos[24] , o efeito da sobre-hidratação no músculo cardíaco[25] e noutros tecidos[26] , o efeito na função renal[27] e comparou a glicina com o manitol[28] . O Professor Hahn favoreceu a toxicidade da glicina como a causa pato-etiológica da TURS. Ghanem e
Ward introduziu o conceito de sobrecarga volumétrica na pato-etiologia da TURS em 1990.[1] Ghanem confirmou a eficácia do NaCl hipertónico a 5% ou do bicarbonato de sódio a 8,4%, tanto como prova anedótica[29] como num estudo prospetivo[1] e também investigou a lei fisiológica defeituosa subjacente de Starling para a transferência de fluido intersticial capilar.[30,31]

A etiologia

O VOS1 é induzido pela infusão de 3,5-5 L de fluido de irrigação de glicina através das veias periprostáticas durante a TURP.[1] A infusão intravenosa de glucose a 5% aumenta este efeito. É importante compreender o significado do tempo: 3,5 L de fluidos é uma ingestão diária normal, inofensiva se obtida ao longo de 24 horas, mas é certamente patológica se obtida ao longo de uma hora. No VOS1, um litro de líquido provoca uma queda na concentração de sódio sérico de 7 mmol/l. O VOS2 é induzido pela ingestão de 12-14 L de fluidos à base de sódio.[3] O problema é que toda a hipotensão é considerada sinónimo de hipovolémia e é tratada com uma expansão maciça do volume. No passado, o VOS1 foi erradamente atribuído a um dos choques conhecidos e tratado com fluidos à base de sódio, induzindo o VOS2.

Fisiopatologia

A ocorrência de um edema maciço dos tecidos intersticiais com congestão dos órgãos vitais, derrames pleurais e peritoneais, na presença de um choque hipotensivo grave, pôs em dúvida a lei de Starling!

O choque é uma perturbação a nível celular capilar que prejudica a transferência de fluido capilar-intersticial: fornecimento de oxigénio e remoção de produtos residuais. Este processo e a formação de edema são regidos pela lei de Starling.[32] Nesta lei, a pressão arterial é considerada a força que provoca a filtração capilar! Se isto é verdade, como é que a hipertensão arterial, embora comum, nunca causa edema? Starling baseou a sua hipótese no trabalho de Poiseuille em tubos de latão estreitos e uniformes. Contudo, provas posteriores demonstraram que o capilar é um tubo poroso de orifício estreito (G), uma vez que possui um esfíncter pré-capilar[33] e poros que permitem a passagem de proteínas plasmáticas.[34] O facto de os poros capilares permitirem a passagem de moléculas plasmáticas e, por conseguinte, a ausência de força de pressão oncótica, levou a que se reconsiderasse a hipótese de Starling.[35] Até à data, ainda não foi encontrada uma alternativa à lei de Starling.

A hidrodinâmica do tubo G demonstrou que a pressão proximal (arterial) induz um gradiente de pressão lateral negativo na parede do tubo G, provocando a sucção (absorção) de entrada, mais proeminente na metade proximal (**Figura 1**), e transforma-se em pressão positiva na metade distal, provocando a saída de fluido (filtração) (**Figura 2**).[30,31] A incorporação do tubo G numa câmara (C) (**Figuras 3 e 4**), que representa o espaço intersticial que rodeia um capilar, demonstrou uma rápida circulação dinâmica de fluido, semelhante a um campo magnético, entre o lúmen do tubo C e do tubo G (**Figuras 5 e 6**). A incorporação do tubo G e de C num modelo circulatório acionado por uma bomba eléctrica que induz uma pressão proximal semelhante à pressão arterial no sistema circulatório humano (**Figura 7**): provocou a sucção de C para o lúmen do tubo G. A pressão em C é negativa (**Figura 8**). A pressão em C é negativa (**Figura 3 e 4**). A pressão no espaço do líquido intersticial também é negativa de -7 cm H2O.[36] A pressão distal (venosa) é responsável pelo aumento da filtração. Isto prova que o sistema circulatório não é um sistema de pressão totalmente positivo, a pressão arterial provoca sucção e não filtração na transferência de fluido intersticial capilar e, por conseguinte, a lei de Starling está errada.[31] O fenómeno circulatório G-C é autónomo, tendo forças de filtração e de absorção, o que o torna um verdadeiro substituto da lei de Starling.

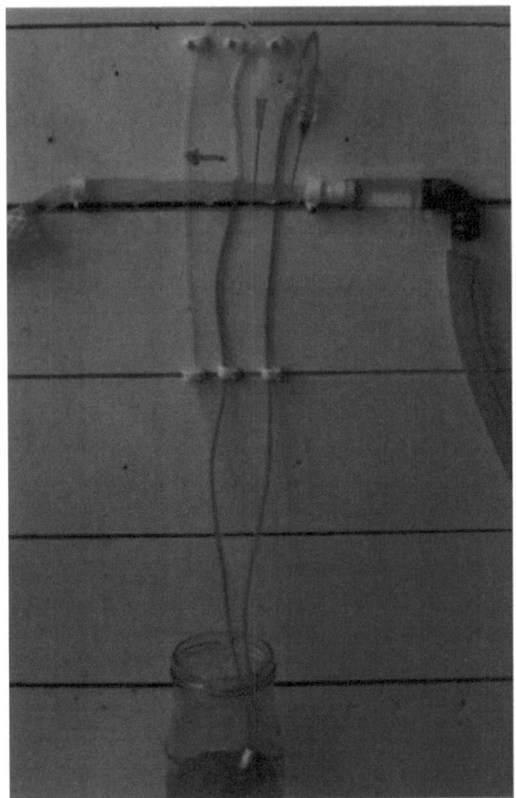

Figura 1: *demonstra que um tubo de borracha com uma entrada estreita e passagem de água provoca sucção sobre a parte proximal do tubo, sugando água vermelha para os tubos do manómetro a partir de um jarro 35 cm abaixo do tubo G.*

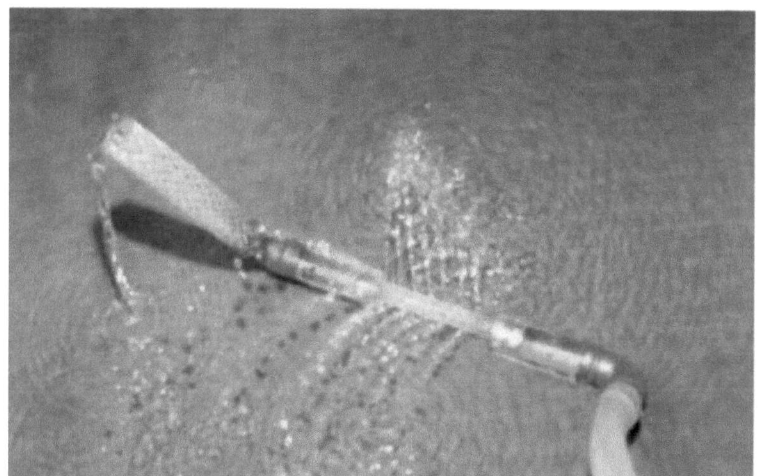

Figura 2: mostra o Tubo G demonstrando o gradiente de pressão na sua parede fazendo com que o fluido saia ao máximo perto da saída. A pressão negativa na parte proximal foi mostrada na Figura 1. Uma inspeção atenta mostra um campo magnético semelhante à circulação de uma película de água na parte superior da superfície azul.

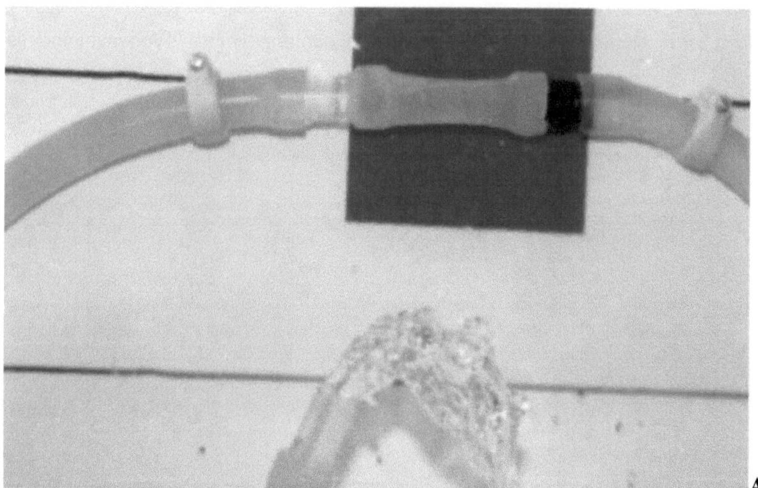

A

figura 3 mostra o tubo G encerrado numa câmara de borracha (C) que é aspirada à medida que a água passa através do tubo G, indicando uma pressão negativa líquida em C.

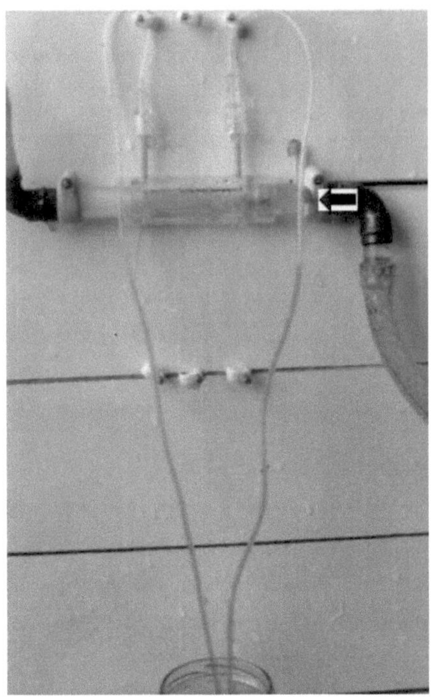

A figura 4 mostra o modelo G-C que mede a pressão negativa em C com manómetros que sugam água de um jarro 30 cm abaixo.

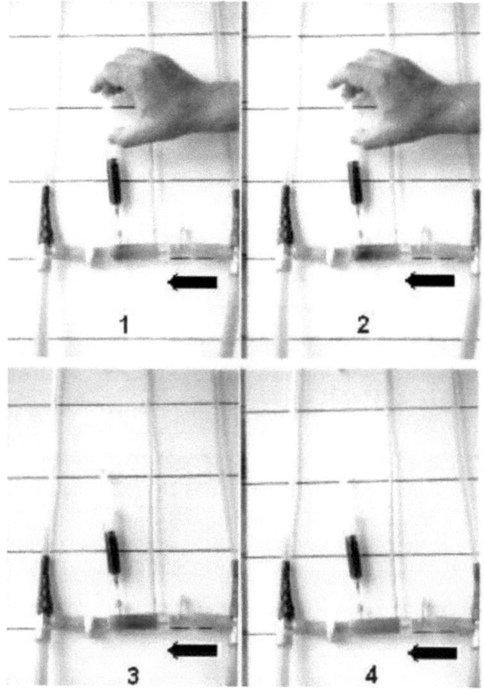

Figura 5 (sequência de 1-4: Mostra que a tinta injectada na parte distal de C se move, em direção oposta ao fluxo no interior do tubo G, para a parte proximal, onde é absorvida e eliminada rapidamente.

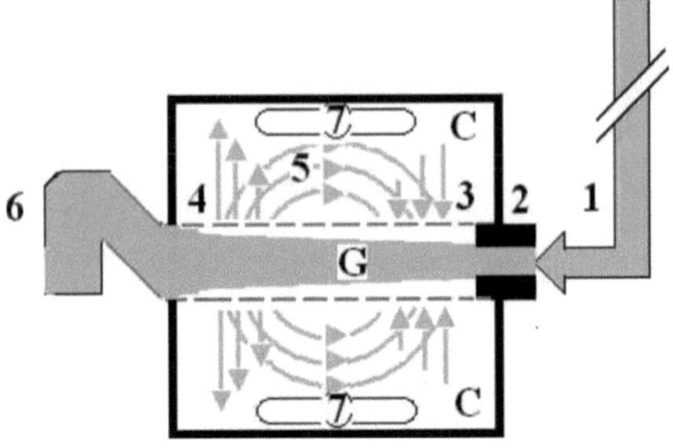

Figura 6: *mostra o diagrama do tubo com orifício poroso (G) encerrado na câmara (C) com base em várias fotografias que demonstram o fenómeno de circulação G-C semelhante a um campo magnético*

A pressão de entrada proximal (arterial) (1) empurra o fluido através do orifício (2) criando um jato de fluido no lúmen do tubo G. O jato de fluido cria um gradiente de pressão lateral negativo que provoca um máximo de sucção na metade proximal do tubo G perto da entrada (3), que aspira o fluido para o lúmen. O gradiente de pressão lateral torna-se positivo, empurrando o fluido para fora do lúmen ao longo da metade distal, no máximo, perto da saída (4). Assim, o fluido à volta do tubo G no interior de C move-se numa circulação de fluido semelhante a um campo magnético (5), tomando uma

direção oposta ao fluxo do lúmen do tubo G. A pressão de entrada (arterial) (1) e o orifício (2) induzem a energia de pressão lateral negativa, criando o fenómeno de circulação dinâmica G-C que é rápido, autónomo e eficiente na movimentação do fluido para fora do lúmen do tubo G em (4), irrigando C em (5), e depois sugando-o novamente em (3), mantendo a pressão de energia negativa líquida (7) no interior de C. A pressão do fluxo de saída distal (venoso) (6) aumenta o fluxo de saída em (4) e a sua elevação pode transformar a pressão de energia negativa (7) dentro de C em positiva, aumentando o volume e a pressão dentro da câmara C.

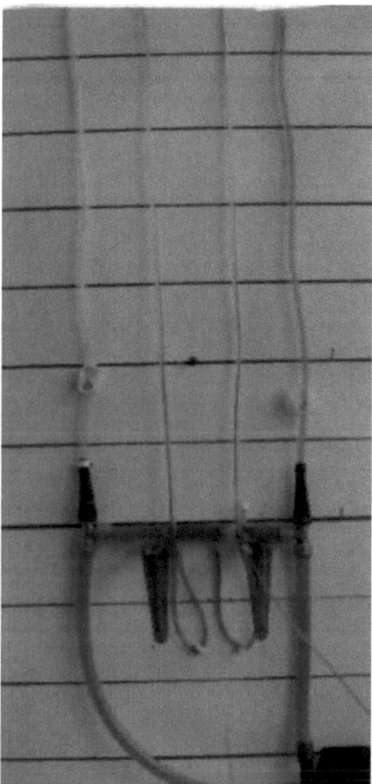

Figura 7: mostra um sistema circulatório que incorpora o modelo G-C com manómetros que medem a pressão em vários pontos do sistema. É notável a sua capacidade de imitar o sistema circulatório e a circulação do fluido capilar-intersticial na saúde e na doença.

Quadro clínico

O VOS1 tem o seguinte quadro clínico antes de se transformar em VOS2, com um quadro completo de DMOV ou falência ou SDRA a caraterizar ambas as condições. É de notar que o VOS1 se apresenta durante a cirurgia como choque hipotensivo e no dia seguinte como coma HN. Quando a TURP é efectuada sob anestesia geral, os sinais cardiovasculares e a cianose aparecem primeiro e quando é efectuada sob anestesia espinal ou epidural, os sinais cerebrais e nervosos aparecem primeiro.

Sistema nervoso cerebral: Foram registadas sensações de dormência e formigueiro, cegueira bilateral súbita e turvação da consciência sob anestesia espinal ou epidural. Podem ocorrer convulsões. O doente entra em coma de alto grau e não recupera da anestesia geral.

Sistema cardiovascular: A hipotensão e a bradicardia são caraterísticas precoces também em doentes submetidos a anestesia geral. A hipertensão raramente é detectada. Podem ocorrer outros tipos de disritmia com paragem cardíaca e morte súbita. As enzimas cardíacas estão elevadas. O choque cardiovascular prevalece.

Sistema respiratório: Cianose. Os pulmões são afectados por choque pulmonar ou SDRA.

Renal: Os rins desenvolvem anúria que não responde aos diuréticos. Ocorre uma insuficiência renal aguda. A ureia e a creatinina séricas aumentam.

Sistema gastrointestinal e hepático: Os testes de função hepática estão elevados. Ocorre ileus paralítico.

Generalidades: Desenvolvimento de edema do tronco ou anasarca.

Terapia

Logo que seja feito o diagnóstico de VOS, estão contra-indicadas outras infusões de fluidos isotónicos. A VOS1 é tratada com soluções hipertónicas de sódio sob a forma de cloreto de sódio a 5% e, se não estiver disponível, o bicarbonato de sódio a 8,4% é igualmente eficaz. Esta solução é administrada em doses fraccionadas de 200 ml durante 10 minutos através de uma linha venosa central. A dose pode ser repetida até 5 vezes. O efeito desta terapêutica é mágico.[1,29] . O choque cardiovascular é corrigido com a elevação da pressão arterial. O doente recupera do coma. Os rins respondem com uma diérese maciça que não deve ser substituída. O tratamento revelou-se igualmente eficaz no VOS2 que complica o VOS1, sobretudo quando administrado precocemente, antes que a congestão dos órgãos vitais se desenvolva em áreas de necrose e de enfartes, e antes que a DMOV se torne uma falência. As medidas de suporte nas unidades de cuidados intensivos são muito úteis. Se os rins não responderem por diurese, tentar a hemodiálise - colocando o balanço líquido de fluidos em negativo. Tanto o VOS1 como o VOS2 foram induzidos em animais e tratados com sucesso com NaCl hipertónico a 5%.[5]

Conclusão

O TURS apresenta-se com VOS1 e a sobrecarga volumétrica representa a sua verdadeira pato-etiologia. Autores anteriores avançaram a toxicidade da glicina como etiologia, tendo o choque sido confundido com um dos choques reconhecidos. O edema maciço do tecido intersticial afecta todos os tecidos e órgãos vitais, mas os sinais de um órgão podem predominar. O reconhecimento do TURS como VOS1 com a sua HN como marcador ajuda a reconhecer o VOS2. A terapia correta e que salva vidas para VOS1 e VOS2 é NaCl hipertónico a 5% ou Bicarbonato de Sódio a 8,4%, conforme prescrito. É importante corrigir a lei de Starling subjacente e avançar com o novo mecanismo de transferência de fluido intersticial capilar baseado na hidrodinâmica do tubo de orifício poroso (G). A circulação autónoma de fluido dinâmica e rápida, semelhante a um campo magnético, entre o lúmen dos tubos C e G é autossuficiente para explicar a troca de fluido capilar-intersticial e substituir a lei de Starling. Estou *certo de que, quando os conceitos aqui apresentados forem totalmente apreciados, reconhecidos e compreendidos, salvarão milhares de vidas todos os anos em todo o mundo.*

Conflito de interesses: Nenhum declarado.

Referências:

1. Ghanem AN, Ward JP. Osmotic and metabolic sequelae of volumetric overload in relation to the TURP syndrome. Br J Uro 1990: 66: 71-78
2. Harrison III RH, Boren JS, Robinson JR. Dilutional hyponatraemic shock: another concept of the transurethral prostatic reaction. J Uro. 1956: 75 (1): 95-110.
3. Arieff AI. Hiponatrémia, convulsão, paragem respiratória e lesão cerebral permanente após cirurgia electiva em mulheres saudáveis. N Engl J Med 1986: 314 (24): 1529-34.
4. Ashbaugh DG, Bigelow DB, Petty TL, Levine BE. Acute respiratory distress in adults. Lancet 1967: ii: 319-23.
5. Danowski TS, Winkler AW, Elkington JR. The treatment of shock due to salt depression: comparison of isotonic, of hypertonic saline and of isotonic glucose solutions. J. Clin. Invest. 1946: 25: 130.
6. Creevy CD. Haemolytic reactions during transurethral prostatic resection. J Uro. 1947: 58: 125.
7. Arieff AI. Ayus JC. Ablação endometrial complicada por encefalopatia hiponatrémica fatal. JAMA 1993: 270: 1230-2
8. Istre O, Bjoennes J, Naes R et al. Postoperative cerebral oedema after Transcervical Endometrial Resection and Uterine Irrigation with 1.5% Glycine. Lancet 1994: 344: 1187-9
9. Henderson DJ e Middleton RG. Coma por hiponatremia da ressecção transuretral da próstata. Urology 1980: XV (3): 267-271
10. Bertrand J., Gambini A, Cazalaa JB, at al. Le syndrome de resection de la prostate (TURP) syndrome, mythe oy realite? Jour d' Urologie 1981: 87: 1-4
11. Bird D, Slade N, Feneley RCL. Complicação intravascular da prostatectomia transuretral. Br J Uro 1982: 54: 564-5.
12. Friedman NJ, Hoag MS, Robinson AJ e Aggeler PM. Haemorrhagic syndromes following transurethral resection for benign adenoma. Arch Intern Med 1969: 124: 341-9.
13. Ekengreen J, Hahn R. Blood loss during transurethral resection of the prostate as measured by the Hemocue photometer. Scand J Uro Nephrol 1993: 501-7
14. Evans JWH, Singer M, Chapple CR. et al. Hemodynamic evidence for cardiac stress during transurethral surgery Br Med Jour 1992: 304: 666-71.
15. Charlton AJ. Paragem cardíaca durante cirurgia transuretral após absorção de glicina a 1,5%. Anaesth. 1980: 35: 804-7

16. Desmond J. Serum osmolality and plasma electrolytes in patients who develop dilutional hyponatraemia during transurethral resection. Can Jour Surg.1970: 13: 116-121.

17. Beirne GN, Madsen PO, Burns RO. Alterações dos electrólitos séricos e da osmolalidade após a ressecção transuretral da próstata. Br Jour Uro 1965: 93: 83-86.

18. Berg G, Fedor EJ, Fisher B. Physiologic observations related to the transurethral resection reaction (Observações fisiológicas relacionadas com a reação de ressecção transuretral). J Uro 1962: 87: 4, 596-600.

19. Jacobson J. Prolonged respiratory inadequacy following Transurethral Resection of the Prostate (Insuficiência respiratória prolongada após ressecção transuretral da próstata). Anaesth. 1965: 20: 329-33

20. Kay MC, Kay J, Begun F, Yeung JE. Vision loss following transurethral resection of the prostate (Perda de visão após ressecção transuretral da próstata). J Clin Neuroophthalmol. 1985 Dec:5(4):273-6.

21. Lessels AM, Honan RP, Haboubi NY, Ali HH e Greene MJ. Death during prostatectomy. J Clin Path 1982: 35: 117.

22. Hoekstra Pt, Kahnoski R, McCamish MA, Bergen W, Heetderks DR. Transurethral prostatic resection syndrome- a new perspective: Encefalopatia com hiperamonemia associada. J Uro 1983: 130: 704-7

23. Kirshenbaum MA. Hiponatrémia induzida por manitol grave complicando a

ressecção prostática J Uro 1979: 121: 686-8

24. Hahn RG. Dinâmica de fluidos e electrólitos durante o desenvolvimento da síndrome TURP. Br J Urol. 1990 Jul:66(1):79-84.

25. Hahn GH, Zhang W, Rajs J. Pathology of the heart after overhydration with glycine solution in the mouse. APMIS 1996: 104: 915-20.

26. Hahn RG, Nennesmo I, Rajs J, et al. Morphological and X-ray Micro-analytical Changes in Mammalian Tissue after Overhydration with Irrigating Fluids. Eur Uro 1996: 29: 355-61

27. Hahn RG, Nilsson H, Carlstrom H, Hjelmqvist H, Zhang W, Rundergreen M. Renal function during intravenous infusion of urological irrigating fluids in the sheep. Ata Anaesthiol Scand 1996: 40: 671-683

28. Hahn RG, Sahdfeldt L, Nymen. Estudo aleatório duplamente cego dos sintomas associados à absorção de glicina 1,5% ou manitol 3% durante a ressecção transuretral da próstata. J Uro 1998: 160: 397-401.

29. Ghanem AN, Wojtlewski JA, Penney MD, Dangers in treating hyponatraemia. Br Med Jour: 1987: 294: 837.

30. Ghanem AN. Circulação de fluido semelhante a um campo magnético num tubo de orifício poroso e sua relevância para a circulação de fluido capilar-intersticial:

relatório preliminar. Medical Hypotheses 2001: 56(3): 325-334.

31. Ghanem, A.N. e Ghanem, S.A. Volumetric Overload Shocks (Choques de Sobrecarga Volumétrica): Porque é que a Lei de Starling para a Transferência de Fluido Intersticial Capilar está errada? A Hidrodinâmica de um Tubo de Orifício Poroso como
Alternativa. Surgical Science, 2016: 7: 245-249.
http://dx.doi.org/10.4236/ss.2016.76035

32. Starling E. H. Factores envolvidos na causa da hidropisia. *Lancet* 1886: **ii**: 12661270, 1330- 1334 e 1406-1410.

33. Rhodin J. A. The ultra-structure of mammalian arterioles and precapillary sphincters. *J Ultrastructure Research* 1967: **18**: 181-222.

34. Karnovesky M. J. The ultra-structural basis of capillary permeability studied with peroxidase as a tracer. *J Cell Biol* 1967: **35**: 213-236.

35. Renkin E. M. Algumas consequências da permeabilidade capilar às macromoléculas: Starling's hypothesis reconsidered. *Am J Physiol (Heart Circ Physiol)* 1986: 250, **19**: H706-H710.

36. Guyton A. C., Coleman T. G. Regulation of interstitial fluid volume and pressure. *Annals New York Academy of Sciences* 1968: **150**: 537-547.

CAPÍTULO 3

CHOQUES DE SOBRECARGA VOLUMÉTRICA: PORQUE É QUE A LEI DE STARLING PARA A TRANSFERÊNCIA DE FLUIDO INTERSTICIAL CAPILAR ESTÁ ERRADA? A HIDRODINÂMICA DE UM TUBO DE ORIFÍCIO POROSO COMO ALTERNATIVA.

Resumo

Com base em trabalhos clínicos e experimentais, são referidos dois novos tipos de choques de sobrecarga volumétrica: o tipo um e o tipo dois, dependendo do tipo de fluido que provoca a sua indução. O tipo um é induzido por fluidos sem sódio, como a glicina, a glucose, o manitol e o sorbitol, e caracteriza-se por uma hiponatrémia dilucional aguda. O tipo 2 é induzido por fluidos à base de sódio utilizados na reanimação de doentes em estado crítico e não tem qualquer marcador serológico. Apresenta-se com a síndrome de disfunção ou falência de múltiplos órgãos vitais ou com a síndrome de dificuldade respiratória aguda. O sódio hipertónico é um tratamento eficaz quando administrado precocemente de forma adequada. A fisiopatologia subjacente é discutida. É apresentada uma alternativa à lei de Starling para a transferência de fluido intersticial capilar. A hidrodinâmica de um tubo de orifício poroso semelhante a um capilar com uma câmara circundante semelhante ao espaço de fluido intersticial demonstrou uma rápida circulação dinâmica de fluido semelhante a um campo magnético entre a câmara circundante e o lúmen do tubo G.

Palavras chave

Choque, síndroma de disfunção ou insuficiência de múltiplos órgãos vitais, síndroma de dificuldade respiratória do adulto, síndroma de ressecção transuretral da próstata, hiponatrémia

Introdução

O Choque de Sobrecarga Volumétrica (VOS) é uma condição causada por infusões maciças de fluidos e é de dois tipos: Tipo um (VOS1) e Tipo dois (VOS2). O VOS1 é induzido pelo aumento de fluidos sem sódio, como a glicina a 1,5% utilizada como fluido de irrigação durante a ressecção transuretral da próstata (TURP)[1] . Foi registada com outros fluidos de irrigação, como a glucose, o manitol e o sorbitol. É conhecida como síndrome TURP ou choque hiponatrémico[2] , uma vez que a hiponatrémia (HN) é um marcador serológico importante para esta doença. O VOS2 é induzido pela infusão maciça de fluidos à base de sódio, tais como solução salina normal, Ringer, Hartmann, plasma e substitutos do plasma e/ou transfusões de sangue que podem complicar a terapia do VOS1. O VOS2 também complica a fluidoterapia em doentes críticos que sofrem de outros choques conhecidos, como hipovolémico, hemorrágico e septicémico, e apresenta a síndrome de disfunção ou falência de múltiplos órgãos vitais (MVOD). Síndrome de dificuldade respiratória do adulto (SDRA)[3] é outro nome sob o qual o VOS2 é registado. A ocorrência de edema maciço dos tecidos intersticiais com congestão dos órgãos vitais, derrame pleural e peritoneal, na presença de um choque hipotensivo grave, pôs em dúvida a lei de Starling!

A etiologia

O VOS1 é induzido pela infusão de 3,5 L de líquido de irrigação Glycine através das veias periprostáticas[1] .
As infusões intravenosas de glucose a 5% aumentam este efeito. O ganho de 3,5-5 L induz o típico VOS1. É importante perceber o significado do tempo: 3,5 L de fluidos é uma ingestão diária normal se for obtida ao longo de 24 horas, mas é certamente patológica se for obtida ao longo de uma hora. O VOS2 é induzido pela ingestão de 12-14 L de fluidos à base de sódio[3] . O problema aqui é que toda a hipotensão é considerada sinónimo de hipovolémia e é tratada com uma expansão maciça do volume. No passado, o VOS1 era erradamente atribuído a um choque hemorrágico, hipovolémico ou cardiogénico, pelo que era tratado com fluidos à base de sódio e o VOS2 era induzido[4] .

Fisiopatologia

O choque é uma perturbação ao nível celular capilar que prejudica a transferência de fluido capilar-intersticial: fornecimento de oxigénio e remoção de produtos residuais. O processo é regido pela lei de Starling[5] . Nesta lei, a pressão arterial é considerada a força que provoca a filtração capilar! Se isto é verdade, como é que a hipertensão arterial, embora comum, nunca causa edema? Starling baseou a sua hipótese no trabalho de Poiseuille em tubos de latão estreitos e uniformes. Contudo, provas posteriores demonstraram que o capilar é um tubo poroso de orifício estreito (G), uma vez que possui um esfíncter pré-capilar[6] e poros que permitem a passagem de proteínas plasmáticas[7] . O facto de os poros capilares permitirem a passagem de moléculas de plasma levou a que se reconsiderasse a hipótese de Starling.[8]

A hidrodinâmica do tubo G demonstrou que a pressão proximal (arterial) induz um gradiente de pressão lateral negativa na parede do tubo G, causando sucção mais proeminente na metade proximal e transformando-se em pressão positiva na metade distal. [9] (Figura 1) A incorporação do tubo G numa câmara (C), que representa o espaço intersticial que rodeia um capilar, demonstrou uma rápida circulação dinâmica de fluido semelhante a um campo magnético entre o lúmen do tubo C e do tubo G (FIGURA 2). Incorporando o tubo G e C num modelo circulatório acionado por uma bomba eléctrica que induz uma pressão proximal semelhante à pressão arterial no sistema circulatório humano: provocando a sucção de C para o lúmen do tubo G. A pressão em C é negativa (FIGURA 3). A pressão no espaço do líquido intersticial também é negativa.[10] A pressão distal (venosa) é responsável pela filtração. Isto prova que o sistema circulatório não é uma pressão totalmente positiva, a pressão arterial causa sucção e não filtração na circulação do fluido intersticial capilar e, por conseguinte, a lei de Starling está errada[9] .

Marcadores séricos

A HN dilucional é um marcador serológico claro de VOS1. A incidência e a gravidade da HN da síndrome TURP são referidas em[1,4] . A HN de 130 mmol/l é transitória e auto-corretiva, uma descida para 125 é ligeira, uma descida para 120 é moderada, uma descida ainda maior é grave e manifesta-se com um estado de VOS1 completo. Uma descida do sódio sérico para 100 mmol/l é normalmente letal[4] . Infelizmente, o VOS2 não tem um marcador sérico claro. O único método de deteção é o aumento do peso corporal.

Quadro clínico:

O VOS1 tem o seguinte quadro clínico antes de se transformar em VOS2, com um quadro completo de DMOV ou falência ou SDRA que caracteriza ambas as condições. É de notar que o VOS1 se apresenta durante a cirurgia como choque hipotensivo e no dia seguinte como coma hiponatrémico.

Sistema nervoso cerebral: Foram registadas sensações de dormência e formigueiro, cegueira bilateral súbita e turvação da consciência sob anestesia espinal ou epidural. Podem ocorrer convulsões. O doente entra em coma de alto grau e não recupera da anestesia geral.

Sistema cardiovascular: A hipotensão e a bradicardia são caraterísticas precoces também em doentes submetidos a anestesia geral. A hipertensão raramente é detectada. Podem ocorrer outros tipos de disritmia com paragem cardíaca e morte súbita. As enzimas cardíacas estão elevadas. O choque cardiovascular prevalece.

Sistema respiratório: Os pulmões são afectados pelo choque pulmonar ou pela SDRA.

Renal: Os rins desenvolvem anúria que não responde aos diuréticos. Ocorre uma insuficiência renal aguda. A ureia e a creatinina séricas aumentam.

Sistema hepático: Os testes de função hepática estão elevados.

Geral: Desenvolvimento de edema do tronco ou anasarca.

Tratamento:

A VOS1 é tratada com soluções hipertónicas de sódio sob a forma de cloreto de sódio a 5% e, se não estiver disponível, o bicarbonato de sódio a 8,4% é igualmente eficaz. Esta solução é administrada em doses fraccionadas de 200 ml durante 10 minutos através de uma linha venosa central. A dose pode ser repetida até 5 vezes. O efeito desta terapêutica é mágico[1,4,11] . O choque cardiovascular é corrigido com a elevação da pressão arterial. O doente recupera do coma. Os rins respondem com uma diérese maciça que não deve ser substituída. O tratamento revelou-se igualmente eficaz no VOS2 que complica o VOS1, sobretudo quando administrado precocemente, antes que a congestão dos órgãos vitais se transforme em áreas de necrose e de enfartes, e antes que a DVO se torne uma falência.[4,11] . As medidas de suporte nas unidades de cuidados intensivos são muito úteis. Se os rins não responderem através de diurese, tentar a hemodiálise - colocando o balanço líquido de fluidos em negativo. Tanto o VOS1 como o VOS2 foram induzidos em animais e tratados com sucesso com sódio hipertónico.[12]

Conflito de interesses: O autor declara não ter nenhum.

Referências

1. Ghanem AN, Ward JP. Osmotic and metabolic sequelae of volumetric overload in relation to the TURP syndrome. Br J Uro. 1990: 66: 71-78.
2. Harrison RH, Boren JS e Robinson JR. Dilutional Hyponatraeic Shock outro conceito da reação prostática transuretral. J Urol 1956: 75:95-110.
3. Ashbaugh DG, Bigelow DB, Petty TL, Levine BE. Acute respiratory distress in adults (Dificuldade respiratória aguda em adultos). Lancet. 1967: 2(7511):319-323.
4. Ghanem AN. The Transurethral Prostatectomy (TURP) Syndrome: Uma Investigação das Seqüelas Osmóticas e Metabólicas da Sobrecarga Volumétrica (VO). Tese de Doutorado.
   Instituto de Urologia e Nefrologia, Universidade de Mansoura, Egito. 6 de novembro de 1988.
5. Starling E. H. Factores envolvidos na causa da hidropisia. *Lancet* 1886: **ii**: 12661270, 1330-1334 e 1406-1410.
6. Rhodin J. A. The ultra-structure of mammalian arterioles and precapillary sphincters. *J Ultrastructure Research* 1967: **18**: 181-222.
7. Karnovesky M. J. The ultra-structural basis of capillary permeability studied with peroxidase as a tracer. *J Cell Biol* 1967: **35**: 213-236.
8. Renkin E. M. Algumas consequências da permeabilidade capilar às macromoléculas: Starling's hypothesis reconsidered. *Am J Physiol (Heart Circ Physiol)* 1986: 250, **19**: H706-H710.
9. Ghanem AN. Circulação de fluido semelhante a um campo magnético num tubo de orifício poroso e relevância para a circulação de fluido capilar-intersticial: Preliminary report. Medical Hypotheses 2001 Mar: 56 (3): 325-334.
10. Guyton A. C., Coleman T. G. Regulation of interstitial fluid volume and pressure. *Annals New York Academy of Sciences* 1968: **150**: 537-547.
11. Ghanem AN, Wojtulewski JA e Penney MD. Dangers in treating hyponatraemia. Br Med Jour. 1987: 294: 837.
12. Danowski TS, Winkler AW, Elkington JR. The treatment of shock due to salt depression: comparison of isotonic, of hypertonic saline and of isotonic glucose solutions. J. Clin. Invest. 1946: 25: 130

Fotografias

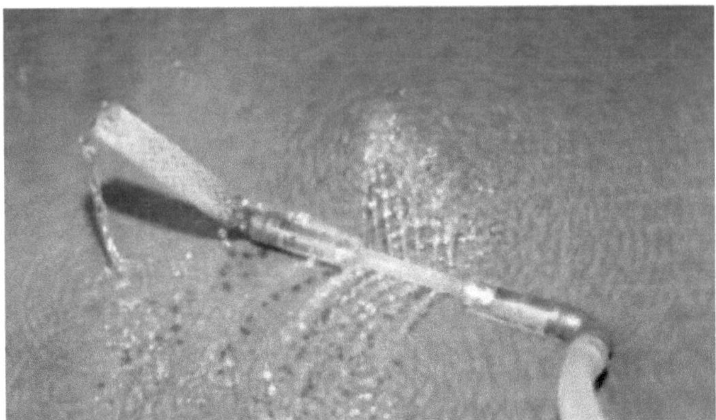

A figura 1 mostra a hidrodinâmica do tubo de orifício poroso (G). A água sai pela parte distal e é aspirada pela parte proximal do tubo G.

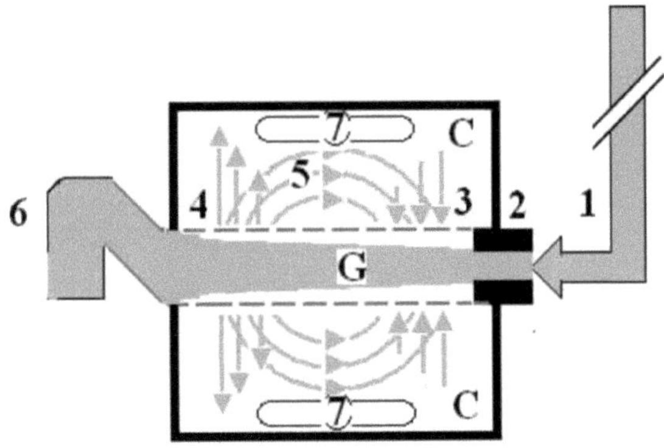

A figura 2 mostra o diagrama do tubo com orifício poroso (G) encerrado na câmara (C) , demonstrando o fenómeno de circulação G-C semelhante a um campo magnético. A pressão de entrada proximal (arterial) (1) empurra o fluido através do orifício (2) criando um jato de fluido no lúmen do tubo G. O jato de fluido cria um gradiente de pressão lateral negativo que provoca um máximo de sucção na metade proximal do tubo G perto da entrada (3), que aspira o fluido para o lúmen. O gradiente de pressão lateral torna-se positivo, empurrando o fluido para fora do lúmen ao longo da metade distal, no máximo, perto da saída (4). Assim, o fluido à volta do tubo G no interior de C move-se numa circulação de fluido semelhante a um campo magnético (5), tomando uma direção oposta ao fluxo do lúmen do tubo G. A pressão de entrada (arterial) 1 e o orifício 2 induzem a energia de pressão lateral negativa, criando o fenómeno de circulação dinâmica G-C, que é

rápido, autónomo e eficiente na deslocação do fluido para fora do lúmen do tubo G em 4, irrigando C em 5 e, em seguida, sugando-o novamente em 3, mantendo a pressão de energia negativa líquida (7) no interior de C. A pressão de saída distal (venosa) (6) aumenta o fluxo de saída em (4) e a sua elevação pode transformar a pressão de energia negativa 7 no interior de C em positiva, aumentando o volume e a pressão no interior da câmara C.

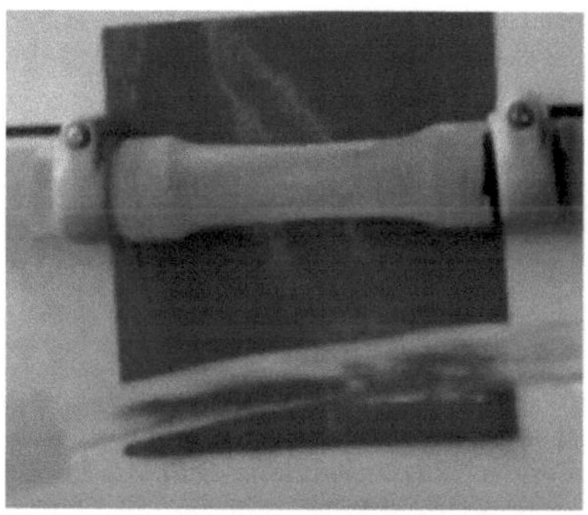

Figura 3: A câmara C à volta do tubo G é feita de borracha macia que é aspirada pelo gradiente de pressão negativa do tubo G. O fluido de pressão intersticial tem uma pressão negativa de -7 ml de água.

CAPÍTULO 4

CHOQUES DE SOBRECARGA VOLUMÉTRICA NA ETIOLOGIA PATOLÓGICA DA SÍNDROME DE RESSECÇÃO TRANSURETRAL DA PRÓSTATA (TURP) E HIPONATRÉMIA DE DILUIÇÃO AGUDA: A EVIDÊNCIA CLÍNICA BASEADA NUM ESTUDO CLÍNICO PROSPECTIVO DE 100 DOENTES CONSECUTIVOS COM TURP.

Resumo

Introdução e objetivo: *O choque circulatório em doentes com síndrome de TURP tem sido frequentemente descrito, mas tem sido habitualmente confundido com perda de sangue hipovolémica, choque cardiogénico ou septicémico. Aqui relatamos um estudo prospetivo que prova que a patologia da síndrome TURP é induzida por sobrecarga volumétrica.*

Doentes e métodos: *Foi efectuado um estudo prospetivo de 100 doentes consecutivos submetidos a TURP. Foram registados o volume e o tipo de fluidos intravenosos infundidos durante e 24 horas após a cirurgia e medidos os volumes de glicina absorvidos e a perda de sangue. As alterações séricas do conteúdo de solutos também foram medidas antes, depois e 24 horas após a cirurgia. Foram efectuadas culturas de sangue e de urina em todos os doentes sintomáticos.*

Resultados: *O volume médio per-operatório de glicina absorvida, o total de líquido ganho e a perda de sangue foram 0,6 (DP±0,7), 1,57(±0,98) e 0,356(±0,148) L, respetivamente. Cinquenta e nove doentes absorveram 0-1 litro, 20 absorveram 1-1,5 e 12 absorveram >1,5 L de glicina. Um total de 20, 10 e 4% de todos os doentes apresentaram uma queda na concentração de sódio sérico pós-operatório de >10, >15 e >20mmol/l, respetivamente. Dez doentes preencheram os critérios da síndrome TURP, manifestando-se com choque hipotensivo com bradicardia. A sobrecarga volumétrica provou ser o único fator significativo na causa da síndrome TURP. Foi observada uma relação significativa entre a queda pós-operatória na concentração de sódio sérico e o ganho volumétrico total de 3,54 (±0,6) L, incluindo fluidos IVI (P=0,0001). O NaCl hipertónico a 5% revelou-se eficaz no tratamento dos choques de sobrecarga volumétrica da síndrome TURP. Os doentes tratados com sódio hipertónico responderam prontamente e recuperaram totalmente, eliminando entre 2,5 e 4,5 L de urina.*

Conclusão: *Os resultados deste estudo mostraram que a síndrome TURP é precipitada pela sobrecarga volumétrica de fluidos sem sódio, resultado da absorção de glicina e fluidos infundidos por via intravenosa. Um volume de 3,5 L induz a VOS1. O melhor tratamento para o VOS1 da síndrome TURP é o NaCl hipertónico a 5%.*

Palavras-chave: Choque: Hiponatrémia: A síndrome da ressecção transuretral da próstata (TURP): Síndrome da angústia respiratória do adulto (ARDS): Estudo prospetivo: Sódio hipertónico

Abreviaturas: TURP: Ressecção Transuretral da Próstata: ARDS: O Adulto Síndrome do desconforto respiratório: HN: Hiponatrémia: VOS: Choque de sobrecarga volumétrica: MVOD: Disfunção de múltiplos órgãos vitais: SD: Desvio Padrão: Hb: Hemoglobina: PCV: Volume Celular

Embalado: WCC: Contagem de glóbulos brancos: IVI: Infusão Intravenosa.

Introdução

A síndrome da ressecção transuretral da próstata (RTUP) é uma reação de hipotensão vascular grave que complica a cirurgia endoscópica devido à absorção maciça de fluido de irrigação, causando uma queda da concentração de sódio sérico de >15mmol/l, induzindo uma hiponatrémia de diluição aguda grave (HN) de <120mmol/l [1].

O Choque de Sobrecarga Volumétrica (VOS) é uma condição causada por infusões maciças de fluidos e é de dois tipos: Tipo um (VOS1) e Tipo dois (VOS2). O VOS1 é induzido pelo ganho de fluido sem sódio, como a glicina a 1,5%, utilizada como fluido de irrigação durante a cirurgia endoscópica, como a ressecção transuretral da próstata (TURP) [2,3]. Foi registada com outros fluidos, como a glicose, o manitol e o sorbitol. É conhecida como síndroma TURP ou choque HN [4], uma vez que a HN é um marcador serológico importante para esta doença [4,5]. O VOS2 é induzido pela infusão maciça de fluidos à base de sódio, como solução salina normal, Ringer, Hartmann, plasma e substitutos do plasma e/ou transfusões de sangue que podem complicar a terapia do VOS1. O VOS2 também complica a fluidoterapia em doentes críticos que sofrem de outros choques conhecidos, como choques traumáticos, hipovolémicos, hemorrágicos e de septicemia, e apresenta a síndrome de disfunção ou falência de múltiplos órgãos vitais (MVOD). A síndrome da angústia respiratória do adulto (SARA) [6] é outro nome sob o qual o VOS2 é registado. Tanto o VOS1 quanto o VOS2 são complicações da fluidoterapia. O VOS1 foi induzido em animais sob condições experimentais limpas na ausência de hemorragia e sepse [7].

A síndrome da TURP foi descrita pela primeira vez por Creevy [8] em 1947 como uma intoxicação aguda por água que causava hemólise, iterícia e necrose tubular aguda. Foram então introduzidas soluções osmóticas como a glicina, o manitol e o citrato, mas continuou a ocorrer uma síndrome clínica complexa [9]. O choque hiponatrémico induzido pela absorção de glicina foi descrito por Harrison et al. [4], que introduziram cloreto de sódio a 5% para tratamento.

Vários autores mediram o volume de absorção de glicina [10], as alterações no sódio sérico e electrólitos [11], a perda de sódio na urina [12], bem como alterações no volume sanguíneo, hemoglobina (Hb) e massa de glóbulos vermelhos [13]. A síndrome está bem descrita em estudos retrospectivos e relatos de casos individuais como um quadro clínico bizarro que pode afetar alguns doentes após a TURP. O doente pode apresentar coma e paralisia [5,14-17], dificuldade respiratória ou paragem [18], insuficiência renal [19] e disritmia cardíaca ou paragem [20,21], podendo ocorrer em qualquer combinação.

O choque circulatório que afecta os doentes com a síndrome da TURP foi frequentemente descrito, mas foi normalmente atribuído a perda de sangue [22], choque cardiogénico [20,21] ou choque septicémico [23]. Um diagnóstico errado pode levar a um tratamento inadequado com mais infusões de sangue e fluidos [24], o que pode causar a morte devido a necrose cerebral, do miocárdio e pulmonar [25]. Também foi registada perda de visão [26]. O exame post-mortem foi documentado [25]. A TURS foi atribuída à toxicidade da glicina e do amoníaco [27], mas também foi relatada com manitol [22,28] e glicose [5].

A discrepância entre os resultados de ensaios prospectivos e a apresentação bizarra da síndrome tem dado origem a dúvidas quanto à sua existência e à teoria da intoxicação por amónia [27]. No entanto, a hiponatrémia de diluição, com uma incidência de 7% e 1% de mortalidade, ocorre de facto [29] e uma relação com a absorção excessiva de fluidos é agora aceite [30].

O Professor Hahn et al. relataram 480 artigos, dos quais mais de 340 são sobre a síndrome da TURP, investigando todos os aspectos da síndrome, confirmando as alterações fisiológicas [31-33] e patológicas relatadas por outros autores [34-37]. Hahn relatou a dinâmica de fluidos e electrólitos [38], o efeito da hidratação excessiva no músculo cardíaco [39] e noutros tecidos [40], o efeito na função renal [41] e comparou a glicina com o manitol. O Professor Hahn favoreceu a toxicidade da glicina como a causa pato-etiológica da síndrome da TURP.

Ghanem introduziu o conceito de sobrecarga volumétrica na pato-etiologia da síndrome TURP em 1990 [1,2]. Confirmou a eficácia do NaCl hipertónico a 5% ou do Bicarbonato de Sódio a 8,4% tanto como prova anedótica [42] como num estudo prospetivo [1,2] e também investigou a lei fisiológica defeituosa subjacente de Starling para a transferência de fluido intersticial capilar [43,44]. São agora apresentados os resultados de uma investigação de vida profissional que visava quantificar o ganho volumétrico e a sua relação com a síndrome TURP, destacando a VOS.

Doentes e métodos

Foi realizado um estudo prospetivo de 100 doentes consecutivos submetidos a TURP com a aprovação do Comité de Ética Médica. Foi efectuado um procedimento padrão, utilizando um ressectoscópio irrigador (Stors), glicina a 1,5% irrigante (a uma altura de 80 cm acima do coração) e drenagem por sucção (Haemonetics Cell Saver IV), que mediu a perda de sangue. O volume absorvido de glicina 1,5% foi a diferença entre o volume utilizado e o devolvido. Foi administrada bumetanida 1mg no final do procedimento. Foram registados o volume e o tipo de fluidos intravenosos infundidos durante e 24 horas após o procedimento. Foram efectuadas culturas urinárias pré e pós-operatórias em todos os doentes e hemoculturas nos que apresentavam sinais de choque circulatório pós-operatório.

Os electrólitos sanguíneos, a osmolalidade sérica, os aminoácidos glicina, serina e alanina foram medidos na admissão no hospital (A), após a indução anestésica (B), no final do procedimento (C) e na primeira manhã pós-operatória (D). Foram efectuadas medições adicionais em doentes sintomáticos, que foram aleatorizados entre cloreto de sódio hipertónico e tratamento conservador. Os tipos de choques conhecidos foram excluídos através da quantificação da perda de sangue e da realização de hemoculturas. A osmolalidade dos fluidos utilizados neste estudo foi a seguinte: glicina a 1,5% 196, Hartmann 257, solução salina normal 287 e dextrose a 5% 297mOsm/kg.

Análise estatística

Os dados foram analisados estatisticamente utilizando um computador (Macintosh SE, Apple Computers Ltd) com uma base de dados disponível no mercado e pacotes estatísticos (Stat View 512, Brain Power inclusive). Os doentes serviram de controlo através da comparação dos seus resultados pré e pós-operatórios. Os dados são apresentados como média e desvio padrão (DP). Foram utilizados o teste t de Student, a análise de regressão múltipla e os testes x2 para a análise estatística comparativa.

Resultados

A idade média dos pacientes foi de 74 anos (DP±4), o peso foi de 70,8kg (±8,6), o peso do tecido prostático ressecado foi de 30,8gr (±21,7) e o tempo de ressecção foi de 56,5min (±27,3). O volume médio de glicina a 1,5% utilizado para irrigação por procedimento foi de 16,73 L (±10,38). O volume médio per-operatório de glicina absorvida, o total de líquido ganho e a perda de sangue foram 0,6 (±0,7), 1,57 (±0,98) e 0,356 (±0,148) L, respetivamente. A média e o DP da sobrecarga volumétrica dos pacientes sintomáticos são mostrados na (Figura 1).

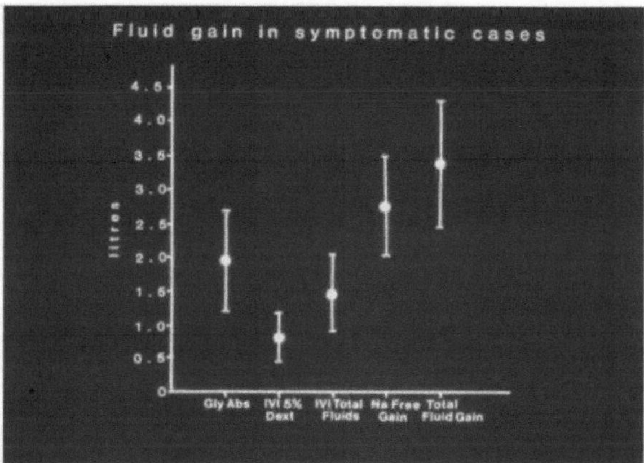

Figura 1: *As médias e os desvios-padrão em doentes sintomáticos da glicina absorvida (Gly abs), da dextrose a 5% infundida por via intravenosa (IVI Dext), do total de fluidos IVI, do total de fluidos sem sódio ganhos (Na Free Gain) e do total de fluidos ganhos em L (l).*

A ingestão média de líquidos e o débito urinário de 24 horas desde o início da cirurgia foram de 3,25 (±1,557) e 4,85 (±2,37) L, respetivamente. Noventa e três por cento dos pacientes tiveram perda de sangue <0,4 L, 7% tiveram perda de sangue variando de 0,45 a 1,3 L. Cinco pacientes foram retransfundidos com sangue autólogo recuperado do efluente de glicina. Apenas um dos 15 doentes que receberam transfusão de sangue preenchia os critérios da síndrome TURP e recebeu uma unidade de sangue: pensou-se que tinha sofrido um choque hipovolémico, embora os seus dados indicassem uma sobrecarga de volume (vide infra).

Volume de glicina a 1,5% absorvido

A figura 2 mostra um histograma do volume de glicina absorvido. Nove doentes tiveram um balanço hídrico negativo devido a perdas de sangue e urina: 59 doentes absorveram 0-1 litro, 20 absorveram 1-1,5 e 12 absorveram >1,5 L. A observação do cirurgião sobre a rutura da cápsula prostática e a abertura dos seios venosos estiveram significativamente relacionadas com o volume de glicina absorvido e o desenvolvimento da síndrome TURP (P=0,0001). Estas observações foram registadas em 11 doentes, dos quais 7 desenvolveram a síndrome TURP e 4 não. Outros 3 doentes desenvolveram a síndrome TURP (vide infra) e, nestes casos, o cirurgião não observou perfuração da cápsula prostática nem abertura dos seios venosos. A estimativa subjectiva da hemorragia pelos cirurgiões e anestesistas foi sobrestimada por um fator de 3-10 do volume medido de perda de sangue.

Nem o peso da próstata ressecada, nem o tempo de ressecção, nem a perda de sangue atingiram significância estatística em relação ao volume de glicina absorvido e ao desenvolvimento da síndrome TURP.

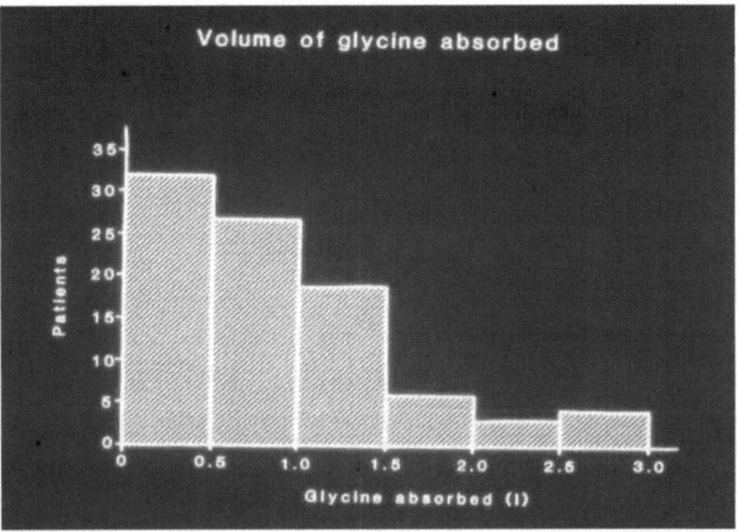

Figura 2: *Distribuição da frequência dos doentes de acordo com o volume de glicina a 1,5% absorvido. Foram excluídos nove doentes que apresentaram um balanço negativo, devido a perdas de sangue e de urina.*

Ganho volumétrico e hiponatrémia

Um total de 20, 10 e 4% de todos os doentes apresentaram uma queda na concentração sérica de sódio no pós-operatório de >10, >15 e >20mmol/l, respetivamente. A Figura 3 mostra uma relação significativa entre o volume de glicina absorvido e as alterações pós-operatórias nas concentrações séricas de glicina e sódio (P=0,0001). Também foi observada uma relação significativa entre a queda pós-operatória na concentração de sódio sérico e o ganho volumétrico total, incluindo fluidos IVI (P=0,0001).

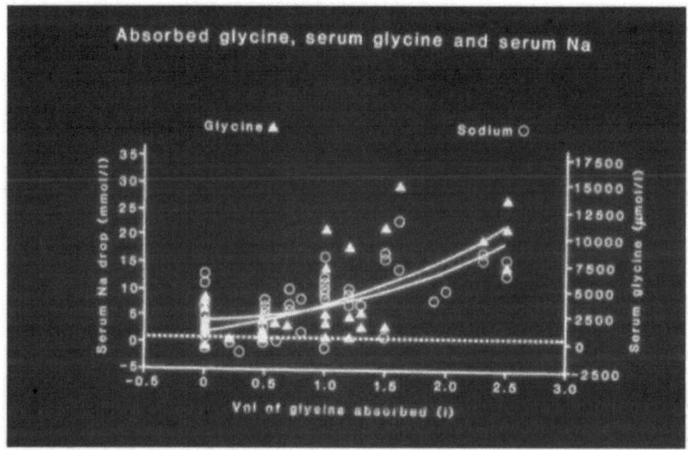

Figura 3: *Um gráfico de dispersão dos 100 doentes com ajustes de curva mostra a relação entre o volume de glicina a 1,5% absorvido e a glicina sérica pós-operatória [Glicina=3675X+658,6, R=0,73, p=0,0001], a queda na concentração de sódio sérico [O], [OY=4,7X+3,6, R=0,7, P=0,0001]. A linha a tracejado representa o nível normal dos teores de soluto no soro (Média ± DP).*

Alterações químicas e hematológicas do soro

Os valores de osmolalidade sérica, químicos e hematológicos nos momentos pré-determinados são mostrados na Tabela 1. Todos os doentes apresentavam níveis séricos normais de osmolalidade e sódio à admissão: 3 eram hiponatrémicos no hospital antes da cirurgia, 1 por diuréticos, outro por terapêutica com esteróides e o terceiro por carcinoma prostático com metástases.

Alterações pós-indução anestésica

A comparação da osmolalidade sérica e das concentrações de soluto após a anestesia e antes do início da cirurgia com o valor normal na admissão (B vs A, utilizando o teste t emparelhado) mostrou uma diminuição das proteínas séricas, albumina, cálcio, Hb, volume de células compactadas (PCV) e osmolalidade medida (P=0,0001). O sódio sérico e a contagem de glóbulos brancos (WCC) também diminuíram (t<0,05). O tipo de anestesia foi relacionado com a queda do DC. O peso do paciente foi relacionado com a queda dos níveis séricos de sódio.

Alterações pós-cirúrgicas

A comparação das alterações pós-cirúrgicas com as alterações pós-anestésicas (C vs B) revelou uma diminuição significativa da osmolalidade sérica, do sódio, do cálcio, das proteínas, da albumina, da fosfatase alcalina, da Hb e do PCV. A glicina, a glucose e o potássio séricos aumentaram (Tabela 1). Estas alterações foram significativas tanto nos doentes sintomáticos como nos assintomáticos (t=0,0001). A diminuição da osmolalidade sérica foi significativa apenas nos casos sintomáticos (t=0,006). A Tabela 2 compara as médias dos pacientes sintomáticos e assintomáticos.

O volume de glicina a 1,5% absorvido, o tipo e o volume de fluidos infundidos intravenosamente foram significativos em relação à queda da osmolalidade sérica, concentração de sódio e proteína (P=0,001). O aumento anormal da glucose sérica, que atingiu um nível de 11,2 (DP±5,7) mmol/l, esteve relacionado com a infusão per-operatória de Dextrose a 5%, e o aumento da concentração sérica de glicina esteve relacionado com o volume pré-operatório do líquido de irrigação de glicina absorvido (P=0,0001).

Alterações compensatórias no pós-operatório de 24 horas

A comparação das alterações séricas no pós-operatório de 24 horas com os valores do pós-operatório imediato (D vs C) mostrou uma diminuição contínua da osmolalidade sérica (t=0,0001). O sódio sérico, as proteínas, a albumina, o cálcio, a Hb, o PCV e a fosfatase alcalina aumentaram espontaneamente, embora permanecendo baixos, enquanto as concentrações séricas de glicina e glucose diminuíram (t =0,0001). Todas voltaram ao normal (Quadro 1). A ureia, bilirrubina, AST e CMI séricas aumentaram significativamente (t=0,05).

A Figura 1 mostra o gráfico dos principais conteúdos bioquímicos e hematológicos séricos diluídos agudamente pelo "VO1" na escala de "Tempo" perioperatório.

Plasma contents	A	B	C	D	Units	Significance
Osm measured	291	288	286	281	mmol/kg	p = 0.0001
Osm Calculated	290	288	281	283	mmol/kg	p = 0.0001
Osm Gap	1	0	5	-2	mmol/kg	p = 0.0001
Sodium	138	137	132	134	mmol/L	p = 0.0001
Potassium	4.4	4.5	4.7	4.2	mmol/L	p = 0.0001
Urea	7.1	7	7	7.9	mmol/L	p = <0.05
Glucose	6.5	6.2	11.2	8	mmol/L	p = 0.0001
Proteins	65	62	55	58	g/L	p = 0.0001
Albumin	40	38	34	35	g/L	p = 0.0001
Calcium	2.27	2.16	2.04	2.11	mmol/L	p = 0.0001
Co_2 [HCO_3]	28	26	26	27	mmol/L	NS
Bilirubin	9	9	9	12	µmol/l	p = 0.0001
AST	19	18	18	20	U/L	NS
Alk Phosphatase	100	100	91	90	µ/L	p = 0.0001
Hb	13.8	13.4	12.4	12.5	g/L	p = 0.0001
PCV	0.408	0.39	0.364	0.369		p = 0.0001
WCC	9.3	8.6	8.6	11.6		p = 0.0001
Glycine amino acid		293	3599	290	µmol/l	p = 0.0001
Serin amino acid		155.6	255	157.5		p = <0.05
Alanine amino acid		335	539	456.9		p = <0.05

Tabela 3: Mostra as médias dos níveis de concentração bioquímica e hematológica do conteúdo sérico na admissão (A), no pós-anestésico (B), no pós-operatório (C) e na manhã seguinte (D), conforme relatado no BJU [5]- reproduzido com a gentil permissão do falecido editor Professor GD Chisholm.

Hb	0.0%	-2.9%	-10.1%	-9.4%	$p = 0.0001$
PCV	0.0%	-4.4%	-10.8%	-9.6%	$p = 0.0001$
Proteins	0.0%	-4.6%	-15.4%	-10.8%	$p = 0.0001$
Albumin	0.0%	-5.0%	-15.0%	-12.5%	$p = 0.0001$
CO_2	0.0%	-7.1%	-7.1%	-3.6%	
Potassium	0.0%	2.3%	6.8%	-4.5%	$p = 0.0001$
Glucose	0.0%	-4.6%	72.3%	23.1%	$p = 0.0001$
Urea (RFT)	0.0%	-1.4%	-1.4%	11.3%	$p < 0.05$
WCC	0.0%	-7.5%	-7.5%	24.7%	$p = 0.0001$
Bilirubin (LFT)	0.0%	0.0%	0.0%	33.3%	$p = 0.0001$
AST (LFT)	0.0%	-5.3%	-5.3%	5.3%	$p < 0.05$
Alk Phosph (LFT)	0.0%	0.0%	-9.0%	-10.0%	$p = 0.0001$
Glycine amino acid		0.0%	1128.3 %	-1.0%	$p = 0.0001$
Serine amino acid		0.0%	63.9%	1.2%	$p < 0.05$
Alanine amino acid		0.0%	60.9%	36.4%	$p < 0.05$

Tabela 4: Mostra a variação percentual da medição sérica dos teores bioquímicos e hematológicos do soro normal na admissão (A), no pós-anestésico (B), no pós-operatório (C) e na manhã seguinte (D). Note-se que os aumentos e os nadires de diluição dos teores são mais pronunciados em C e muitos permaneceram significativamente baixos em D, apesar da tendência para a correção espontânea

O aumento dos valores séricos em C e D ocorreu em Glicina, Glicose, K^+ , testes de função renal e hepática e contagem de leucócitos. Modificado da tabela relatada no BJU [5] reproduzida com a gentil permissão do falecido editor do BJU Professor GD Chisholm.

Estatísticas e doentes sintomáticos

A síndrome da TURP

A hipotensão associada à bradicardia foi uma caraterística consistente da síndrome e afectou 10 doentes: a hipertensão inicial ocorreu apenas em 2 doentes. Os episódios de bradicardia no traçado do ECG e a hipotensão que ocorreram durante a operação e o período de recuperação foram retirados dos registos anestésicos e afectaram 16 doentes: 10 tinham a síndrome TURP com um ganho volumétrico total médio de fluido per-operatório de 3,54 L (DP±0,6). Os outros 6 doentes que tiveram bradicardia (4) ou hipotensão (2) isoladamente tiveram um ganho volumétrico médio de 3 L (±0,5). Os restantes 84 doentes tiveram um ganho total médio de 1,24 L (±0,6).

Todos os doentes apresentavam inquietação, confusão e espasmos musculares: 7 apresentavam sinais de choque circulatório com hipotensão, frio, palidez periférica e oligúria. Sibilos e crepitações respiratórias afectaram 5 dos doentes sintomáticos. Nenhum sofreu paragem cardíaca ou respiratória e não se registaram mortes, apesar da queda da concentração de sódio sérico de >20mmol/l para um nível inferior a 120mmol/l em 4 doentes, cada um dos quais ganhou >3,5 L (Figura 1) e (Tabela 2).

	Symptomatic	Asymptomatic
Number of Cases	10	90
Glycine absorbed (l)	1.94	0.45
Total fluid gain (l)	3.5	1.36
Blood loss (l)	0.321	0.36
Serum Glycine (µmol/l)	10499.00	1508.00
Serum sodium drop	17.7	4.6
Serum osmolality drop	11.4	0.7

A tabela 2. mostra as médias dos dados no pós-operatório imediato, comparando os pacientes sintomáticos e assintomáticos. Os valores em negrito são significativos (p<0,05). Note-se que as alterações da glicina e do sódio séricos são significativas tanto nos casos sintomáticos como nos assintomáticos, enquanto a alteração significativa da osmolalidade sérica caracteriza apenas os casos sintomáticos. A concentração média de sódio sérico no pós-operatório dos 10 pacientes clinicamente sintomáticos foi de 120,7mmol (±3). A queda média do sódio sérico foi de 17,4mmol/l (±4,4) e a osmolalidade foi de 11,4mOsm/l (±8,4). O volume médio de glicina absorvida, o total de líquido ganho e a perda de sangue foram de 1,94, 3,54 e 0,32 L, respetivamente (Tabela 2).

A análise de regressão múltipla revelou que o ganho volumétrico de líquido de 3,54 L (±0,6) foi o fator estatisticamente mais consistente e significativo em relação aos sinais clínicos (P=0,0007). A diminuição da osmolalidade sérica também foi significativa (P=0,02), mas as alterações do sódio, glicina, albumina, Hb e cálcio séricos não alcançaram significância estatística (Tabela 3). As alterações séricas de glicina e sódio foram significativas (P=0,003 e 0,01) quando a sobrecarga volumétrica e a hipo-osmolalidade foram excluídas da análise. Um ganho volumétrico de 3,5 L (±0,6) e uma queda na osmolalidade sérica de 11,4mOsm/kg caracterizaram os pacientes com a síndrome TURP que desenvolveram VOS1 (Tabela 2).

Tratamento

Cinco dos 10 doentes que apresentaram sinais da síndrome TURP foram tratados com NaCl a 5% infundido a uma taxa de 200 ml/20 minutos. Os outros 5 doentes, mais os 2 doentes com uma queda assintomática do sódio sérico de 16 mmol/l, foram tratados de forma conservadora. No grupo tratado de forma conservadora, 3 doentes receberam atropina ou bradicardia, aminofilina ou dificuldade respiratória e uma dose adicional de diurético (bumetanida 1mg). Dois doentes pareciam sofrer um choque hipovolémico apesar da sobrecarga volumétrica, e todos eles apresentavam os critérios da síndrome TURP, tendo sido tratados com uma expansão de volume "vigiada". O primeiro doente recebeu 1 unidade de sangue e 1 litro de Haemaccel com bumetanide 2mg, atropina e aminofilina: o segundo doente recebeu 1,5 litros de

Haemaccel, atropina e uma nova dose de bumetanide. Os dois doentes com hiponatrémia assintomática receberam, cada um, uma nova dose de diurético.

Parameter	Value	Std. Err	Std. Value	T Value	P
Intercept			0.773		
Fluid Gain (l)	0.847	0.228	1.044	3.721	0.0007
Osmolality	0.033	00.014	- 0.375	2.42	0.0212
Na+ (C_B)	0.095	0.049	0.616	1.95	0.0597
Alb (C_B)	0.062	0.087	0.239	0.713	0.4809
Hb (C_B)	-0.282	0.246	- 0.368	1.149	0.2587
Glycine (C_B)	- 4.973E-5	5.975E-5	- 0.242	0.832	0.4112

A Tabela 3 mostra a análise de regressão múltipla do ganho total de fluidos no per-operatório, da queda na osmolalidade sérica medida (OsmM), do sódio, da albumina, da Hb e do aumento da glicina sérica que ocorrem imediatamente após a cirurgia em relação aos sinais da síndrome da TURP . O ganho volumétrico e a hipoosmolalidade são os únicos factores significativos.

Resposta ao tratamento

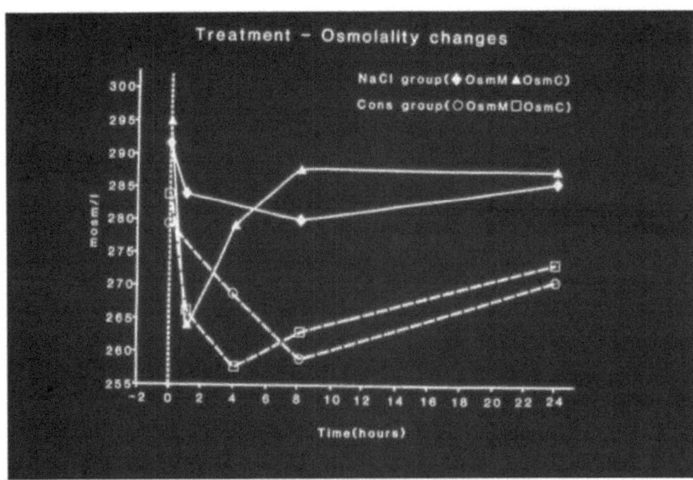

Figura 4: *Alterações médias na osmolalidade sérica medida (OsmM) e na osmolalidade calculada (OsmC) em doentes com a síndrome TURP, comparando os doentes infundidos com sódio hipertónico a 5% (linhas sólidas) e os doentes tratados de forma conservadora (linhas a tracejado). A OsmC foi calculada a*

partir da fórmula 2xNa+ureia+glicose em mmol/l de concentração sérica [48], reflectindo assim as alterações na concentração sérica de sódio. A linha vertical pontilhada representa o início da operação (Tempo B), seguido de C, C1, C2 (fim do tratamento) e D, respetivamente.

A Figura 4 mostra as alterações do sódio sérico e da osmolalidade dos doentes tratados com sódio hipertónico e dos tratados de forma conservadora. Os doentes tratados com sódio hipertónico responderam prontamente e recuperaram totalmente, eliminando entre 2,5 e 4,5 L de urina. A concentração de sódio sérico estava elevada no final da infusão para 132,5 mmol/l (±0,2) , tendo regressado ao nível normal na manhã seguinte. Não foram observadas complicações ou sinais residuais neste grupo.

No grupo tratado de forma conservadora, 2 doentes recuperaram espontaneamente do ponto de vista clínico na manhã seguinte e do ponto de vista bioquímico após 48 horas. Os 2 doentes tratados com expansão de volume "vigiada": responderam aos diuréticos e cada um deles eliminou 3,5 L nas 4 horas seguintes ao tratamento, um destes doentes apresentou sintomas cerebrais de letargia e confusão durante 48 horas após a cirurgia, tal como outros 3 dos doentes tratados de forma conservadora. O segundo doente tratado com expansão volémica estava comatoso e apresentava hemiplegia esquerda, que se pensava ser um acidente vascular cerebral, na manhã seguinte à cirurgia. Manteve-se em sobrecarga de fluidos, uma vez que o débito urinário foi seguido de novas infusões de fluidos. Recuperou após infusão tardia de NaCl a 5%. A comparação dos resultados dos dois tipos de tratamento, utilizando o teste X^2 , mostrou uma diferença estatisticamente significativa (P=0,01).

Sinais cerebrais tardios

Sete pacientes, 4 do grupo tratado conservadoramente e 3 que apresentaram hiponatremia pós-operatória assintomática com queda do sódio sérico >10 e <15mmol/l, estavam letárgicos e confusos 21h (±2,5) após a cirurgia e assim permaneceram até 48h. Um paciente ficou comatoso e hemiplégico na primeira manhã do pós-operatório. A osmolalidade sérica dos 7 doentes confusos foi de 267: nos doentes com coma e paralisia foi de 250 e nos restantes 92 doentes assintomáticos foi de 283mOsm/l. A hipoosmolalidade foi o único fator significativo em relação aos sinais cerebrais tardios (P=0,0001).

Discussão

Os resultados deste estudo mostraram que a síndrome da TURP é precipitada pela sobrecarga volumétrica de fluido livre de sódio, o resultado da absorção de glicina e fluidos infundidos por via intravenosa. O volume médio medido da absorção de glicina, a perda de sangue e as alterações dos electrólitos séricos são semelhantes aos relatados por outros autores [29-33]. Os dados indicam que um volume de >2 L, ganho numa hora, pode levar à síndrome TURP: >3,5 L precipita VOS1 e disfunções de múltiplos sistemas (Figura 2). Nenhum doente com a síndrome teve uma perda de sangue superior a 0,4 L (Tabela 2): ao contrário do choque hipovolémico e septicémico, o NaCl a 5% demonstrou ser o tratamento de escolha, uma vez que a infusão de mais fluidos isotónicos e sangue estava contra-indicada.

As alterações médias pós-operatórias imediatas dos solutos séricos e da osmolalidade (Tabela 1) foram glicina (+1128%), glucose (+73%), fosfatase alcalina (-30%), proteínas e albumina (-15%), cálcio, Hb e PCV (-10%), potássio (+4,5%), sódio (-4,35%) e osmolalidade (-1,7%). O nosso estudo mostrou que estas alterações já tinham dado origem a síndromes habitualmente reconhecidas e a uma hipótese explicativa da síndrome TURP.

A hiponatremia [4,5], a síndrome de hipoalbuminemia hiponatrémica [35], a hipocalcemia [29], a intoxicação por água e a síndrome da glicose-petrissina conhecida em obstetrícia são exemplos de síndromes induzidas por sobrecarga volumétrica de fluido sem sódio (VOS1) que têm sido atribuídas às alterações aparentes nas concentrações séricas de soluto. Além disso, o aumento da concentração sérica de solutos obtidos a partir do fluido absorvido, como a glucose, a glicina e o sorbitol [19] ou metabolitos que se presume terem origem nos mesmos, como a amónia [27] e os oxalatos [45], tem sido incriminado como possível patogénese da síndrome TURP. Na presente série, contudo, nem a hipoalbuminemia, nem a hipocalcemia, nem a hipercaliemia foram significativas na patogénese da síndrome.

Os resultados deste estudo mostraram que a queda média da osmolalidade sérica foi significativa nos casos sintomáticos, mas não no total [11,32]. As alterações no sódio e glicina séricos foram significativas tanto nos casos sintomáticos quanto nos assintomáticos (Tabela 2). O gap de osmolalidade sérica no pós-operatório imediato ocorreu apesar do aumento da glicina sérica, que não entra na fórmula de cálculo da osmolalidade [48]. A meia-vida da glicina foi relatada como sendo de 85 minutos [48]. Este estudo mostra que a glicina sérica voltou ao normal em 24 horas e nenhuma das medidas terapêuticas utilizadas neste estudo estava diretamente envolvida no metabolismo ou na depuração da glicina. Enquanto as alterações químicas e hematológicas séricas foram se normalizando espontaneamente durante as 24 horas de pós-operatório pela correção hemostática endógena, a osmolalidade sérica continuou a cair. A hipo-osmolalidade provou ser o único fator significativo na causa dos sinais cerebrais tardios da síndrome da TURP.

Estes resultados sugerem que a lesão hipo-osmótica no cérebro e noutras células de órgãos vitais e não vitais. Desmond [33] observou a relação entre hipoosmolalidade acentuada e as complicações cerebrais e pulmonares graves da síndrome da TURP. Wright & Gann [49] provaram que a hiponatrémia grave induzida, sem hipoosmolalidade, permanece assintomática.

Os receptores osmóticos e de volume são os principais reguladores da sobrecarga volumétrica. Os receptores osmóticos regulam a concentração corporal de água e sódio e protegem as células contra alterações excessivas, servindo assim para manter a osmolalidade corporal constante. A sobrecarga volumétrica, no entanto, causa bradicardia e raramente produz hipertensão. O aumento da pressão arterial e venosa central é transitório [11] e acometeu 2% dos nossos pacientes.

Hipotensão e bradicardia foram sinais mais consistentes de sobrecarga volumétrica. Essas observações foram relatadas por Logie et al. [22], mas eles consideraram a bradicardia inadequada e a hipotensão foi atribuída à hipovolémia e à perda de sangue.

O mecanismo pelo qual a sobrecarga de volume induz hipotensão e choque não é claro. Pode estar relacionado com uma perturbação da circulação capilar que causa insuficiência cardíaca, entre outras falhas do sistema. Foi sugerido que a hipoalbuminemia diminui a pressão oncótica e, portanto, perturba as forças de Starling [50] através da membrana capilar, levando à perda de líquido intravascular e causando edema intersticial. Este facto foi sugerido como explicação para o choque circulatório observado na síndrome da TURP [11,33].

A julgar pela diluição pós-operatória da hemoglobina, PCV, proteínas e albumina (principalmente conteúdo intravascular), os doentes sintomáticos encontravam-se num estado de hipervolémia, mas também hipotensos e em choque. Este foi o aspeto mais confuso da patogénese da síndrome TURP e das síndromes relacionadas com a sobrecarga volumétrica em geral.

O achado paradoxal de que a sobrecarga volumétrica diminuía a pressão intravascular, prejudicando a perfusão tecidual e causando choque em que a hipoalbuminemia era insignificante, sugeriu inconsistência com a hipótese de troca de fluido capilar-intersticial proposta por Starling [50]. O facto de o capilar ser circundado na entrada pelo esfíncter pré-capilar inspirou a sugestão de que poderia induzir um efeito Venturi. Estudos posteriores revelaram os papéis totalmente diferentes das pressões arterial e venosa na regulação da transferência simulada de fluido capilar-intersticial [43,44]. À luz destas novas descobertas, justificam-se estudos futuros para explorar os efeitos da sobrecarga volumétrica sobre as pressões vasculares e a perfusão dos tecidos, uma vez que tal pode revelar-se relevante para a patogénese da falência de múltiplos órgãos e da síndrome de dificuldade respiratória do adulto. Evitar uma maior sobrecarga volumétrica, induzir diérese e corrigir a hiponatrémia e a hiposmolalidade através da infusão de sódio hipertónico são eficazes no tratamento da VOS1 da síndrome de TURP.

Agradecimentos

Agradecemos ao Sr. J P Ward e ao Sr.

K. C. Perry, Urologistas Consultores, por terem incluído os seus doentes neste estudo, ao Dr. J. Surtees, Consultor em Patologia Química, e ao pessoal de laboratório do Eastbourne District General Hospital pela sua preciosa ajuda. Os nossos agradecimentos vão também para o Dr. M. D. Penney, Consultor em Patologia Química, Royal Gwent Hospital, Newport, pela sua ajuda e pela medição das concentrações de aminoácidos. Estamos gratos ao Professor M. A. Ghonlem, Professor de Urologia e Diretor do Instituto de Urologia e Nefrologia, e ao pessoal do departamento de estatística da Universidade de Mansoura, Egito, pela sua generosa ajuda e aconselhamento.

Referências

1. Ghanem AN (1988) The transurethral prostatectomy (TUR) syndrome: an investigation of the osmotic and metabolic sequelae of volumetric overload. Universidade de Mansoura, Egito.
2. Ghanem AN, Ward JP (1990) Osmotic and metabolic sequelae of volumetric overload in relation to the TURP syndrome. Br J Uro 66(1): 71-78.
3. Ghanem AN, Ghanem SA (2016) Volumetric Overload Shocks (Choques de sobrecarga volumétrica): Porque é que a lei de Starling para a transferência de fluido intersticial capilar está errada? A hidrodinâmica de um tubo de orifício poroso como alternativa. Ciência Cirúrgica 7: 245-249.
4. Harrison III RH, Boren JS, Robinson JR (1956) Dilutional hyponatraemic shock: another concept of the transurethral prostatic reaction. J Uro 75(1): 95-110.
5. Arieff AI (1986) Hyponatraemia, convulsão, paragem respiratória e danos cerebrais permanentes após cirurgia electiva em mulheres saudáveis. N Engl J Med 314(24): 1529-1534.
6. Ashbaugh DG, Bigelow DB, Petty TL, Levine BE (1967) Acute respiratory distress in adults. Lancet 2(7511): 319-323.
7. Danowski TS, Winkler AW, Elkington JR (1946) The treatment of shock due to salt depression: comparison of isotonic, of hypertonic saline and of isotonic glucose solutions. J Clin Invest 25(1): 130-138.
8. Creevy CD (1947) Haemolytic reactions during transurethral prostatic resection (Reacções hemolíticas durante a ressecção prostática transuretral). J Uro 58(2): 125-

131.
9. Hagstrom RS (1955) Studies on fluid absorption during transurethral prostatic resection (Estudos sobre a absorção de fluidos durante a ressecção prostática transuretral). J Urol 73(5): 852-859.
10. Cathely P, Ramanathan S, Chalon J, rt al. (1981) Decrease in electric thoracic impedence during transurethral resection of the prostate: an index o early water intoxication. J Urol 125(3): 347-349.
11. Sellevold O, BrelVlc H, Tveter K (1983) Changes in osmotic pressure, osmolality and electrolytes following TURP using glycine as irrigating solution. Scand J Urol Nephrol 17: 31-36.
12. Whisenand JM, Moses JJ (1961) Electrólitos encontrados no líquido de irrigação durante a prostatectomia transuretral. J Urol 85: 83-84.
13. Colapinto V, Armstrong DJ, Inlayson DC (1973) Red cell mass and plasma volume changes during transurethral prostatic resection. Can J Surg 16(2): 143151.
14. Henderson DJ, Middleton RG (1980) Coma por hiponatrémia da ressecção transuretral da próstata. Urology 15(3): 267-271.
15. Istre O, Bjoennes J, Naes R, Hornbaek K, Forman A (1994) Postoperative cerebral oedema after Transcervical Endometrial Resection and Uterine Irrigation with 1.5% Glycine. Lancet 344(8931): 1187-1189.
16. Ayus JC, Krothapalli RK, Arieff AI (1987) Treatment o symptomatic hyponatraemia and its relation to brain damage. New Engl J Med 317: 1190 1195.
17. Arieff AI, Ayus JC (1993) Endometrial ablation complicated by fatal hyponatraemic encephalopathy. JAMA 270(10): 12301232.
18. Jacobson J (1965) Insuficiência respiratória prolongada após ressecção transuretral da próstata. Anaesth. 1965: 20: 329-333.
19. Allen PR, Hughes RG, Goddie DJ, et al. (1981) Fluid absorption during TUR. Br Med J 282: 740.
20. Charlton AJ (1980) Paragem cardíaca durante cirurgia transuretral após absorção de glicina a 1,5%. Anaesth. 35: 804-807
21. Evans JWH, Singer M, Chapple CR, Macartney N, Walker JM, et al. (1992) Evidência hemodinâmica de stress cardíaco durante a cirurgia transuretral.Br Med Jour 304(6828): 666-671.
22. Logie JRC, Keenan RA, Whiting PH, et al. (1980) Fluid absorption during prostatectomy. Br J Urol 52(6): 526-528.
23. Bertrand J, Gambini A, Cazalaa JB, et al. (1981) Le syndrome de resection de la prostate (TURP) syndrome, mythe oy realite? Jour d' Urologie 87: 1-4.
24. Norris HT, Aashem GM, Sherrard DJ, Tremann JA (1973) Symptomatology, pathophysiology and treatment of the transurethral resection of the prostate. Br J Urol 45: 420-427.
25. Lessels AM, Honan RP, Haboubi NY, Ali HH, Greene MJ (1982) Death during prostatectomy. J Clin Path 35: 117.
26. Kay MC, Kay J, Begun F, Yeung JE (1985) Vision loss following transurethral resection of the prostate. J Clin Neuroophthalmol 5(4): 273-276.
27. Hoekstra Pt, Kahnoski R, McCamish MA, Bergen W, Heetderks DR (1983) Transurethral prostatic resection syndrome- a new perspective: Encefalopatia com hiperamonémia associada. J Uro 130(4): 704- 707.
28. Kirshenbaum MA (1979) Hiponatrémia induzida por manitol grave complicando a ressecção prostática transuretral. J Uro 121(5): 686-688.
29. Rhymer JC, Bell TJ, Perry KC, Ward JP (1985) Hyponatraeia following transurethral

resection of the prostate. Br J Urol 57(4): 450-452.
30. Rao PN (1987) Fluid absorption during urological endoscopy. Br J Urol 60(2): 9399.
31. Beirne GN, Madsen PO, Burns RO (1965) Alterações dos electrólitos séricos e da osmolalidade após ressecção transuretral da próstata. Br Jour Uro 93: 8386.
32. Berg G, Fedor EJ, Fisher B (1962) Physiologic observations related to the transurethral resection reaction (Observações fisiológicas relacionadas com a reação de ressecção transuretral). J Uro 87(4): 596-600.
33. Desmond J (1970) Serum osmolality and plasma electrolytes in patients who develop dilutional hyponatraemia during transurethral resection. Can Jour Surg 13(2): 116-121.
34. Bird D, Slade N, Feneley RCL (1982) Intravascular complication of transurethral prostatectomy. Br J Uro 54: 564-565.
35. Dandonna P, Fonseca V, Baron D (1985) Hypoalbuminimic hyponatraemia: a new syndrome? Br Med. J., 291, 1253-1255.
36. Ekengreen J, Hahn R (1993) Blood loss during transurethral resection of the prostate as measured by the Hemocue photometer. Scand J Uro Nephrol 27(4): 501-507.
37. Friedman NJ, Hoag MS, Robinson AJ, Aggeler PM (1969) Haemorrhagic syndromes following transurethral resection for benign adenoma. Arch Intern Med 124(3): 341-349.
38. Hahn RG (1990) Fluid and electrolyte dynamics during development of the TURP syndrome. Br J Urol 66(1): 79-84.
39. Hahn GH, Zhang W, Rajs J (1996) Pathology of the heart after overhydration with glycine solution in the mouse. APMIS 104: 915-920.
40. Hahn RG, Nennesmo I, Rajs J, Sundelin B, Wroblewski R, et al. (1996) Morphological and X-ray Micro-analytical Changes in Mammalian Tissue after Overhydration with Irrigating Fluids. Eur Uro 29(3): 355- 361.
41. Hahn RG, Nilsson H, Carlstrom H, Hjelmqvist H, Zhang W, et al. (1996) Renal function during intravenous infusion of urological irrigating fluids in the sheep. Ata Anaesthesiol Scand 40(6): 671-678.
42. Ghanem AN (2001) Circulação de fluido semelhante a um campo magnético num tubo de orifício poroso e sua relevância para a circulação de fluido capilar-intersticial: relatório preliminar. Med Hypotheses 56(3): 325-334.
43. Ghanem KA, Ghanem AN (2017) A prova e as razões de que a lei de Starling para a transferência de fluido capilar-intersticial está errada, avançando a hidrodinâmica de um tubo de orifício poroso (G) como o mecanismo real. Blood, Heart and Circ (1): 1-7
44. Malone PR, Davies JH, Standield NU, et al. (1986) Metabolic consequences of forced dieresis following prostatectomy. Br J Urol 58: 406-411.
45. Guyton AC, Colman TG (1968) Regulation of interstitial fluid volume and pressure. Ann N Y Acad Sci 150: 537-547.
46. Norlen H, Allgen LG, Vinnars E, et al. (1986) Glycine solution as an irrigating solution during transurethral prostatic resection. Scand J Urol Neph 20(1): 1926.
47. Swales JD (1987) Dangers in treating hyponatraemia. Br Med J (Clin Res Ed) 294(6567): 261-262.
48. Worthley LIG, Guerin M, Pain RW (1987) For calculating osmolality the simple formula is the best. Anaesth Intensive Care 15(2): 199-202.
49. Wright HK, Gann DS (1962) Severe postoperative hyponatraemia without symptoms of water intoxication. Surg Gynecol Obstet 115: 553- 556.
50. Starling EH (1886) Factores envolvidos na causa da hidropisia. Lancet.

CAPÍTULO 5

CHOQUES DE SOBRECARGA VOLUMÉTRICA NA PATOLOGIA

ETIOLOGIA DA SÍNDROME DE PROSTATECTOMIA POR RESSECÇÃO TRANSURETRAL E DILUIÇÃO AGUDA HIPONATRÉMIA: A EVIDÊNCIA CLÍNICA BASEADA EM 23 SÉRIES DE CASOS.

Abreviaturas:

VO: Volumetric overload

VOS: Volumetric overload shocks

VOS1: Volumetric overload shock, Type 1

VOS2: Volumetric overload shock, Type2

TURP: The transurethral resection of the prostate

TURS: The transurethral resection of the prostate syndrome

ARDS: The adult respiratory distress syndrome

MVOD: The multiple vital organ dysfunction/ failure syndrome

HN: Hyponatraemia

HST: Hypertonic sodium therapy of 5% NaCl or 8.4% Sodium Bicarbonate

CT: Conservative treatment with volume expansion

BP: Blood pressure

CVP: Central venous pressure

ICU: *Intensive Care Unit*

PV: Plasma volume

ISF: Interstitial fluid volume

mmol/l: Mille mole/Liter

mmhg Mille meter Mercury

U/L: Unit per Liter

NaCl: Sodium chloride

Palavras chave

Choque: Hiponatrémia (HN): síndrome da prostatectomia transuretral (TURS): síndrome da angústia respiratória do adulto (ARDS)

Resumo

Introdução e objetivo: *Relatar 23 séries de casos que demonstram que os choques de sobrecarga volumétrica (VOS) causam a síndrome de prostatectomia de ressecção transuretral (TURS) e hiponatremia de diluição aguda (HN)*

Pacientes e métodos: *Representantes de 23 séries de casos são relatados mostrando o insulto do tipo e quantidade de sobrecarga volumétrica causando aumento nos volumes do plasma e do líquido intersticial com medição do conteúdo sérico nos momentos pré e pós-operatório.*

Resultados: *O VOS 1 é induzido por 3,5-5 L de fluido sem sódio, enquanto o VOS2 é induzido por >10 L de fluidos à base de sódio. O VOS1 induz HN de diluição aguda, enquanto o VOS2 não tem um marcador tão claro. Isto provoca um aumento do volume do plasma e do líquido intersticial com diluição do seu conteúdo. Após o choque vascular inicial, o VOS manifesta-se com disfunção ou falência de múltiplos órgãos vitais. Na encefalopatia da HN do VOS1 predomina o coma, enquanto no VOS2 predomina a síndrome de dificuldade respiratória do adulto.*

Conclusão: *A evidência clínica, baseada em 23 séries de casos, de que os choques de sobrecarga volumétrica são a patogénese do TURS e da HN de diluição é relatada. Após a apresentação com choque e disfunção/falha de múltiplos órgãos vitais, o VOS1 manifesta-se no dia seguinte com coma encefalopatia por HN. São apresentadas as evidências sobre o tipo e a quantidade de sobrecarga volumétrica e o seu efeito sobre o volume do plasma e do líquido intersticial, bem como sobre a diluição da concentração do conteúdo sérico. Enquanto o VOS1 é caracterizado por uma NH de diluição aguda, o VOS 2 não tem um marcador claro e é apresentado como a síndrome de dificuldade respiratória do adulto. O tratamento do VOS como qualquer choque conhecido com expansão de volume é letal, enquanto a terapia com sódio hipertónico salva a vida.*

Introdução

A síndrome da prostatectomia transuretral (TURS) é uma reação de hipotensão vascular grave que complica a cirurgia endoscópica devido à absorção maciça de fluido de irrigação, causando graves

hiponatrémia aguda de diluição (HN) <120 mmol/l.[1]

O Choque de Sobrecarga Volumétrica (VOS) é uma condição causada por infusões maciças de fluidos e é de dois tipos:
Tipo um (VOS1) e Tipo dois (VOS2). A VOS1 é induzida pelo aumento de fluidos sem sódio, como

a glicina a 1,5%, utilizada como fluido de irrigação durante a cirurgia endoscópica, como a ressecção transuretral da próstata (TURP)[1] . Foi registada com outros fluidos, como a glicose, o manitol e o sorbitol. É conhecido como choque TURS ou HN[2] , uma vez que a HN é um marcador serológico importante para esta doença.[3] O VOS2 é induzido pela infusão maciça de fluidos à base de sódio, como solução salina normal, Ringer, Hartmann, plasma e substitutos do plasma e/ou transfusões de sangue que podem complicar a terapia do VOS1. O VOS2 também complica a fluidoterapia em doentes críticos que sofrem de outros choques conhecidos, como choques traumáticos, hipovolémicos, hemorrágicos e de septicemia, e apresenta a síndrome de disfunção ou falência de múltiplos órgãos vitais (MVOD). A síndroma de dificuldade respiratória do adulto (SDRA)[4] é outro nome sob o qual o VOS2 é registado. Tanto o VOS1 como o VOS2 são complicações da fluidoterapia. O VOS1 foi induzido em animais em condições experimentais limpas na ausência de hemorragia e sépsis.[5]

A TURS foi descrita pela primeira vez por Creevy, em 1947, como uma intoxicação aguda por água, quando foi utilizada água destilada como fluido de irrigação para a TURP.[6] A intoxicação por água causou hemólise intravascular dos glóbulos vermelhos e insuficiência renal aguda. Passou-se a utilizar soluções osmóticas e a glicina a 1,5% ganhou popularidade. Harrison et al[2] relataram TURS como choque agudo de HN dilucional após ganho maciço de fluido de irrigação de glicina. No entanto, a TURS não se limita à TURP. Pode afetar qualquer cirurgia endoscópica e foi relatada em mulheres submetidas a ressecção endometrial transcervical.[7,8] Pode também afetar mulheres submetidas a qualquer cirurgia após infusões excessivas de glucose a 5%.[3] A TURS manifesta-se como choque durante a cirurgia e, na manhã seguinte, manifesta-se como coma encefalopático HN.[9] O TURS pode ser confundido com outros choques reconhecidos, como o septicémico[10] , o hemorrágico[11-13] e o cardiogénico[14,15] . O VOS 2 pode complicar todos os tipos de choques durante a fluidoterapia e a transição é contínua e difícil de detetar. Pode ser chamado de choque irreversível. A única forma de detetar o VOS 2 é o aumento súbito e agudo do peso corporal ou um balanço de fluidos preciso durante a reanimação. As alterações dos solutos séricos do VOS1, particularmente da HN, foram relatadas por todos os autores.[16-18]

A TURS pode apresentar-se como coma encefalopático HN[3,7-9] , choque cardiogénico ou paragem cardíaca[16] , insuficiência respiratória ou paragem[19] e insuficiência renal aguda, entre outros órgãos vitais envolvidos. Também foi registada perda de visão.[20] O exame post-mortem foi documentado.[21] A TURS tem sido atribuída à toxicidade da glicina e do amoníaco[22,] , mas também foi registada com manitol[22] e glicose.[3]

O Professor Hahn et al relataram 480 artigos, dos quais >340 artigos são sobre TURS [PubMed search December 2016], que investigaram a dinâmica de fluidos e electrólitos[24] , o efeito da sobre-hidratação no músculo cardíaco[25] e noutros tecidos[26] , o efeito na função renal[27] e compararam a glicina com o manitol[28] .

O Professor Hahn defendeu a toxicidade da glicina como causa pato-etiológica da TURS. Ghanem e Ward introduziram o conceito de sobrecarga volumétrica na patologia da TURS em 1990.[1] Ghanem confirmou a eficácia do NaCl hipertónico a 5% ou do Bicarbonato de Sódio a 8,4%, tanto como prova anedótica[29] como num estudo prospetivo[1] e investigou a lei fisiológica defeituosa subjacente de Starling para a transferência de fluido intersticial capilar.[30,31]

Nos nossos relatórios anteriores sobre o VOS[31, 32] faltava a evidência clínica. Aqui rectificamos esta questão.

Doentes e métodos

Relatamos 23 séries de casos divididos em 3 grupos de pacientes. O grupo 1 de 3 pacientes foi tratado como um dos choques conhecidos por tratamento conservador (TC) de expansão de volume e todos morreram. O grupo 2 de 10 pacientes foi tratado como choque de sobrecarga volumétrica (VOS) com terapia hipertónica de sódio (HST) de 5% NaCl ou 8,4% Bicarbonato de Sódio e todos sobreviveram. O grupo 3 era constituído por 10 doentes sintomáticos encontrados durante um estudo prospetivo em 100 doentes[1] e foram aleatorizados entre TC e TSH: 5 doentes em cada grupo, designados por grupo 3.1 e 3.2, respetivamente.

O registo exato dos dados de cada doente incluía a idade, o peso corporal e o balanço volumétrico de fluidos durante a operação, no pré e pós-operatório imediato. As alterações da concentração de solutos no soro também foram registadas nos períodos pré e pós-operatório.

Relato de caso 1: um representante do Grupo 1

No final de um procedimento de TURP de 2 horas, um homem de 78 anos, em boa forma física, sofreu um choque hipotensivo grave e uma paragem cardíaca na mesa de operações. Foi reanimado com 4 unidades de sangue, um litro de Haemaccel, um litro de Hartmann e 200 ml de bicarbonato de sódio, após o que a sua concentração de sódio sérico era de 124 mmol/L. O doente permaneceu em choque, em coma, com dificuldade respiratória, necessitando de infusão de dopamina e de ventilação assistida. Pensou-se que continuava hipovolémico e a política de expansão de volume com o objetivo de elevar a pressão venosa central (PVC) prosseguiu: foram administradas mais infusões de 5 unidades de sangue e 10 L de colóides e cristalóides em 24 horas, que não conseguiram elevar as pressões. Embora a restrição de fluidos e a diálise peritoneal tenham sido iniciadas no 5th dia pós-operatório, o doente tornou-se progressivamente edematoso com derrames plurais bilaterais. Falhas cerebrais, renais, cardíacas, respiratórias e gastrointestinais progressivas levaram à sua morte no 21st dia pós-operatório. As culturas de urina e de sangue eram estéreis. Não foi efectuado exame post-mortem.

Relato de caso 2: outro exemplo do Grupo 1

Três horas após a TURP com ressecção de 127 gramas de tecido num homem de 74 anos de idade, previamente em forma, sob anestesia espinal, ficou inconsciente, chocado e sofreu paragem respiratória. A sua pressão arterial desceu para 79/40 mmhg, o pulso para 36 batimentos por minuto e a PVC para -1 cm de soro fisiológico. A concentração de sódio sérico desceu para 103 mmol/l. Foram-lhe administradas 6 unidades de sangue e 3 L de colóides e cristalóides, após o que o sódio sérico subiu para 123 mmol/l. Foi intubado, ventilado e recebeu medidas de suporte na UCI. Foi submetido a novas infusões de 21 unidades de sangue, 3 L de colóides e 4 L de cristalóides, mas as suas pressões permaneceram persistentemente baixas. Catorze horas mais tarde, uma hemorragia grave do cateter exigiu o tamponamento aberto da cavidade prostática. Ocorreram hemorragias gástricas e capilares na ferida, apesar de um exame de coagulação normal e de infusões repetidas de plaquetas. Ficou claro que ele estava com sobrecarga de fluidos. Embora a restrição de fluidos e a diálise peritoneal tenham sido iniciadas no 2nd dia, ocorreu insuficiência cerebral, cardiovascular, respiratória, renal e hepatobiliar progressiva, que culminou na sua morte no 6th dia pós-operatório. O sódio e a osmolalidade séricos antes do óbito eram 130 e 321, respetivamente. Aumento das enzimas cardíacas Atividade sugestiva de infarto do miocárdio [Creatinina quinase 16 (<8 U/L), Hidroxibutirato desidrogenase 557 (<120 U/L) e Aspartato Transferase (<40 U/L).

O exame post-mortem revelou pulmões, fígado, coração e rins aumentados, congestionados e edematosos. Todos os tecidos estavam carregados de água. Foram encontrados 1500 ml de líquido com coloração de sangue nos espaços plurais e 3 L na cavidade peritoneal. O miocárdio estava edemaciado, mas não havia enfarte nem doença das artérias coronárias.

Relatos de casos: representante do Grupo 2

Caso 3:

Seis horas após a ressecção endoscópica de um tumor da bexiga num homem de 67 anos de idade, em boa forma física, este ficou comatoso e hipotenso (PA 70/50 mmhg). Pensou-se que estava em choque hipovolémico e foram-lhe transfundidas 5 unidades de sangue e 3 L de colóides e cristalóides. A pressão arterial manteve-se abaixo de 90 mmhg e a PVC a -5 cm de soro fisiológico. Evoluiu com crise convulsiva generalizada. 12 horas depois, a avaliação neurológica confirmou coma com pupilas dilatadas fixas e quadriplegia. Pensou-se que tinha sofrido um acidente vascular cerebral. Nessa altura foi diagnosticada perfuração vesical e o sódio sérico desceu para 110 mmol/l. Foi submetido a uma infusão rápida de 500 ml de NaCl a 5%, seguida de laparotomia e sobrecosturas da perfuração da bexiga. Foram drenados três litros de líquido da cavidade peritoneal. No pós-operatório, o doente urinou 4,5 litros de urina e recuperou totalmente do coma e da tetraplegia. Teve alta para casa no dia 14th pós-operatório.

Caso 4:

Durante a TURP num homem de 74 anos de idade, em boa forma física, a sua PA aumentou temporariamente de 129/89 para 160h/100 mmhg. Posteriormente, tornou-se hipotenso e desenvolveu espasmo brônquico e crepitações pulmonares. Foram administrados frusemida, atropina e aminofilina. O doente tinha sido submetido a uma infusão de 2 unidades de sangue, 1 litro de Haemaccel e 1 litro de Hartmann. Ao recuperar dos anestésicos, sofreu um ataque convulsivo generalizado e entrou em coma. Ocorreu novamente edema pulmonar, broncoespasmo e disritmia cardíaca. Manteve-se em coma, hipotérmico, comatoso e anúrico. A tensão arterial era de 80/50 mmhg e a PVC variava entre -9 e -4 cm de soro fisiológico, dando a impressão de choque hipovolémico. No entanto, calculou-se que um volume de 5,5 L do líquido de irrigação Glicina 1,5% não estava presente no líquido de retorno, permanecendo no interior do corpo do doente. A sua concentração de sódio sérico no pós-operatório imediato era de 101 mmol/l e a osmolalidade sérica era de 270 mosm/l. A osmolalidade desceu ainda mais para 217 mosm/l após 4 horas. Verificou-se um choque de sobrecarga volumétrica, tendo sido adoptada uma política de restrição de fluidos, apesar da baixa PA e PVC. Foi-lhe administrada uma infusão rápida de cloreto de sódio a 1,8% e 400 ml de bicarbonato de sódio a 8,4%, administrados em incrementos de 200 ml, sendo cada um deles seguido de uma estimativa dos electrólitos séricos e da osmolalidade. Durante as 24 horas seguintes, perdeu 5,1 L de urina e 1,7 L de aspirado gástrico, o que levou à sua recuperação total. Recebeu alta para casa no dia 6th pós-operatório.

Caso 5:

No final da TURP, um homem de 79 anos, em boa forma física, ficou hipotenso e chocado. Tinha alguma hemorragia das veias prostáticas. Suspeitou-se de absorção de fluidos e calculou-se que 5 L de Glicina a 1,5% de irrigação estavam em falta no efluxo. A concentração sérica de sódio desceu de 138 para 101 mmol/l. Foi submetido a uma infusão intravenosa de 700 ml de cloreto de sódio a 1,8% e 200 ml de bicarbonato de sódio a 8,4% no espaço de 2 horas. O sódio sérico voltou ao normal. O doente acordou completamente ao fim de 4 horas, durante as quais eliminou 5,2 litros de urina. Recuperou totalmente e teve alta para casa no dia 6th pós-operatório.

Os casos do Grupo 3 eram 10 casos sintomáticos encontrados durante um estudo prospetivo em doentes com TURP cujos tratamentos foram aleatorizados entre TC e HST, relatados anteriormente.[1]

Resultados

Os casos relatados demonstram que a sobrecarga volumétrica (VO) é responsável pela indução de hiponatremia de diluição (HN) e TURS. Um resumo da VO que causa ambos os tipos de VOS1 e VOS2 é apresentado na Figura 1. A Tabela 1 apresenta o resumo e a comparação dos dados relativos aos 3 grupos de doentes. A Tabela 1 mostra o resumo médio dos dados, da terapêutica e dos resultados, comparando os 3 grupos de doentes

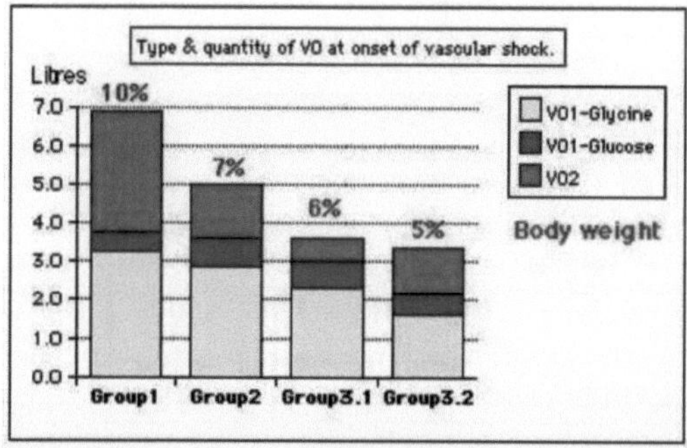

A Figura 1 mostra o tipo (fluido sem sódio VO1 e fluido à base de sódio VO2) e a quantidade média de fluido em L e em porcentagem do peso corporal no momento da ocorrência do choque de sobrecarga volumétrica (EVO).

	A	B	C	D	E	F	G	H
1		Gr 1	Gr 2	Gr 3	Gr 3.1	Gr 3.2	Normal	Units
2	**Number of patients**	3	10	10	5	5	Mean	
3	**Age**	71	70	75	72	78	72	Year
4	**Body weight (BW)**	69	70	68	71	65	69	kg
5	Postoperative serum solute concentrations:-						Preoperative	
6	Osmolality	**271**	**234**	**276**	**282**	**271**	292	mosm/l
7	Na+	**110**	**108**	**120**	**119**	**121**	139	mmol/l
8	Ca++	**1.69**	**1.79**	**1.85**	**1.84**	**1.86**	2.22	"
9	K+ (P<.05)	5.6	4.8	5.0	4.9	5.0	4.46	"
10	Co2 (P=.002)	**23.0**	**23.0**	**25.5**	**24.0**	**26.4**	27.30	"
11	Glucose	**13.2**	**17.3**	**16.4**	**15.9**	**16.9**	6.20	"
12	Urea (P=.0726)	**26.5**	9.0	6.6	6.8	6.4	6.7	"
13	Bilirubin (P<.05)	**19**	**16**	8	6	9	7	"
14	AST	**124**	32	20	18	21	20	"
15	Protein	**43**	**52**	**48**	**44**	**52**	62	g/l
16	Albumin	**23**	**30**	**30**	**28**	**32**	39	"
17	Hb (P=.0018)	**119.3**	**127.9**	**114.5**	**105.2**	**123.8**	138.8	"
18	WCC (P<.005)	**18.9**	**16.2**	7.5	7.8	7.2	8.0	per HPF
19	Glycine			**10499**			293	µmol/l
20	Therapy	CT	HST	Random:	HST	CT@		
21	**Outcome**	Death	Full Rec.		Full Rec.	Morb.@		

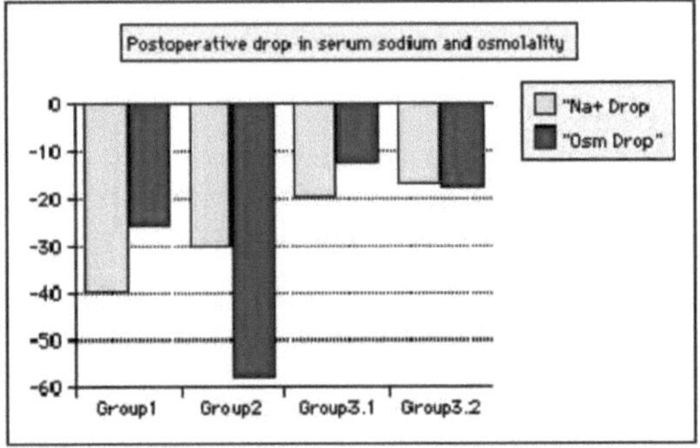

A Figura 2 mostra a queda na concentração sérica de sódio (HN) e osmolalidade: caracterizando o VOS1. O efeito do VOS no volume plasmático do líquido intravascular (PV) e no volume do líquido intersticial (ISF) é mostrado nas Figuras 3 e 4, respetivamente.

A Figura 5 mostra as alterações de diluição que afectam o conteúdo de solutos séricos nos 10 casos sintomáticos de TURS. A Figura 6 mostra os Gaps de osmolalidade sérica: o inicial causado pela Glicina e o terminal é causado pelo conteúdo de células corporais plasmolisadas que vazam para o plasma: ocorrendo apenas em pacientes que morreram. É bastante claro que o VOS1 é induzido por fluidos sem sódio com 1,5% de glicina e 5% de glicose, caracterizado por HN de diluição aguda, causando diluição dos volumes do PV e do FSI, como mostrado nas Figuras 1-4. A VOS2 causa diluição das proteínas e da hemoglobina, mas não tão acentuada como a HN. Além disso, o quadro clínico do VOS1 e do VOS2 é caracterizado por choque e disfunção/falha de múltiplos órgãos vitais, conforme demonstrado pelos casos relatados. Isto também é claro nos exames post-mortem dos doentes que morreram, uma vez que todos os órgãos vitais estavam congestionados e edematosos, como demonstrado acima. O quadro clínico do dia pós-operatório seguinte é de coma encefalopático HN no VOS1 e de síndroma de dificuldade respiratória do adulto no VOS2.

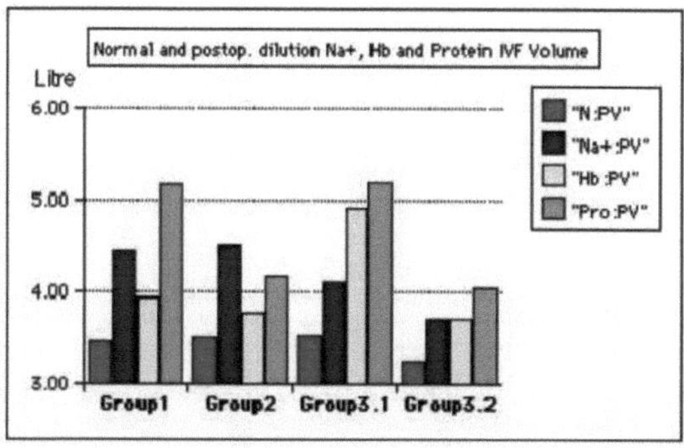

A Figura 3 mostra o volume plasmático intravascular médio (PV) em condições normais e com base na diluição de sódio (Na+: PV), hemoglobina (Hb: PV) e proteína (Pro: *PV).*

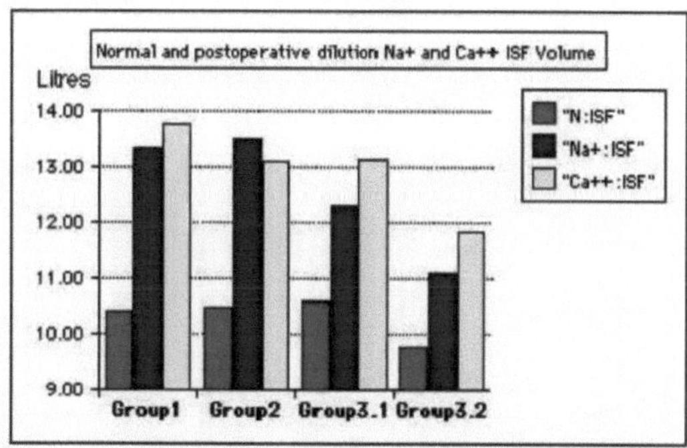

A figura 4 mostra o espaço médio do fluido intersticial normal (N:ISF) e compara-o com o espaço baseado na diluição do sódio (Na+:ISF) e do cálcio (Ca++: ISF)

O volume que induz o VOS1 é de 3,5-5 L. O volume que induz o VOS2 é duas a três vezes superior ao indicado na Figura 1 em L e em % do peso corporal. Confundir VOS com uma meia reconhecida e tratá-la com mais expansão de volume é letal. A utilização de HTS de NaCl a 5% ou Bicarbonato de Sódio a 8,4% salva a vida. A terapia HTS induz diurese maciça e recuperação total. Este facto é comprovado por ambas as séries de casos aqui relatadas, bem como pelo ensaio prospetivo aleatório em 100 doentes com TURP[1] , entre os quais os 10 casos sintomáticos do Grupo 3 foram aleatorizados entre as terapêuticas.

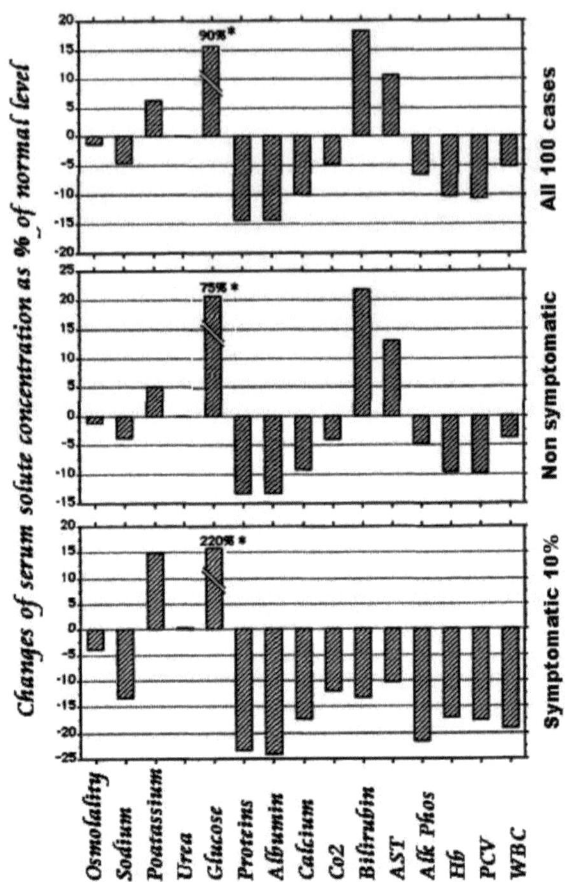

A figura 5 mostra as alterações médias na concentração de solutos séricos em % do normal em 100 doentes estudados prospectivamente, dos quais o grupo sintomático é o Grupo 3 de 10 doentes mencionados no texto.

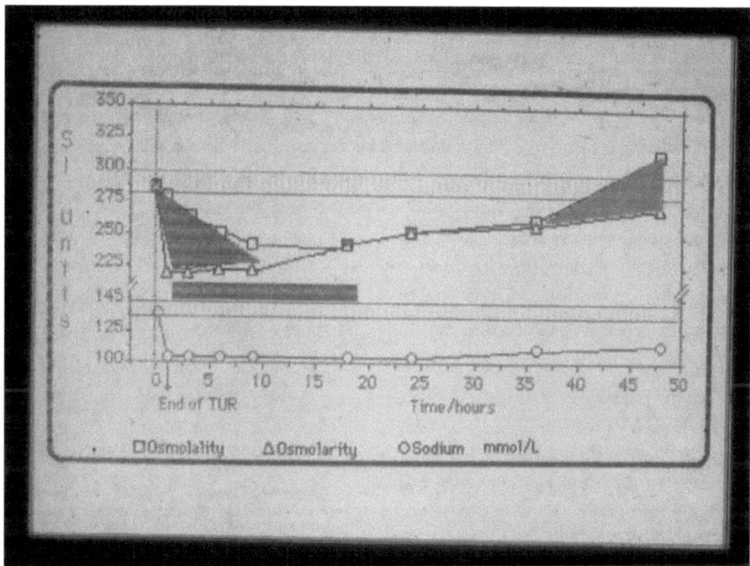

A Figura 6 mostra as alterações no sódio sérico e na osmolalidade, demonstrando os Gaps de osmolalidade sérica. Isto baseia-se num gráfico de linhas da osmolalidade medida e calculada. O Gap de osmolalidade inicial é negativo, representado pelo triângulo verde, enquanto o Gap de osmolalidade terminal é positivo, representado pelo triângulo vermelho.

Discussão

As evidências apresentadas demonstram que o fluido sem sódio com 1,5% de glicina e 5% de glicose induz VOS1, causando diluição da concentração de todos os solutos séricos, dos quais a HN é o mais acentuado. Apresenta-se com choque durante a cirurgia e, no dia seguinte, transforma-se em coma encefalopático por HN. Mas todos os órgãos vitais são afectados com disfunção ou falência devido a congestão e edema. Assim, o quadro clínico da VOS1 é de coma, convulsão, disritmia, anúria, dificuldade respiratória, disfunção hepática, distúrbio hematológico e íleo paralítico, além de edema ou anasarca. O volume de fluidos obtidos que induzem VOS1 e VOS2 é apresentado na figura 1. Assim, estes doentes, embora em estado de choque, não estão hipovolémicos, mas sim hipervolémicos, tal como evidenciado pela diluição do PV e do FSI. O seu efeito no sódio sérico e na osmolalidade é apresentado na figura 2. O seu efeito em todos os teores de concentração de soluto no soro é apresentado na figura 5.

Harrison et al[2] relataram a TURP como um choque hiponatrémico dilucional agudo após um ganho maciço de fluido de irrigação de glicina. No entanto, a TURS não se limita à TURP. Pode afetar qualquer cirurgia endoscópica e foi relatada em mulheres submetidas a cirurgia trans-cervical.

Ressecção do endométrio.[7,8] Pode também afetar as mulheres submetidas a qualquer cirurgia prolongada após infusões excessivas de glucose a 5%.[3] A TURS manifesta-se como choque durante a cirurgia e, na manhã seguinte, manifesta-se como coma encefalopático

HN.[9] O TURS pode ser confundido com outros choques reconhecidos, como o septicémico[10] , o hemorrágico[11-13] e o cardiogénico[14,15] . O VOS2 pode complicar todos os tipos de choques durante a fluidoterapia e a transição é contínua e difícil de detetar. Pode ser chamado de choque irreversível. A única forma de detetar o VOS2 é o aumento agudo e súbito do peso corporal em >10% ou um balanço de fluidos preciso durante a reanimação. As alterações dos solutos séricos do VOS1 (Figura 5), particularmente a HN, foram relatadas por todos os autores.[16-18.] O TURS pode apresentar-se como coma encefalopático HN[3,7-9] , choque cardiogénico ou paragem cardíaca[16] , insuficiência respiratória ou paragem[19] e insuficiência renal aguda, entre outros órgãos vitais envolvidos. Também foi registada perda de visão.[20] O exame post-mortem foi documentado.[21] A TURS tem sido atribuída à toxicidade da glicina e do amoníaco[22] , mas também foi registada com manitol[22] e glicose.[3]

O Professor Hahn et al relataram 480 artigos, dos quais >340 artigos são sobre TURS [PubMed search December 2016], que investigaram a dinâmica dos fluidos e electrólitos[24] , o efeito da sobre-hidratação no músculo cardíaco[25] e noutros tecidos[26] , o efeito na função renal[27] e compararam a glicina com o manitol[28] .
O Professor Hahn defendeu a toxicidade da glicina como causa pato-etiológica da TURS. Ghanem e Ward introduziram o conceito de sobrecarga volumétrica na patologia da TURS em 1990.[1] Ghanem confirmou a eficácia do NaCl hipertónico a 5% ou do bicarbonato de sódio a 8,4%, tanto como prova anedótica[29] como num estudo prospetivo[1] e também investigou a lei fisiológica defeituosa subjacente de Starling para a transferência de fluido intersticial capilar.[30,31] A VOS na etiologia patológica da TURS foi recentemente relatada.[31,32] Estes relatórios sobre a VOS careciam da evidência clínica que é rectificada aqui.

Conclusão

A evidência clínica baseada em 23 séries de casos de que os choques de sobrecarga volumétrica são a patologia da síndrome de prostatectomia de ressecção transuretral e hiponatrémia de diluição aguda é aqui relatada. Após a apresentação com choque e disfunção/insuficiência de múltiplos órgãos vitais, o VOS1 manifesta-se no dia seguinte com encefalopatia HN e coma. São apresentadas as evidências sobre o tipo e a quantidade de VO e o seu efeito sobre a PV e o FSI, bem como sobre a diluição da concentração do conteúdo sérico. Enquanto o VOS1 é caracterizado por uma HN de diluição aguda, o VOS 2 não tem um marcador claro e é apresentado como a síndrome de dificuldade respiratória do adulto. O tratamento do VOS como qualquer choque conhecido com expansão de volume é letal, enquanto a terapia HTS salva vidas.

Conflito de interesses: Nenhum declarado

Referências:

1. Ghanem AN, Ward JP. Osmotic and metabolic sequelae of volumetric overload in relation to the TURP syndrome. Br J Uro 1990: 66: 71-78

2. Harrison III RH, Boren JS, Robinson JR. Dilutional hyponatraemic shock: another concept of the transurethral prostatic reaction. J Uro. 1956: 75 (1): 95-110.

3. Arieff AI. Hiponatrémia, convulsão, paragem respiratória e lesão cerebral permanente após cirurgia electiva em mulheres saudáveis. N Engl J Med 1986: 314 (24): 1529-34.

4. Ashbaugh DG, Bigelow DB, Petty TL, Levine BE. Acute respiratory distress in adults. Lancet 1967: ii: 319-23.

5. Danowski TS, Winkler AW, Elkington JR. The treatment of shock due to salt depression: comparison of isotonic, of hypertonic saline and of isotonic glucose solutions. J. Clin. Invest. 1946: 25: 130.

6. Creevy CD. Haemolytic reactions during transurethral prostatic resection. J Uro. 1947: 58: 125.

7. Arieff AI. Ayus JC. Ablação endometrial complicada por encefalopatia hiponatrémica fatal. JAMA 1993: 270: 1230-2

8. Istre O, Bjoennes J, Naes R et al. Edema cerebral pós-operatório após cirurgia transcervical

Ressecção Endometrial e Irrigação Uterina com Glicina a 1,5%. Lancet 1994: 344: 11879

9. Henderson DJ e Middleton RG. Coma por hiponatremia da ressecção transuretral da próstata. Urology 1980: XV (3): 267-271

10. Bertrand J., Gambini A, Cazalaa JB, at al. Le syndrome de resection de la prostate (TURP) syndrome, mythe oy realite? Jour d' Urologie 1981: 87: 1-4

11. Bird D, Slade N, Feneley RCL. Complicação intravascular da prostatectomia transuretral. Br J Uro 1982: 54: 564-5.

12. Friedman NJ, Hoag MS, Robinson AJ e Aggeler PM. Haemorrhagic syndromes following transurethral resection for benign adenoma. Arch Intern Med 1969: 124: 3419.

13. Ekengreen J, Hahn R. Blood loss during transurethral resection of the prostate as measured by the Hemocue photometer. Scand J Uro Nephrol 1993: 501-7

14. Evans JWH, Singer M, Chapple CR. et al. Hemodynamic evidence for cardiac stress during transurethral surgery Br Med Jour 1992: 304: 666-71.

15. Charlton AJ. Paragem cardíaca durante cirurgia transuretral após absorção de glicina a 1,5%. Anaesth. 1980: 35: 804-7

16. Desmond J. Serum osmolality and plasma electrolytes in patients who develop dilutional hyponatraemia during transurethral resection. Can Jour Surg.1970: 13: 116121.

17. Beirne GN, Madsen PO, Burns RO. Alterações dos electrólitos séricos e da osmolalidade após a ressecção transuretral da próstata. Br Jour Uro 1965: 93: 83-86.

18. Berg G, Fedor EJ, Fisher B. Physiologic observations related to the transurethral resection reaction (Observações fisiológicas relacionadas com a reação de ressecção transuretral). J Uro 1962: 87: 4, 596-600.

19. Jacobson J. Prolonged respiratory inadequacy following Transurethral Resection of the Prostate (Insuficiência respiratória prolongada após ressecção transuretral da próstata). Anaesth. 1965: 20: 329-33

20. Kay MC, Kay J, Begun F, Yeung JE. Vision loss following transurethral resection of the prostate (Perda de visão após ressecção transuretral da próstata). J Clin Neuroophthalmol. 1985 Dec:5(4):273-6.

21. Lessels AM, Honan RP, Haboubi NY, Ali HH e Greene MJ. Death during prostatectomy. J Clin Path 1982: 35: 117.

22. Hoekstra Pt, Kahnoski R, McCamish MA, Bergen W, Heetderks DR. Transurethral prostatic resection syndrome- a new perspective: Encefalopatia com hiperamonemia associada. J Uro 1983: 130: 704-7

23. Kirshenbaum MA. Sever mannitol induced hyponatraemia complicating transurethral prostatic resection J Uro 1979: 121: 686-8

24. Hahn RG. Dinâmica de fluidos e electrólitos durante o desenvolvimento da síndrome TURP. Br J Urol. 1990 Jul:66(1):79-84.

25. Hahn GH, Zhang W, Rajs J. Pathology of the heart after overhydration with glycine solution in the mouse. APMIS 1996: 104: 915-20.

26. Hahn RG, Nennesmo I, Rajs J, et al. Morphological and X-ray Micro-analytical Changes in Mammalian Tissue after Overhydration with Irrigating Fluids. Eur Uro 1996: 29: 355-61

27. Hahn RG, Nilsson H, Carlstrom H, Hjelmqvist H, Zhang W, Rundergreen M. Renal function during intravenous infusion of urological irrigating fluids in the sheep. Ata Anaesthiol Scand 1996: 40: 671-683

28. Hahn RG, Sahdfeldt L, Nymen. Estudo aleatório duplamente cego dos sintomas associados à absorção de glicina 1,5% ou manitol 3% durante a ressecção transuretral da próstata. J Uro 1998: 160: 397-401.

29. Ghanem AN, Wojtlewski JA, Penney MD, Dangers in treating hyponatraemia. Br Med Jour: 1987: 294: 837.

30. Ghanem AN. Circulação de fluido semelhante a um campo magnético num tubo de orifício poroso e sua relevância para a circulação de fluido capilar-intersticial: relatório preliminar. Medical Hypotheses 2001: 56(3): 325-334.

31. Ghanem, A.N. e Ghanem, S.A. Volumetric Overload Shocks (Choques de Sobrecarga Volumétrica): Porque é que a Lei de Starling para a Transferência de Fluido Intersticial Capilar está errada? A Hidrodinâmica de um Tubo de Orifício Poroso como Alternativa. Surgical Science, 2016: 7: 245-249. http://dx.doi.org/10.4236/ss.2016.76035

32. Nisha Pindoria, Salma A. Ghanem, Khalid A. Ghanem e Ahmed N. Ghanem. Volumetric overload shocks in the patho-etiology of the transurethral resection prostatectomy syndrome and acute dilution hyponatraemia. (No prelo)

CAPÍTULO 6

CHOQUES DE SOBRECARGA VOLUMÉTRICA NA PATOLOGIA ETIOLOGIA DA RESSECÇÃO TRANSURETRAL SÍNDROME DE PROSTATECTOMIA (TURP) E HIPONATRÉMIA DE DILUIÇÃO AGUDA: A EVIDÊNCIA COMPLETA.

Abreviaturas:

VOS: Volumetric overload shocks

VOS1: Volumetric overload shock, Type 1

VOS2: Volumetric overload shock, Type2

TURP: The transurethral prostatectomy

ARDS: The adult respiratory distress syndrome

MVOD: The multiple vital organ dysfunction/ failure syndrome

HN: Hyponatraemia

HST: Hypertonic sodium therapy

G Tube: The Porous orifice tube

Palavras chave

Hiponatrémia: choque: síndrome da prostatectomia transuretral (TURP): síndrome da angústia respiratória do adulto (ARDS), lei de Starling, hidrodinâmica capilar

Resumo

Objetivo:

Apresentar a evidência completa de que os choques de sobrecarga volumétrica (VOS) são a verdadeira etiologia patológica da síndrome da ressecção transuretral da próstata (TURP) e da hiponatrémia de diluição aguda, com base em dois estudos clínicos e em exames físicos e

estudos fisiológicos que provam que a lei de Starling está errada e fornecem um mecanismo alternativo.

Doentes e métodos

Casos Série de 23 pacientes divididos em 3 grupos. Grupo 1 de 3 pacientes foram confundidos com um dos choques reconhecidos e tratados com expansão de volume. O grupo 2 de 10 pacientes foi corretamente diagnosticado como choque de sobrecarga volumétrica e tratado com sódio hipertônico. O grupo 3 de 10 pacientes foi encontrado no estudo prospetivo e randomizado entre os tratamentos. Foi efectuado um estudo físico sobre a hidrodinâmica do tubo de orifício poroso (G) e um estudo fisiológico no membro posterior de uma ovelha.

Resultados

Os primeiros 3 doentes de 23 síndromes TURP morreram por terem sido confundidos com um dos choques reconhecidos e tratados com expansão de volume. Os restantes 20 doentes foram corretamente diagnosticados como VOS e tratados com terapia de sódio hipertónico (HST) e todos sobreviveram. O estudo físico revelou a hidrodinâmica do tubo de orifício poroso (G), fornecendo um substituto para a lei de Starling. O estudo fisiológico confirma ainda mais estes resultados.

Conclusão

Diagnosticar erradamente a síndrome de TURP como um dos choques reconhecidos e tratar com expansão de volume causou a morte. O diagnóstico correto da síndrome TRRP como VOS e o tratamento com HST causou a sobrevivência de todos os doentes. Com base em estudos físicos e fisiológicos, são apresentadas evidências que provam que a lei de Starling está errada e fornecem um mecanismo alternativo.

Introdução

Os estudos clínicos demonstram que a síndrome da ressecção transuretral da próstata (TURP) se apresenta como choque de sobrecarga volumétrica (VOS). Confundir o VOS com um dos choques reconhecidos e tratá-lo com expansão de volume causa a morte dos 3 pacientes. O diagnóstico correto do choque de sobrecarga volumétrica e o tratamento com terapia com sódio hipertónico (HST) salvou a vida de todos os 20 casos. Investigámos ainda a lei de Starling, que está na base dos princípios da fluidoterapia, provando que está errada e fornecendo o mecanismo de substituição utilizando estudos físicos e fisiológicos.

Porque é que a TURS deve ser reconhecida como VOS? Como demonstrado aqui, o VOS1 é a verdadeira patologia da TURS, que tem a HN como um marcador serológico claro. Isto facilita o reconhecimento do VOS2 que, ao contrário do VOS1, não tem um marcador serológico claro. Também ajuda a estabelecer a terapia correta e salvadora de NaCl hipertónico a 5% ou Bicarbonato de Sódio a 8,4%. Também ajudou a perceber que a lei fisiológica de Starling, que está na base dos princípios da fluidoterapia na prática clínica, está de facto incorrecta. A partir da revisão da literatura, verificar-se-á que a síndrome da TURP se apresenta como um choque de hipotensão vascular aos anestesistas e cirurgiões durante a cirurgia, que não deve ser confundido com um dos choques reconhecidos. Na manhã seguinte, apresenta-se como coma HN para os médicos. O VOS1 foi induzido em animais em condições experimentais limpas na ausência de hemorragia e sépsis.[5]

Definições

A síndrome da ressecção transuretral da próstata (RTUP) é uma reação de hipotensão vascular grave que complica a cirurgia endoscópica devido à absorção maciça de fluidos de irrigação, causando uma hiponatrémia de diluição aguda grave (HN) de <120 mmol/l.[1] O choque de sobrecarga volumétrica (VOS) é uma condição causada por infusões maciças de fluidos e é de dois tipos: Tipo um (VOS1) e Tipo dois (VOS2). O VOS1 é induzido pelo aumento de fluidos sem sódio, como a glicina a 1,5%, utilizada como fluido de irrigação durante a cirurgia endoscópica, como a TURP[1] . Foi registada com outros fluidos, como a glicose, o manitol e o sorbitol. É conhecido como choque TURS ou HN[2] , uma vez que a HN é um marcador serológico importante para a doença.[3] O VOS2 é induzido pela infusão maciça de fluidos à base de sódio, como soro fisiológico normal, Ringer, Hartmann, plasma e substitutos do plasma e/ou transfusões de sangue que podem complicar a terapia do VOS1. O VOS2 também complica a fluidoterapia em doentes críticos que sofrem de outros choques conhecidos, como traumatismos, choques hipovolémicos, hemorrágicos e septicémicos, e apresenta a síndrome de disfunção ou falência de múltiplos órgãos vitais (MVOD). A síndroma de dificuldade respiratória do adulto (SDRA)[4] é outro nome sob o qual o VOS2 é registado. Tanto o VOS1 como o VOS2 são complicações iatrogénicas da fluidoterapia e ocorrem apenas em hospitais.

Revisão da literatura

A síndroma da TURP foi descrita pela primeira vez por Creevy em 1947 como uma intoxicação aguda por água quando foi utilizada água destilada como fluido de irrigação para a TURP.[6] A intoxicação por água causou hemólise intravascular dos glóbulos vermelhos e insuficiência renal aguda. Passou-se a utilizar soluções osmóticas e a glicina a 1,5% ganhou popularidade. Harrison et al[2] relataram a síndrome TURP como um choque hiponatrémico dilucional agudo após um aumento maciço do fluido de irrigação de glicina. No entanto, a síndrome da TURP não se limita à TURP. Pode afetar qualquer cirurgia endoscópica e foi descrita em mulheres submetidas a ressecção endometrial transcervical.[7,8] Pode também afetar mulheres submetidas a qualquer cirurgia após infusões excessivas de glucose a 5%.[3] . A síndrome TURP manifesta-se como choque durante a cirurgia e, na manhã seguinte, manifesta-se como coma encefalopático HN.[9] O TURS pode ser confundido com outros choques reconhecidos, como o septicémico[10] , o hemorrágico[11-13] e o cardiogénico[14,15] . O VOS 2 pode complicar todos os tipos de choques durante a fluidoterapia e a transição é contínua e difícil de detetar. Pode ser chamado de choque irreversível. A única forma de detetar o VOS 2 é o aumento súbito e agudo do peso corporal ou um balanço hídrico preciso durante a reanimação. As alterações dos solutos séricos, particularmente a HN, foram relatadas por todos os autores.[16-18] A TURS pode apresentar-se como coma encefalopático HN[3,7-9] , choque cardiogénico ou paragem cardíaca[16] , insuficiência respiratória ou paragem[19] e insuficiência renal aguda, entre outros órgãos vitais envolvidos. Também foi registada perda de visão.[20] O exame post-mortem foi documentado.[21] A síndrome TURP foi atribuída à toxicidade da glicina e do amoníaco[22] , mas também foi registada com manitol[22] e glicose.[3]

O Professor Hahn et al relataram 480 artigos, dos quais mais de 340 são sobre a síndrome da TURP [pesquisa PubMed de dezembro de 2016], investigando a dinâmica de fluidos e electrólitos[24] , o efeito da sobre-hidratação no músculo cardíaco[25] e noutros tecidos[26] , o efeito na função renal[27] e compararam a glicina com o manitol[28] . O Professor Hahn favoreceu a toxicidade da Glicina como a causa pato-etiológica da TURS.

Ghanem e Ward introduziram o conceito de sobrecarga volumétrica na pato-etiologia da TURS em 1990.[1.] Ghanem confirmou a eficácia do NaCl hipertónico a 5% ou do bicarbonato de sódio a 8,4%, tanto como prova anedótica[29] como num estudo prospetivo[1] e investigou a lei fisiológica defeituosa subjacente de Starling para a transferência de fluido intersticial capilar.[30,31] Ghanem foi mais longe para provar que a VOS é a verdadeira etiologia patológica da síndrome TURP e que a lei de Starling está errada.[31-34]

Doentes e métodos

Este artigo baseia-se em 4 estudos diferentes, dois clínicos, dos quais um é baseado numa série de 23 casos e outro é um estudo prospetivo, além de estudos físicos e fisiológicos que provam que a lei de Starling para a transferência de fluido capilar-intersticial está errada.

Relatamos 23 séries de casos divididos em 3 grupos de pacientes. O grupo 1 de 3 pacientes foi tratado como um dos choques conhecidos por tratamento conservador (TC) de expansão volumétrica e todos morreram. O grupo 2 de 10 pacientes foi tratado como choque de sobrecarga volumétrica (VOS) com HST de NaCl a 5% ou Bicarbonato de Sódio a 8,4% e todos sobreviveram. O grupo 3 era constituído por 10 doentes sintomáticos encontrados durante um estudo prospetivo em 100 doentes[1] e foram aleatorizados entre TC e HST: 5 doentes em cada grupo, designados por grupo 3.1 e 3.2, respetivamente.

O registo exato dos dados de cada doente incluiu a idade, o peso corporal e o balanço volumétrico de fluidos durante a operação, no pré e pós-operatório imediato. As alterações da concentração de solutos no soro também foram registadas nos períodos pré e pós-operatório.

Foi realizado um estudo prospetivo de 100 doentes consecutivos submetidos a TURP com a aprovação do Comité de Ética Médica. Foi realizado um procedimento padrão, utilizando um ressectoscópio irrigador (Stors), irrigante de glicina a 1,5% (a uma altura de 80 cm acima do coração) e drenagem por sucção (Haemonetics Cell Saver IV), que mediu a perda de sangue. O volume absorvido de Glicina 1,5% foi a diferença entre o volume utilizado e o devolvido. Foi administrada bumetanida 1 mg no final do procedimento. Foram registados o volume e o tipo de fluidos intravenosos infundidos no pós-operatório e nas 24 horas seguintes. Foram efectuadas culturas urinárias pré e pós-operatórias em todos os doentes e hemoculturas nos que apresentavam sinais de choque circulatório pós-operatório. Os electrólitos sanguíneos, a osmolalidade sérica, os aminoácidos glicina, serina e alanina foram medidos à entrada no hospital (A), após a indução anestésica (B), no final do procedimento (C) e na primeira manhã pós-operatória (D). Outras medições foram efectuadas em doentes sintomáticos, que foram aleatorizados entre HTS e tratamento conservador. Os tipos conhecidos de choques foram excluídos através da quantificação da perda de sangue e da realização de hemoculturas.

Resultados

Os casos relatados demonstram que a sobrecarga volumétrica (VO) é responsável pela indução de hiponatrémia de diluição (HN) e síndrome TURP. A Figura 1 apresenta um resumo da VO que causa ambos os tipos de VOS1 e VOS2. A Tabela 1 mostra os dados resumidos e comparativos dos 3 grupos de doentes. A Figura 2 mostra a queda na concentração de sódio sérico (HN) e osmolalidade: caracterizando o VOS1.

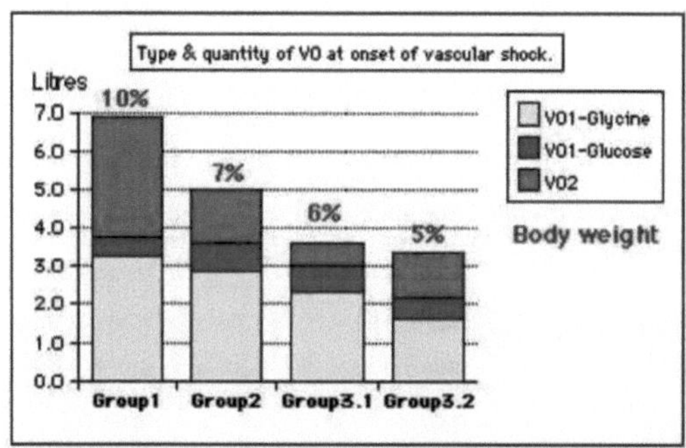

A Figura 1 mostra o tipo (fluido sem sódio VO1 e fluido à base de sódio VO2) e a quantidade média de fluido em L e em percentagem do peso corporal no momento da ocorrência do choque de sobrecarga volumétrica (EVO).

	A	B	C	D	E	F	G	H
1		Gr 1	Gr 2	Gr 3	Gr 3.1	Gr 3.2	Normal	Units
2	**Number of patients**	3	10	10	5	5	Mean	
3	**Age**	71	70	75	72	78	72	Year
4	**Body weight (BW)**	69	70	68	71	65	69	kg
5	**Postoperative serum solute concentrations:-**						Preoperative	
6	Osmolality	**271**	**234**	**276**	**282**	**271**	292	mosm/l
7	Na+	**110**	**108**	**120**	**119**	**121**	139	mmol/l
8	Ca++	**1.69**	**1.79**	**1.85**	**1.84**	**1.86**	2.22	"
9	K+ (P<.05)	5.6	4.8	5.0	4.9	5.0	4.46	"
10	Co2 (P=.002)	**23.0**	**25.0**	**25.5**	**24.0**	**26.4**	27.30	"
11	Glucose	**13.2**	**17.3**	**16.4**	**15.9**	**16.9**	6.20	"
12	Urea (P=.0726)	**26.5**	9.0	6.6	6.8	6.4	6.7	"
13	Bilirubin (P<.05)	**19**	**16**	8	6	9	7	"
14	AST	**124**	32	20	18	21	20	"
15	Protein	**43**	**52**	**48**	**44**	**52**	62	g/l
16	Albumin	**23**	**30**	**30**	**28**	**32**	39	"
17	Hb (P=.0018)	**119.3**	**127.9**	**114.5**	**105.2**	**123.8**	138.8	"
18	WCC (P<.005)	**18.9**	**16.2**	7.5	7.8	7.2	8.0	per HPF
19	Glycine			**10499**			293	µmol/l
20	Therapy	CT	HST	Random:	HST	CT@		
21	**Outcome**	Death	Full Rec.		Full Rec.	Morb.@		

A Tabela 1 apresenta o resumo médio dos dados, da terapêutica e dos resultados, comparando os 3 grupos de doentes.

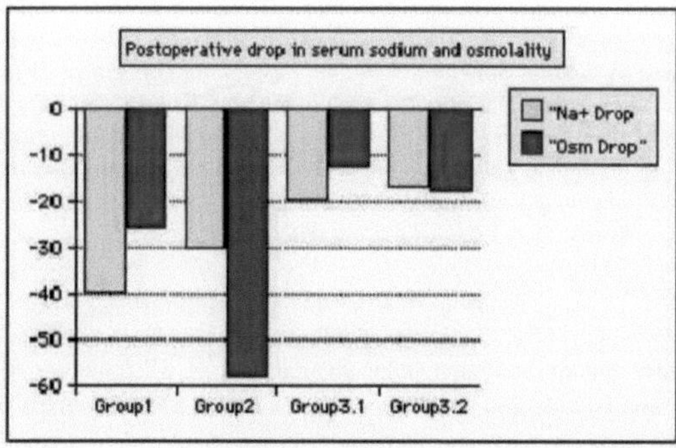

A Figura 2 mostra a queda média pós-operatória do sódio sérico e da osmolalidade nos 3 grupos de pacientes.

O volume que induz o VOS1 é de 3,5-5 L. O volume que induz o VOS2 é duas a três vezes maior do que o indicado na Figura 1 em L e em % do peso corporal. Confundir VOS com uma meia reconhecida e tratá-la com mais expansão de volume é letal. A utilização de HST de NaCl a 5% ou Bicarbonato de Sódio a 8,4% salva vidas. A terapia HTS induz diurese maciça e recuperação total. Este facto é comprovado tanto por séries de casos como por um estudo prospetivo aleatório em 100 doentes com TURP[1] , entre os quais os 10 casos sintomáticos do Grupo 3 foram aleatorizados entre as terapêuticas.

No estudo prospetivo, a idade média dos pacientes foi de 74 anos (DP±4), o peso foi de 70,8kg (±8,6), o peso do tecido prostático ressecado foi de 30,8gr (±21,7) e o tempo de ressecção foi de 56,5min (±27,3). O volume médio de glicina a 1,5% utilizado para irrigação por procedimento foi de 16,73 L (±10,38). O volume médio per-operatório de glicina absorvida, o total de líquido ganho e a perda de sangue foram 0,6(±0,7), 1,57(±0,98) e 0,356(±0,148) L, respetivamente. A média e o DP da sobrecarga volumétrica dos pacientes sintomáticos são mostrados na (Figura 3).

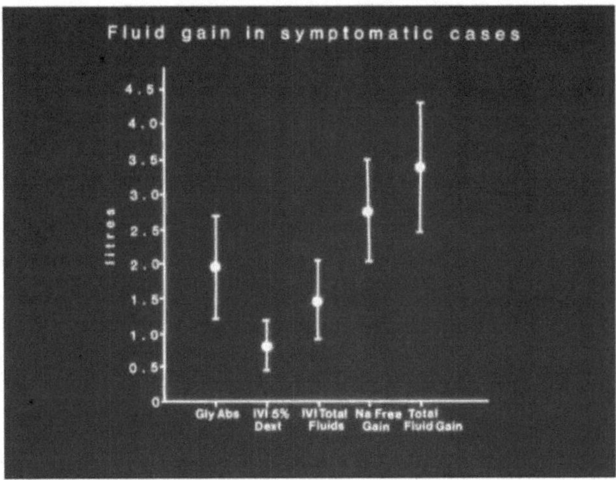

Figura 3: *As médias e os desvios-padrão em doentes sintomáticos da glicina absorvida (Gly abs), da dextrose a 5% infundida por via intravenosa (IVI Dext), do total de fluidos IVI, do total de fluidos sem sódio ganhos (Na Free Gain) e do total de fluidos ganhos em L (l) Um total de 20, 10 e 4% de todos os doentes apresentaram uma descida na concentração de sódio sérico no pós-operatório de >10, >15 e >20mmol/l, respetivamente. Existiu uma relação significativa entre o volume de glicina absorvido e as alterações pós-operatórias nas concentrações séricas de glicina e sódio (P=0,0001). Também foi observada uma relação significativa entre a queda pós-operatória na concentração de sódio sérico e o ganho volumétrico total, incluindo fluidos IVI (P=0,0001).*

Tratamento

Cinco dos 10 doentes que apresentaram sinais da síndrome TURP foram tratados com HST 5% NaCl infundido a uma taxa de 200 ml/20 minutos. Os outros 5 doentes mais os 2 doentes com queda assintomática do sódio sérico de 16 mmol/l foram tratados de forma conservadora (TC). No grupo tratado conservadoramente, 2 doentes pareciam sofrer choque hipovolémico apesar da sobrecarga volumétrica, e todos tinham os critérios da síndrome TURP, tendo sido tratados com expansão de volume "vigiada". O primeiro doente recebeu 1 unidade de sangue e 1 litro de Haemaccel com bumetanide 2mg, atropina e aminofilina: o segundo doente recebeu 1,5 litros de Haemaccel, atropina e uma nova dose de bumetanide. Os dois doentes com hiponatrémia assintomática receberam, cada um, uma nova dose de diurético.

Foram comparadas as alterações do sódio sérico e da osmolalidade entre os doentes tratados com sódio hipertónico e os tratados de forma conservadora. Os doentes tratados com sódio hipertónico responderam prontamente e recuperaram totalmente, eliminando entre 2,5 e 4,5 L de urina. A concentração de sódio sérico estava elevada no final da infusão para 132,5 mmol/l (±0,2), tendo regressado ao nível normal na manhã seguinte. Não foram observadas complicações ou sinais residuais neste grupo. Um doente do grupo tratado de forma conservadora desenvolveu um acidente vascular cerebral com hemiplegia e recuperou totalmente com uma infusão retardada de HST.

A hidrodinâmica de um tubo de entrada de borracha, que demonstra o gradiente de pressão lateral negativa (SP) exercido na sua parede, bem como os componentes de pressão de fluxo (FP) da sua pressão no lúmen (LP), é apresentada na Figura 4. A hidrodinâmica do tubo G é apresentada na Figura 5. O fenómeno G-C é apresentado na Figura 6.

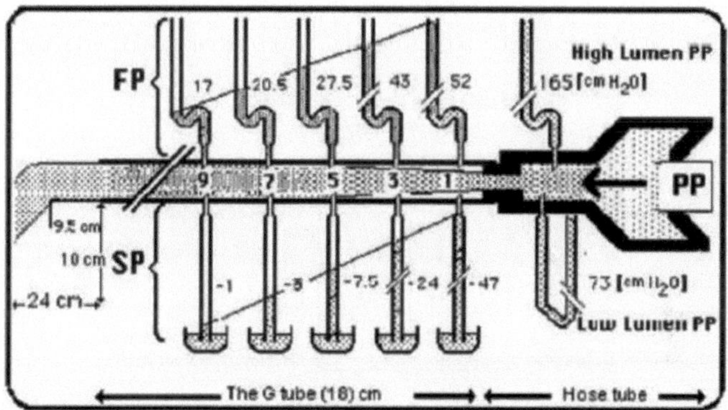

A figura 4 mostra as componentes da pressão no lúmen (LP) da pressão de fluxo (FP) e da pressão lateral (SP) de um tubo de orifício de borracha, medidas por manómetros com agulhas inseridas a vários centímetros de distância da entrada. Quando o bisel da agulha está virado para montante, mede a PF (manómetros superiores) e quando está virado para jusante, mede a PS (manómetros inferiores).

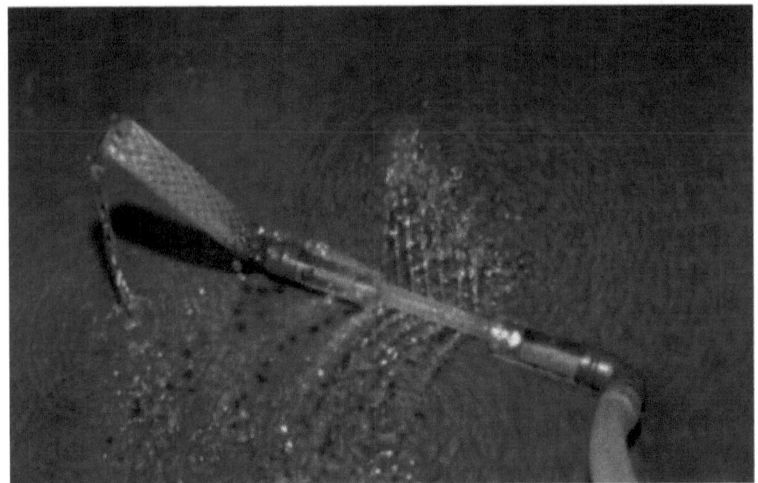

A Figura 5 mostra a hidrodinâmica de um tubo poroso de Oriice (G). O gradiente de pressão lateral (SP) exercido na sua parede passa de negativo perto da entrada para positivo perto da saída. O campo magnético como a circulação G-C é mostrado quando o tubo é colocado numa câmara circundante, mas pode ser visto na parte superior da fotografia.

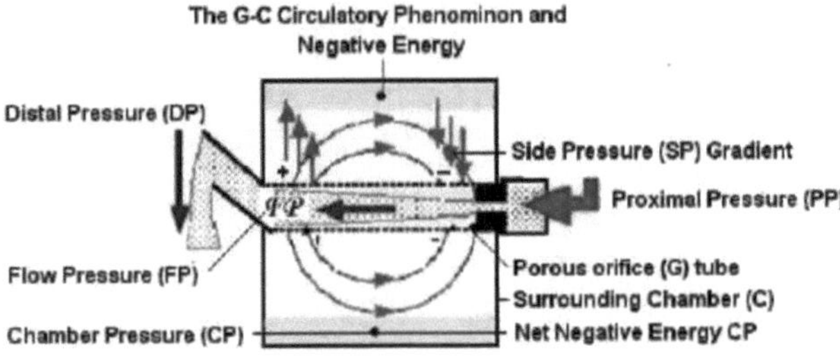

A figura 6 mostra um diagrama da circulação G-C baseado em várias fotografias que criam uma pressão negativa líquida em C (realçada a amarelo).

A partir dos resultados apresentados, observa-se que a hidrodinâmica do tubo G é totalmente diferente da do tubo de Poiseuille. O orifício do tubo G cria um gradiente de pressão lateral negativo na sua parede, induzindo uma força de sucção que é transmitida à câmara C circundante, criando um campo magnético dinâmico como a circulação do fluido G-C que irriga rapidamente a câmara C.

O orifício transfere assim o PP de uma força de filtração no tubo de Poiseuille para uma força de sucção no tubo G. O aumento da PP aumenta a circulação G-C e a sua redução torna-a mais lenta. A pressão distal tem o efeito oposto. O aumento da PD abranda a circulação G-C e transforma a pressão em C em positiva com o aumento do volume. O efeito do aumento do diâmetro do orifício tem um efeito em U ou em forma de sino invertido sobre a SP e a CP. A circulação G-C oferece assim um substituto completo e correto para a lei de Starling.

Nas experiências fisiológicas, a passagem do fluido através da artéria fez com que o capilar actuasse como um tubo G, provocando a sucção através da sua parte proximal e a filtração através da parte distal, induzindo uma circulação rápida entre o lúmen capilar e o espaço ISF circundante, com pressão negativa líquida no espaço ISF, ou seja, sem formação de edema. Inverter a circulação e fazer com que o fluido corra pela veia causou uma PS positiva com filtração, provocando um edema maciço com aumento do peso do membro. Mudar o fluido circulante de solução salina normal para substituto de plasma (Haemaccel) não fez qualquer diferença no membro durante as circulações arterial e venosa. A ausência de pressão oncótica na utilização de solução salina normal não provoca edema. A inversão do fluxo venoso para arterial provocou a absorção de todo o líquido acumulado no espaço FSI e restabeleceu a sua pressão negativa. Esta é uma prova fisiológica direta de que a Lei de Starling está errada, e que a hidrodinâmica do tubo G fornece a substituição correta. Os estudos apresentados complementam-se mutuamente e fornecem a evidência completa sobre o novo VOS que causa a síndrome TURP e a hiponatrémia aguda.

Discussão

A evidência apresentada da série de casos demonstra que o fluido sem sódio de 1,5% de glicina e 5% de glucose induz VOS1 causando a diluição da concentração de todos os solutos séricos, dos quais a HN é o mais acentuado. Apresenta-se com choque durante a cirurgia e no dia seguinte transforma-se em coma encefalopático por HN. Mas todos os órgãos vitais são afectados com disfunção ou falência devido a congestão e edema. Assim, o quadro clínico da VOS1 é de coma, convulsão, disritmia, anúria, dificuldade respiratória, disfunção hepática, distúrbio hematológico e íleo paralítico, além de edema ou anasarca. O volume de fluidos obtidos que induzem VOS1 e VOS2 é apresentado na figura 1. Assim, estes doentes, apesar de estarem em choque, não estão hipovolémicos, mas sim hipervolémicos, tal como evidenciado pela diluição dos conteúdos de soluto do PV e do FSI.

Os resultados do estudo prospetivo demonstraram que a síndrome TURP é precipitada pela sobrecarga volumétrica de fluidos sem sódio, resultado da absorção de glicina e fluidos infundidos por via intravenosa. O volume médio medido de absorção de glicina, a perda de sangue e as alterações dos electrólitos séricos são semelhantes aos relatados por outros autores [9-12]. Os dados indicam que um volume de >2 L, ganho numa hora, pode levar à síndrome TURP: >3,5 L precipita VOS1 e disfunções de múltiplos sistemas (Figura 2). Nenhum doente com a síndrome teve uma perda de sangue superior a 0,4 L: ao contrário do choque hipovolémico e septicémico, o NaCl a 5% demonstrou ser o tratamento de escolha, uma vez que a infusão adicional de fluido isotónico e sangue estava contra-indicada.

O fenómeno de circulação G-C provoca uma mistura rápida dos fluidos no lúmen do tubo G e no compartimento C da câmara de fluido circundante. A sua eficácia na troca de materiais entre o tubo G e a câmara C, semelhante à dos "compartimentos capilares e ISF", é notável.

A forma dos poros, quer se trate de um orifício ou de uma fenda, não faz qualquer diferença. As partículas grandes retidas na câmara C requerem uma limpeza regular. A energia negativa da circulação G-C é uma força considerável. Esta força de energia negativa irriga efetivamente a câmara C, permitindo uma rápida transferência de fluidos e partículas para dentro e para fora da câmara C, semelhante à passagem de fluidos com
'oxigénio e nutrientes, incluindo moléculas de proteínas, para o espaço da FSI e a lavagem de

produtos residuais, evitando a acumulação excessiva de FSI. A cápsula[35] de Guyton e Coleman forneceu excelentes provas da pressão de energia negativa da FSI induzida pelo fluxo capilar dinâmico, como demonstrado pelo PC líquido negativo no aparelho G-C (Figuras 6).

As provas apresentadas demonstram que os capilares actuam como tubos G em todos os aspectos das experiências. Permite uma rápida transferência capilar-FSI, induzindo uma pressão negativa líquida no espaço FSI que impede a acumulação de fluido no espaço FSI e a formação de edema. Por outro lado, fazer com que os capilares actuem como tubos de Poiseuille, invertendo o fluxo através da veia, provocou a formação de edema maciço e uma pressão positiva na FSI com um aumento correspondente do peso do membro.

As provas completas apresentadas demonstram que o VOS é a verdadeira patologia da síndrome TURP e da hiponatrémia aguda. O tratamento desta condição, confundindo-a com um dos choques reconhecidos através de uma maior expansão de volume, é letal. A utilização de NaCl hipertónico a 5% ou NaCo3 a 8,4 é curativa. A evidência física demonstra que a lei de Starling para o fluxo de fluido intersticial capilar está errada e fornece o mecanismo de substituição do tubo G. A evidência fisiológica confirmou que o capilar funciona como um tubo G.

A revisão da literatura demonstrou que a síndrome da TURP se apresenta como um choque que é geralmente confundido com um dos choques reconhecidos e tratado com expansão de volume, causando a morte.

A síndroma da TURP foi descrita pela primeira vez por Creevy em 1947 como intoxicação aguda por água quando se utilizou água destilada como fluido de irrigação para a TURP.[6] Passou-se a utilizar soluções osmóticas e a glicina a 1,5% ganhou popularidade. Harrison et al[2] relataram a síndrome TURP como um choque hiponatrémico dilucional agudo após um aumento maciço do fluido de irrigação de glicina. A síndrome TURP manifesta-se como choque durante a cirurgia e, na manhã seguinte, manifesta-se como coma encefalopático HN.[9] O TURS pode ser confundido com outros choques reconhecidos, como o septicémico[10] , o hemorrágico[11-13] e o cardiogénico[14,15] . O VOS 2 pode complicar todos os tipos de choques durante a fluidoterapia e a transição é contínua e difícil de detetar. A alteração dos solutos séricos, particularmente a HN, foi relatada por todos os autores.[16-18]

A TURS pode apresentar-se como coma encefalopático HN[3,7-9] , choque cardiogénico ou paragem cardíaca[16] , insuficiência respiratória ou paragem[19] e insuficiência renal aguda, entre outros órgãos vitais envolvidos. Também foi registada perda de visão.[20] O exame post-mortem foi documentado.[21] A síndrome TURP foi atribuída à toxicidade da glicina e do amoníaco[22] , mas também foi registada com manitol[22] e glicose.[3]

O Professor Hahn et al relataram 480 artigos, dos quais >340 são sobre a síndrome TURP [PubMed search December 2016], que investigaram a dinâmica dos fluidos e electrólitos[24] , o efeito da sobre-hidratação no músculo cardíaco[25] e noutros tecidos[26] , o efeito na função renal[27] e compararam a glicina com
Manitol[28] . O Professor Hahn favoreceu a toxicidade da glicina como causa pato-etiológica da TURS.
Ghanem e Ward introduziram o conceito de sobrecarga volumétrica na pato-etiologia da TURS

em 1990.[1] Ghanem confirmou a eficácia da solução hipertónica de 5%NaCl ou 8,4%

Bicarbonato de sódio, tanto como prova anedótica[29] como num estudo prospetivo[1] e investigou a lei fisiológica defeituosa subjacente de Starling para a transferência de fluido intersticial capilar.[30,31] Ghanem foi mais longe para provar que a VOS é a verdadeira etiologia patológica da síndrome TURP e que a lei de Starling está errada.[31-34]

Esta investigação começou em 1985 e terminou em 2017 com a descoberta de dois novos tipos de choque e a substituição de uma lei fisiológica defeituosa. Começou com a observação de que, durante a reanimação do choque da síndroma da TURP, o doente morria e o exame post mortem revelava um edema grosseiro de todos os órgãos e tecidos,

A ocorrência de edema grosseiro com choque de hipotensão grave foi considerada inconsistente com a lei de Starling. Este facto levou a uma investigação sobre a hidrodinâmica de um tubo de orifício poroso (G), semelhante a um capilar, e à sua comparação com o tubo de Poiseuille. Starling baseou a sua hipótese no trabalho de Poiseuille e considerou que a filtração de fluidos ocorre devido à pressão arterial no interior do tubo. A pressão arterial no interior do tubo G induz uma pressão lateral negativa na sua parede que provoca a sucção do fluido, e a sua dinâmica é totalmente diferente da do tubo de Poiseuille.
O tubo de Poiseuille.

Esta pressão lateral do tubo G cria uma pressão negativa líquida numa câmara circundante C e mistura a circulação entre os fluidos no interior do tubo G e à sua volta em C. O tubo G de orifício poroso baseia-se na ultra-estrutura do capilar que possui um esfíncter pré-capilar e fendas porosas na sua parede que permitem a passagem de proteínas plasmáticas - não existindo, portanto, qualquer força de absorção osmótica. A evidência fisiológica demonstrou ainda que o capilar funciona como tubo de G quando o fluido flui através da artéria e funciona como tubo de Poiseuille quando o fluido flui através da veia.

Na frente clínica, uma série de casos de 23 doentes que desenvolveram a síndrome TURP, dos quais os primeiros 3 foram confundidos com choque reconhecido e tratados com expansão de volume e morreram. Os restantes 20 doentes foram diagnosticados como tendo VOS e tratados com HST, tendo todos sobrevivido. Este facto estabeleceu o diagnóstico de dois novos tipos de choque e o seu tratamento.

A investigação prospetiva em 100 doentes consecutivos com TURP, dos quais 10 casos desenvolveram a síndrome TURP, confirmou ainda mais a descoberta do VOS e a eficácia da HST. Este facto concluiu a investigação aqui relatada.

Conclusão

As provas apresentadas resumem a evidência completa sobre o VOS que causa a síndrome TURP e a hiponatremia de diluição aguda, tanto a nível clínico como experimental. Confundir VOS com um dos choques reconhecidos e tratá-lo com mais expansão de volume é letal. Enquanto a HST de NaCl a 5% ou NaCo3 a 8,4% é um tratamento que salva vidas para a VOS. A lei de Starling para a transferência de fluido capilar-intersticial é provada como incorrecta e é apresentado um mecanismo alternativo baseado na hidrodinâmica do tubo de orifício poroso (G)

Interesses concorrentes: Nenhum declarado.

Referências:

1. Ghanem AN, Ward JP. Osmotic and metabolic sequelae of volumetric overload in relation to the TURP syndrome. Br J Uro 1990: 66: 71-78

2. Harrison III RH, Boren JS, Robinson JR. Dilutional hyponatraemic shock: another concept of the transurethral prostatic reaction. J Uro. 1956: 75 (1): 95-110.

3. Arieff AI. Hiponatrémia, convulsão, paragem respiratória e danos cerebrais permanentes após cirurgia electiva em mulheres saudáveis. N Engl J Med 1986: 314 (24): 1529-34.

4. Ashbaugh DG, Bigelow DB, Petty TL, Levine BE. Acute respiratory distress in adults. Lancet 1967: ii: 319-23.

5. Danowski TS, Winkler AW, Elkington JR. The treatment of shock due to salt depression: comparison of isotonic, of hypertonic saline and of isotonic glucose solutions. J. Clin. Invest. 1946: 25: 130.

6. Creevy CD. Haemolytic reactions during transurethral prostatic resection. J Uro. 1947: 58: 125.

7. Arieff AI. Ayus JC. Ablação endometrial complicada por encefalopatia hiponatrémica fatal. JAMA 1993: 270: 1230-2

8. Istre O, Bjoennes J, Naes R et al. Edema cerebral pós-operatório após cirurgia transcervical Ressecção Endometrial e Irrigação Uterina com Glicina 1,5%. Lancet 1994: 344: 1187-9

9. Henderson DJ e Middleton RG. Coma por hiponatremia da ressecção transuretral da próstata. Urology 1980: XV (3): 267-271

10. Bertrand J., Gambini A, Cazalaa JB, at al. Le syndrome de resection de la prostate (TURP) syndrome, mythe oy realite? Jour d' Urologie 1981: 87: 1-4

11. Bird D, Slade N, Feneley RCL. Complicação intravascular da prostatectomia transuretral. Br J Uro 1982: 54: 564-5.

12. Friedman NJ, Hoag MS, Robinson AJ e Aggeler PM. Haemorrhagic syndromes following transurethral resection for benign adenoma. Arch Intern Med 1969: 124: 341-9.

13. Ekengreen J, Hahn R. Blood loss during transurethral resection of the prostate as measured by the

Hemocue photometer. Scand J Uro Nephrol 1993: 501-7

14. Evans JWH, Singer M, Chapple CR. et al. Hemodynamic evidence for cardiac stress during transurethral surgery Br Med Jour 1992: 304: 666-71.

15. Charlton AJ. Paragem cardíaca durante cirurgia transuretral após absorção de glicina a 1,5%. Anaesth. 1980: 35: 804-7

16. Desmond J. Serum osmolality and plasma electrolytes in patients who develop dilutional hyponatraemia during transurethral resection. Can Jour Surg.1970: 13: 116-121.

17. Beirne GN, Madsen PO, Burns RO. Alterações dos electrólitos séricos e da osmolalidade após a ressecção transuretral da próstata. Br Jour Uro 1965: 93: 83-86.

18. Berg G, Fedor EJ, Fisher B. Physiologic observations related to the transurethral resection reaction (Observações fisiológicas relacionadas com a reação de ressecção transuretral). J Uro 1962: 87: 4, 596-600.

19. Jacobson J. Prolonged respiratory inadequacy following Transurethral Resection of the Prostate (Insuficiência respiratória prolongada após ressecção transuretral da próstata). Anaesth. 1965: 20: 329-33

20. Kay MC, Kay J, Begun F, Yeung JE. Vision loss following transurethral resection of the prostate (Perda de visão após ressecção transuretral da próstata). J Clin Neuroophthalmol. 1985 Dec:5(4):273-6.

21. Lessels AM, Honan RP, Haboubi NY, Ali HH e Greene MJ. Death during prostatectomy. J Clin Path 1982: 35: 117.

22. Hoekstra Pt, Kahnoski R, McCamish MA, Bergen W, Heetderks DR. Transurethral prostatic resection syndrome- a new perspective: Encefalopatia com hiperamonemia associada. J Uro 1983: 130: 704-7

23. Kirshenbaum MA. Sever mannitol induced hyponatraemia complicating transurethral prostatic resection J Uro 1979: 121: 686-8

24. Hahn RG. Dinâmica de fluidos e electrólitos durante o desenvolvimento da síndrome TURP. Br J

Urol. 1990 Jul:66(1):79-84.

25. Hahn GH, Zhang W, Rajs J. Pathology of the heart after overhydration with glycine solution in the mouse. APMIS 1996: 104: 915-20.

26. Hahn RG, Nennesmo I, Rajs J, et al. Morphological and X-ray Micro-analytical Changes in Mammalian Tissue after Overhydration with Irrigating Fluids. Eur Uro 1996: 29: 355-61

27. Hahn RG, Nilsson H, Carlstrom H, Hjelmqvist H, Zhang W, Rundergreen M. Renal function during intravenous infusion of urological irrigating fluids in the sheep. Ata Anaesthiol Scand 1996: 40: 671-683

28. Hahn RG, Sahdfeldt L, Nymen. Estudo aleatório duplamente cego dos sintomas associados à absorção de glicina 1,5% ou manitol 3% durante a ressecção transuretral da próstata. J Uro 1998: 160: 397-401.

29. Ghanem AN, Wojtlewski JA, Penney MD, Dangers in treating hyponatraemia. Br Med Jour: 1987: 294: 837.

30. Ghanem AN. Circulação de fluido semelhante a um campo magnético num tubo de orifício poroso e sua relevância para a circulação de fluido capilar-intersticial: relatório preliminar. Medical Hypotheses 2001: 56(3): 325-334.

31. Ghanem, A.N. e Ghanem, S.A. Volumetric Overload Shocks (Choques de Sobrecarga Volumétrica): Porque é que a lei de Starling para a transferência de fluido intersticial capilar está errada? A hidrodinâmica de um tubo de orifício poroso como alternativa. Ciência Cirúrgica, 2016: 7: 245-249. http://dx.doi.org/10.4236/ss.2016.76035

32. Pindoria Nisha, Ghanem Salma A., Ghanem Khalid A. e Ghanem Ahmed N. Choques de sobrecarga volumétrica na patologia da síndrome de prostatectomia de ressecção transuretral e hiponatremia de diluição aguda. *Integr Mol Med,* 2017 doi: 10.15761/IMM.1000279 Volume 4(2): 1-5

33. Ghanem Khaled A. e Ghanem Ahmed N. Volumetric overload shocks in the pathoetiology of the transurethral resection prostatectomy syndrome and acute dilution hyponatraemia: A evidência clínica baseada em 23 séries de casos. Basic Research Journal of Medicine and Clinical Sciences ISSN 2315-6864 Vol. 6(4) pp. xx-xx abril de

2017 Disponível online http//www.basicresearchjournals.org

34. Salma A Ghanem, Khalid A Ghanem, Ghanem A N. Volumetric Overload Shocks in the Patho-Etiology of the Transurethral Resection of the Prostate (TURP) Syndrome and Acute Dilution Hyponatraemia: The Clinical Evidence Based on Prospective Clinical Study of 100 Consecutive TURP Patients. Surg Med Open Access J. 1(1). SMOAJ.000501. 2017.

35. Guyton A. C., Coleman T. G. Regulation of interstitial fluid volume and pressure. *Annals New York Academy of Sciences* 1968: **150**: 537-547.

CAPÍTULO 7

A PROVA E AS RAZÕES DA LEI DE STARLING

PARA A TRANSFERÊNCIA DE FLUIDO CAPILAR-INTERSTICIAL ESTÁ ERRADO:

AVANÇO DA HIDRODINÂMICA DE UM ORIFÍCIO POROSO (G)

TUBO COMO O VERDADEIRO MECANISMO.

Abreviaturas:

VO: Volumetric overload

VOS: Volumetric overload shocks

VOS1: Volumetric overload shock, Type 1

VOS2: Volumetric overload shock, Type2

TURS: The transurethral resection of the prostate syndrome

ARDS: The adult respiratory distress syndrome

MVOD/F: The multiple vital organ dysfunction/ failure syndrome

HN: Hyponatraemia

BP: Arterial Blood pressure

CVP: Central venous pressure

PV: Plasma volume

ISF: Interstitial fluid volume

G Tube: The Porous Orifice Tube

PP: Proximal pressure to the G tube akin to arterial Blood pressure

DP: Distal Pressure to the G tube akin to venous pressure

LP: Lumen pressure of the G tube

FP: Flow pressure is the positive pressure inside the G Tube

SP: Side pressure is the negative pressure inside the G Tube

Palavras chave

Circulação capilar, Lei de Starling, Transferência de fluido intersticial capilar,

Hidrodinâmica, Choque: Hiponatrémia (HN): síndrome de prostatectomia transuretral (TURS): síndrome de dificuldade respiratória do adulto (ARDS)

Resumo

Introdução e objetivo: *Em 1886, Starling propôs uma hipótese para a transferência de fluido capilar-intersticial (ISF), em que o capilar era considerado um tubo de diâmetro uniforme impermeável às proteínas plasmáticas. O fluxo de fluido através da sua parede foi considerado dependente de um equilíbrio entre a pressão hidrostática no seu lúmen, que provoca a "filtração", e a pressão osmótica das proteínas plasmáticas, que provoca a "absorção". A base física na qual a PL de um capilar foi considerada positiva e responsável pela filtração foi o trabalho de Poiseuille em longos tubos de latão de diâmetros uniformes. Descobertas posteriores demonstraram que o capilar é um tubo de orifício poroso com uma hidrodinâmica totalmente diferente da que é aqui relatada.*

Material e Métodos: *A hidrodinâmica de um tubo de entrada foi estudada para demonstrar o gradiente negativo de pressão lateral (SP) exercido na sua parede. Em seguida, estudou-se o tubo de orifício poroso (G) semelhante a um capilar e, mais tarde, encerrou-se numa câmara (C), semelhante ao espaço de fluido intersticial, criando o aparelho de GC que demonstra o fenómeno de circulação G-C. O efeito da pressão proximal (arterial) (PP), da pressão distal (venosa) (DP) e do diâmetro de entrada no SP e CP do modelo G-C é relatado.*

Resultados: *O PP induz o SP negativo no tubo G, que é responsável pela absorção. O orifício tem um efeito em forma de sino invertido sobre o SP e o CP. O DP aumenta a filtração. O tubo G encerra-o numa câmara (C), formando o aparelho G-C que demonstra o fenómeno de circulação G-C.*

Conclusões: *Estudos hidrodinâmicos no tubo G, baseados na ultra-estrutura capilar, demonstram resultados que diferem dos de Poiseuille num tubo estreito, desafiando o papel atribuído à pressão arterial como força de filtração na hipótese de Starling. Uma revisão prospetiva da literatura mostra que a força de pressão oncótica foi anteriormente cancelada e que a hipótese de Starling não conseguiu explicar a transferência capilar-ISF na maioria das partes do corpo. É proposto um conceito baseado numa nova hidrodinâmica do fenómeno do modelo G-C para a circulação capilar-ISF. Uma circulação G-C dinâmica e autónoma, semelhante a um campo magnético, ocorre entre o fluido no lúmen do tubo G e um compartimento de fluido circundante C. Com base nos resultados de estudos sobre um modelo circulatório que incorpora o aparelho G-C, são discutidos os factores que iniciam, regulam e afectam a circulação G-C, a sua relevância fisiológica e hemodinâmica e a sua importância clínica para a patogénese do edema e do choque.*

Introdução

Em 1886, Starling propôs uma hipótese para a transferência de fluido capilar-intersticial (FSI) (1), em que o capilar era considerado um tubo de diâmetro uniforme, impermeável às proteínas plasmáticas. O fluxo de fluido através da sua parede foi considerado dependente de um equilíbrio entre a pressão hidrostática dentro do seu lúmen (Pc), encorajando o fluido a sair "filtração", e a pressão osmótica das proteínas plasmáticas (pc), tendendo a atrair o fluido de volta para o lúmen capilar "absorção", com forças menores opostas semelhantes no espaço ISF. Na extremidade arterial do capilar, a pressão do lúmen (LP) é superior à pressão oncótica e o fluido é empurrado para fora. Na extremidade venosa, a pressão osmótica é mais elevada e o fluido é retirado para o lúmen do capilar.

A base física na qual a LP de um capilar foi considerada positiva e responsável pela filtração foi o trabalho de Poiseuille (1799-1869) em longos tubos de latão de diâmetros uniformes (2). No entanto, o efeito de Bernoulli de um jato de fluido e o efeito de Venturi de uma constrição de tubo são bem conhecidos e também devem ter significado mesmo em condições de fluxo laminal. LP refere-se à pressão arterial de um capilar.

A hipótese de Starling sofreu uma evolução extensa até se tornar uma lei antes da descoberta da ultra-estrutura capilar do esfíncter pré-capilar (3) e da sua parede porosa (4), bem como da composição química osmótica (5), da pressão negativa (6) e da dinâmica do FSI e da linfa (7). A inadequação da explicação da transferência capilar-ISF em muitas partes do corpo (8), em particular nos órgãos vitais, apelou anteriormente à reconsideração da lei de Starling (9).

Em 1984, observações clínicas inconsistentes com a hipótese de Starling levaram a estudos físicos e clínicos (10-12) para verificar a LP e a dinâmica dos fluidos num tubo de orifício poroso (G) com referência ao efeito do esfíncter pré-capilar e das pressões arterial e venosa na transferência capilar-ISF. A observação foi: durante o choque hipotensivo em que a expansão vascular imediata e adequada para a reanimação, todos os fluidos vazaram e afogaram o espaço ISF e encheram as cavidades potenciais do corpo, demonstrado no exame postmortem!

AS QUESTÕES E A LÓGICA

Esta observação, acrescida de outra que, embora a hipertensão arterial seja bastante comum, não causa edema, levantou as questões: Se a PL é uma força de filtragem no capilar, como é que um fluido tão maciço foi filtrado para o espaço do FSI durante a hipotensão? Será a PL verdadeiramente responsável pela filtração e, se não for, o que é que é? A lógica que se seguiu foi a seguinte: se o Dr. Starling tinha baseado a sua hipótese nos resultados das experiências físicas de Poiseuille, estudos semelhantes em tubos construídos à escala da ultra-estrutura capilar, ou seja, o tubo G, deveriam responder às perguntas.

REVISÃO EM PERSPECTIVA DA FISIOLOGIA CAPILAR

Folkow e Neil (2), afirmam que: A maior descoberta da ciência médica foi feita por William Harvey, que demonstrou, em 1628, que o coração bombeava o sangue para todo o sistema circulatório e compreendeu que a circulação fornecia alimento aos tecidos. No entanto, quatro séculos antes, Ebn Al-Nafis (1210-1298), descobriu a circulação pulmonar. Tanto a circulação sistémica como a pulmonar existem para assegurar a viabilidade dos tecidos. A circulação capilar é diretamente responsável por esta função vital em todos os órgãos e tecidos.

Em 1886, Starling (1), um grande fisiologista, propôs uma hipótese para a troca capilar-ISF. Baseava-se em duas forças físicas conhecidas: A PL baseada no tubo de Poiseuille como uma força de filtração e a pressão oncótica como uma força de reabsorção. Em 1929, Landis (13) mediu a PL de um capilar, através de uma cânula virada para cima, que era de 32 e 12 mmHg nas extremidades arterial e venosa, respetivamente.

Em 1948, Pappenheimer e Soto-Rivera (14) estudaram as alterações quantitativas do peso dos membros posteriores isolados de cães induzidas por alterações das pressões arterial e venosa. O edema foi induzido pelo aumento da pressão venosa de modo a igualar qualquer aumento da pressão arterial (mmHg para um mmHg). Este "estado isogravimétrico", em que a filtração capilar excede a absorção, como seria de esperar com uma pressão venosa elevada, foi considerado como um apoio à hipótese de Starling. Os autores verificaram também que a pressão osmótica de uma solução plasmática concentrada era de 23-28 mmHg in vitro. Desde então, a maioria dos fisiologistas aceitou a hipótese de Starling como uma lei fisiológica.

No entanto, a maior parte das provas científicas esclarecedoras sobre a microcirculação começaram a surgir décadas mais tarde. Em 1960, Mellander (15) demonstrou que a "absorção" de FSI aumentava após estimulação autonómica, o que estreitava o lúmen dos "microvasos" e do esfíncter pré-capilar e aumentava a pressão arterial. Em 1962, Hendry (5) mediu a pressão oncótica de vários fluidos corporais e verificou que era idêntica à do plasma, salientando que a pressão osmótica das proteínas plasmáticas é uma força demasiado fraca para devolver os fluidos ao lúmen capilar". Em 1963, Guyton e Colman (6) mediram a pressão tecidular da FSI, utilizando uma cápsula perfurada implantada, e verificaram que esta tem um valor negativo de -7 cm de água.

Em 1972, Calnan et al (7) confirmaram esta descoberta e demonstraram que as moléculas, incluindo as proteínas plasmáticas, passam livre e rapidamente entre o sangue capilar e a cápsula implantada, e vice-versa. Em 1967, Rhodin (3) demonstrou que o tubo capilar e circundado por um manguito de fibras musculares lisas na sua junção arteriolar, designado por esfíncter pré-capilar (3-5 micro m), que é a parte mais estreita de todo o sistema vascular. Também em 1967, Karnovesky (4) demonstrou que a parede capilar é constituída por células planas e que as suas junções intercelulares são fendas com 10 a 20 nm de largura, que constituem os poros através dos quais os fluidos, os nutrientes e as moléculas de proteínas passam livremente. As suas fotografias mostram os glóbulos de rabanete corados, que são muito maiores do que as moléculas de proteínas plasmáticas, a passar através destes poros. As descobertas relativas às proteínas plasmáticas e aos poros capilares, por si só, anularam a força de absorção da hipótese de Starling. Afinal de contas, a principal função das proteínas plasmáticas, tal como a glicose no sangue, deve ser a de um material nutritivo para as células.

Em 1983, Mattfeldt e Mall (16) relataram as dimensões ultra-estruturais dos capilares. As
O capilar "ideal" é um tubo que liga uma arteríola a uma vénula. De acordo com o modelo de Crogh, é um tubo perfeito, anisotrópico, reto e não ramificado, com um diâmetro de 7-18 μm. O esfíncter pré-capilar e as fendas intercelulares fazem do capilar um "tubo de orifício poroso" estreito, com base no qual o tubo G foi fabricado numa escala maior.

Em 1982, Keele, Neil e Joels (8), salientaram que a concentração de proteínas tecidulares no fígado, pulmão e músculos é 60% da concentração de proteínas plasmáticas. Na circulação pulmonar, a pressão arterial é inferior à pressão oncótica do plasma. Assim, a filtração de fluidos nos pulmões e a reabsorção no fígado e nos músculos carecem de explicação. A pressão oncótica não pode explicar a pressão negativa no espaço da FSI (6) nem a rapidez e a eficiência com que ocorre a transferência de fluidos, nutrientes e oxigénio entre os capilares e a FSI. A drenagem linfática também não pode explicar a pressão negativa na FSI (6,7). Estes conhecimentos sobre a ultra-estrutura capilar e a permeabilidade às macromoléculas levaram Renkin (1986) a apelar à reconsideração da hipótese de Starling (9), mas nessa altura ainda estava em desenvolvimento um mecanismo alternativo que é aqui apresentado.

Material e métodos

Estudámos a hidrodinâmica de um tubo de entrada de borracha para demonstrar o gradiente de pressão lateral negativa (SP) exercido na sua parede, bem como os componentes de pressão de fluxo (FP) da sua pressão no lúmen (LP). Em seguida, estudámos o tubo de orifício poroso (G) semelhante a um capilar e, mais tarde, encerrámo-lo numa câmara (C), semelhante a um espaço de fluido intersticial, criando o aparelho G-C que demonstra o fenómeno de circulação G-C.

Foram avaliados os factores que afectam a velocidade e a eficiência da circulação G-C. Estes incluíam a pressão proximal (PP), a pressão distal (DP) e o diâmetro de entrada (r) em relação ao diâmetro do tubo (R). O aparelho G-C foi colocado num modelo circulatório acionado por uma bomba eléctrica e ligado a manómetros para avaliar a hidrodinâmica do modelo circulatório.

Resultados

A hidrodinâmica de um tubo de entrada de borracha que demonstra o gradiente de pressão lateral negativa (SP) exercido na sua parede, bem como os componentes de pressão de fluxo (FP) da sua pressão no lúmen (LP), é apresentada na Figura 1. Um gráfico que mostra os gradientes FP e SP é apresentado na Figura
2. A hidrodinâmica do tubo G é mostrada na Figura 3. O fenómeno G-C é apresentado na Figura 4. A relação do PP com o SP e o CP é apresentada na Figura 5. A relação do diâmetro do orifício com SP e CP é em forma de U ou em forma de sino invertido e é apresentada na Figura 6 e

7. A relação do DP com o SP e o CP é apresentada na Figura 8. O gradiente de pressão observado e medido em vários pontos do modelo circulatório G-C é apresentado na Figura 9. A figura 10 mostra um modelo circulatório que incorpora o aparelho G-C com manómetros que medem várias pressões.

A partir dos resultados apresentados, observa-se que a hidrodinâmica do tubo G é totalmente diferente da do tubo de Poiseuille. O orifício do tubo G cria um gradiente de pressão negativa na sua parede, induzindo uma força de sucção que é transmitida à câmara circundante C, criando um campo magnético dinâmico como a circulação do fluido G-C que irriga rapidamente C. O orifício transfere assim o PP de uma força de filtração no tubo de Poiseuille para uma força de sucção no tubo G. O aumento da PP aumenta a circulação G-C e a sua redução torna-a mais lenta, como mostra a Figura 5. A pressão distal tem o efeito oposto. O aumento da PD abranda a circulação G-C e transforma a pressão em C em positiva com o aumento do volume. O efeito do aumento do diâmetro do orifício tem um efeito em U ou em forma de sino invertido sobre a SP e a CP
Figura 6. A circulação G-C oferece assim uma substituição completa e correta da lei de Starling. O modelo circulatório da Figura 10 tem uma semelhança notável com o sistema vascular circulatório.

Discussão

RELEVÂNCIA DOS DADOS FÍSICOS PARA AS PROVAS FISIOLÓGICAS

Os resultados dos estudos sobre os tubos G fariam sentido quando associados aos seus equivalentes fisiológicos e hemodinâmicos. A PP, semelhante à pressão "arterial", induz um jato de fluxo com os seus componentes LP. O componente SP de energia negativa ocorre maximamente na parte proximal do tubo G (Figura 1) e é o principal responsável pela sucção, semelhante à "absorção capilar". A filtração ocorre de forma autónoma na parte distal do tubo (Figura 1,2). Ambos os efeitos induzem o fenómeno de circulação G-C (Figura 3). A SP também induz uma pressão de energia negativa líquida na câmara C (Figura 4), demonstrada pelo desabamento de uma cobertura de membrana. Uma PC negativa líquida é semelhante à pressão negativa do FSI e dos espaços subcutâneos (6,7). Embora o fluido saia autonomamente através dos orifícios distais do tubo G, é grandemente aumentado através do aumento da DP de saída, semelhante à elevação da pressão venosa, aumentando a "filtração" e causando deslocamento ou edema da FSI.

O fenómeno de circulação G-C provoca uma rápida mistura de fluidos no lúmen do tubo G e no compartimento C da câmara de fluido circundante (Figura 4). A sua eficiência na troca de materiais entre o tubo G e a câmara C, semelhante à dos "compartimentos capilar e ISF", é notável. Alguns pequenos tubos G contidos na câmara C têm um efeito comutativo. A forma dos poros, quer se trate de um orifício ou de uma fenda, não faz qualquer diferença. As partículas grandes retidas na câmara C requerem uma limpeza regular. A energia negativa da circulação G-C é uma força considerável. Esta força de energia negativa irriga eficazmente a câmara C, permitindo uma transferência rápida de fluidos e de partículas para dentro e para fora da câmara C, semelhante à passagem de fluidos com oxigénio e nutrientes, incluindo moléculas de proteínas, para o espaço do FSI, lavando os resíduos e evitando a acumulação excessiva de FSI. A cápsula de Guyton e Coleman (6) forneceu excelentes provas da pressão de energia negativa da FSI induzida pelo fluxo capilar dinâmico, como demonstrado pelo PC líquido negativo no aparelho G-C (Figuras 4).

FORÇAS QUE INICIAM E REGULAM A CIRCULAÇÃO G-C

A circulação G-C, a SP e a CP negativa são iniciadas e reguladas pela PP, pelo orifício e pela DP. As alterações que abrandam a circulação G-C, diminuindo as pressões de energia negativa da SP e da CP, são semelhantes às que induzem o choque e a deslocação ISF. As alterações que aumentam a velocidade, aumentam a sua eficiência na troca de fluidos, semelhante à satisfação de exigências fisiológicas acrescidas.

O aumento da PP provoca um maior efeito de sucção e uma rápida circulação G-C, aumentando a energia negativa da SP e da CP (Figura 5). Isto é semelhante à pressão arterial que mantém o espaço ISF quase "seco" enquanto é eficazmente irrigado, ventilado e nutrido sob condições fisiológicas básicas e estimulação autonómica durante o exercício. A diminuição da PP, semelhante à hipotensão arterial, diminui a velocidade do jato, diminui a sua SP negativa e abranda a circulação G-C. A estagnação do fluido e o aumento do PC na câmara C ocorrem "o PC move-se para 0 ou torna-se positivo". Isto é semelhante à indução de choque e à deslocação do fluido circulatório para o espaço ISF.

O papel do orifício ou do "esfíncter pré-capilar, em colaboração com a PP ou a pressão arterial", é o ajuste fino da circulação G-C, semelhante à circulação capilar-ISF, respetivamente. O orifício não só é responsável pela maior parte da resistência periférica que mantém a PP semelhante à pressão arterial, como também é o dínamo que regula a circulação G-C semelhante à circulação capilar-ISF. A energia SP negativa máxima com uma circulação G-C mais rápida e eficiente é demonstrada quando a relação diâmetro do orifício/tubo é de 0,7, o equivalente à relação área do orifício/tubo de 0,5. A relação entre o diâmetro do orifício e a energia negativa SP e CP é em forma de sino invertido (Figuras 6 e 7). A circulação G-C adequada é preservada com elevada eficiência numa ampla variação do PP através de pequenas alterações de ajuste do orifício ou do diâmetro do "esfíncter pré-capilar". Assim, a estimulação adrenérgica (16), que estreita o esfíncter pré-capilar e eleva a pressão arterial, aumentando a absorção de fluidos do FSI (15), pode ser simulada através da alteração do diâmetro do orifício na circulação G-C. Alterações extremas do orifício, demasiado largo ou estreito, alteram a circulação G-C.

A remoção do orifício torna o tubo num tubo de Poiseuille com gradiente de pressão positivo. Um orifício demasiado estreito impede o fluxo e abranda a circulação G-C, semelhante à isquémia dos tecidos. A regulação autonómica dos esfíncteres pré-capilares (15) é mais conhecida pelos seus efeitos na pressão arterial, mas é também importante na regulação da circulação capilar-ISF e na viabilidade dos tecidos. A sua dilatação causa síncope hipotensiva ou choque anafilático, enquanto a constrição grave causa hipertensão com isquémia tecidular. Isto sugere, de facto, que o esfíncter pré-capilar é o mestre das circulações sistémica e capilar.

O DP é sempre superior ao CP (Figuras 8-10) e ambos estão proporcional e intimamente relacionados. Quando a PD é 0, a PC é sub-atmosférica. A elevação da PD ou da pressão "venosa" aumenta a PC e o volume de fluidos na câmara C, o que é semelhante ao afogamento do espaço "ISF" e à indução de edema. Esta evidência é consistente com o facto conhecido de que a pressão "venosa" elevada é a principal responsável pela filtração, pelo aumento da deslocação de fluidos para o espaço ISF e pela formação de hidropisia.

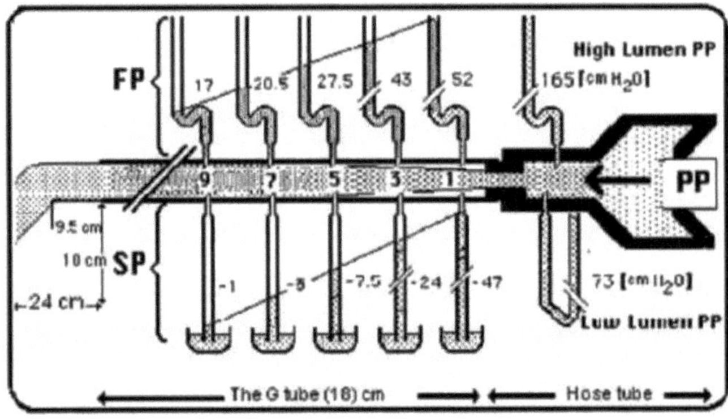

A figura 1 mostra as componentes da pressão no lúmen (LP) da pressão de fluxo (FP) e da pressão lateral (SP) de um tubo de orifício de borracha, medidas por manómetros com agulhas inseridas a vários centímetros de distância da entrada. Quando o bisel da agulha está virado para montante, mede a PF (manómetros superiores) e quando está virado para jusante, mede a PS (manómetros inferiores).

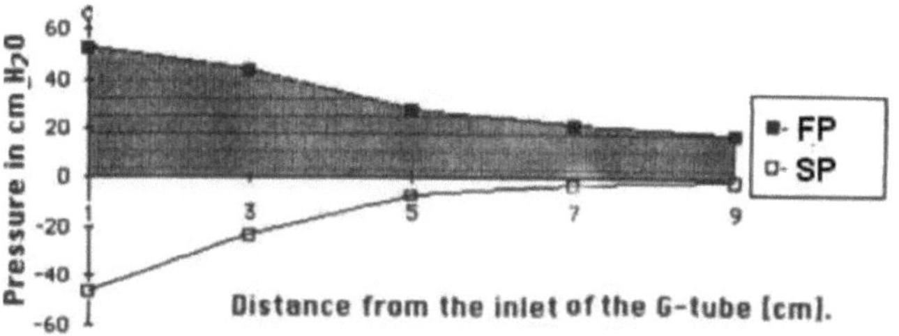

A figura 2 é um gráfico que mostra as componentes FP e SP da LP do tubo G a distâncias de cm da entrada.

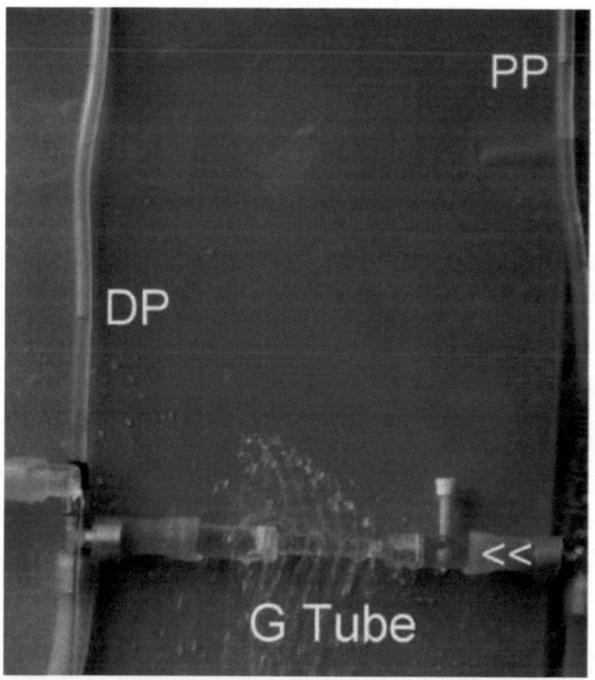

A Figura 3 mostra a hidrodinâmica de um tubo poroso de Oriice (G). O gradiente de pressão lateral (SP) exercido na sua parede passa de negativo perto da entrada para positivo perto da saída. O campo magnético como a circulação G-C é mostrado quando o tubo é colocado numa câmara circundante.

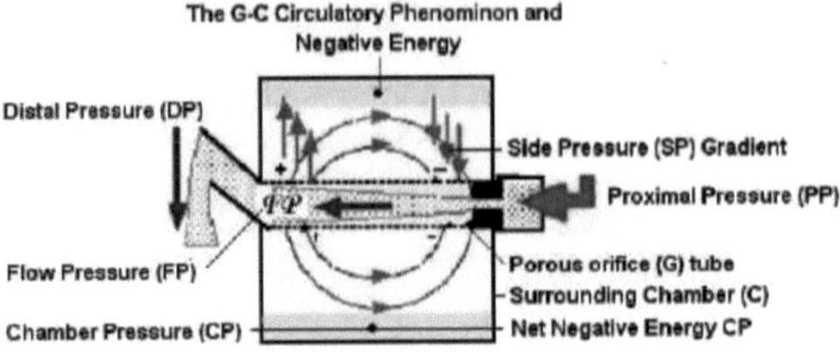

A Figura 4 mostra um diagrama da circulação G-C criando uma pressão negativa líquida em C (realçada a amarelo).

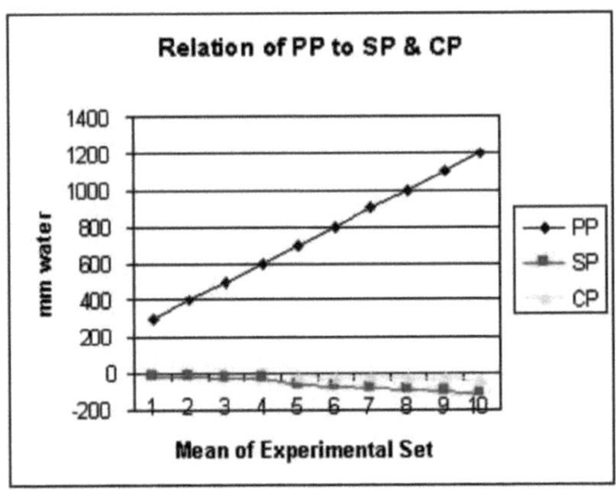

A Figura 5 mostra a relação da pressão proximal (PP) com a pressão lateral (SP) e a pressão da câmara (CP). Uma PP elevada aumenta a negatividade da sucção da SP e da PC.

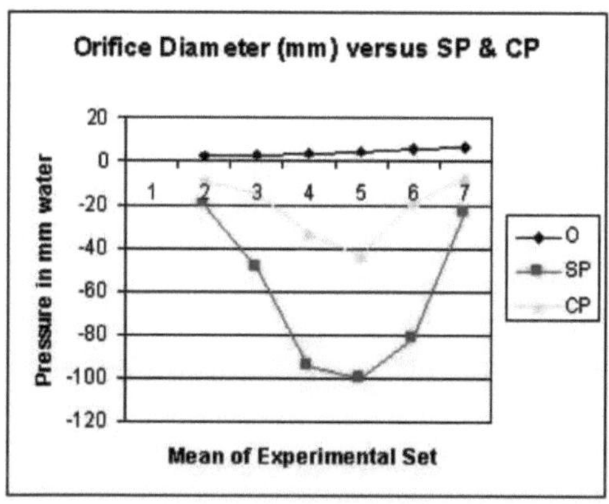

A Figura 6 mostra a relação do diâmetro do orifício (Azul) com a pressão lateral (SP) (Vermelho) e a pressão da câmara (CP) (Amarelo).

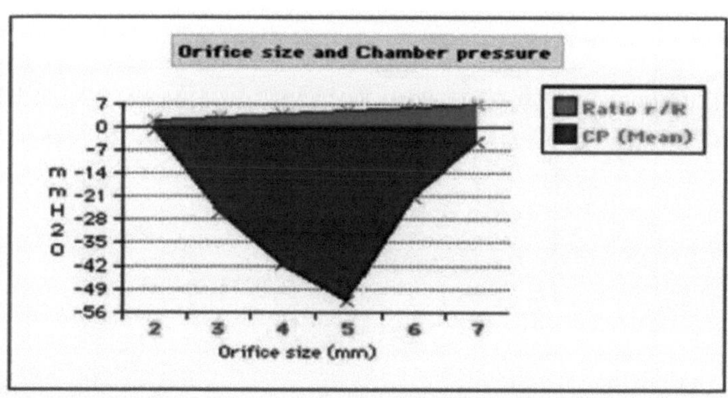

A Figura 7 mostra a relação entre o rácio do orifício e o diâmetro do tubo no CP.

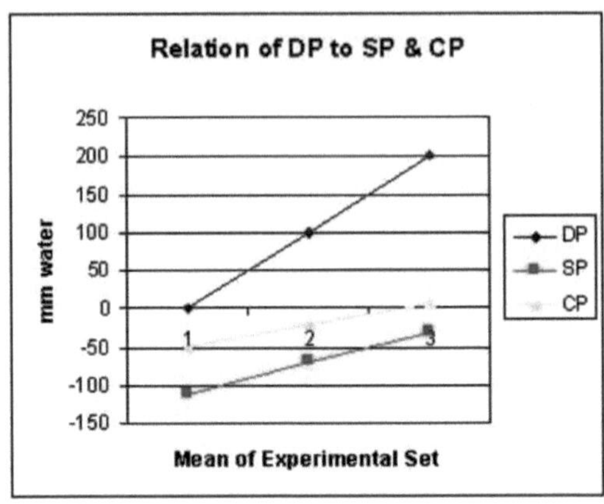

A Figura 8 mostra a relação da pressão distal (venosa) (DP) com a pressão lateral (SP) e a pressão da câmara (CP).

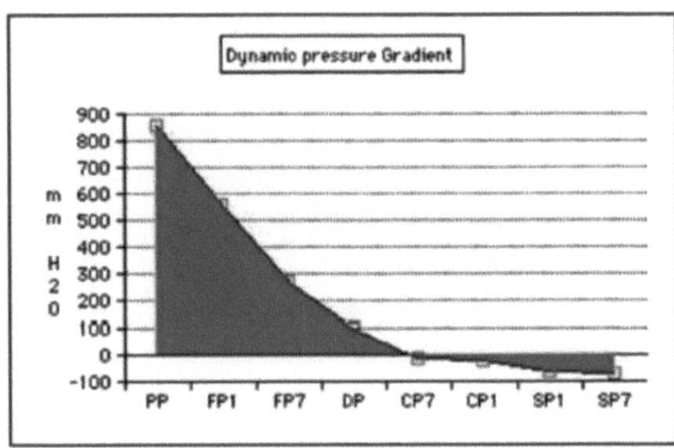

A Figura 9 mostra o gradiente de pressão da pressão proximal (PP) para a pressão de fluxo (FP) no interior do tubo G nos pontos 1 e 7, para a pressão venosa distal (DP) e depois para a pressão da câmara (CP) e a pressão lateral (SP) nos pontos 1 e 7.

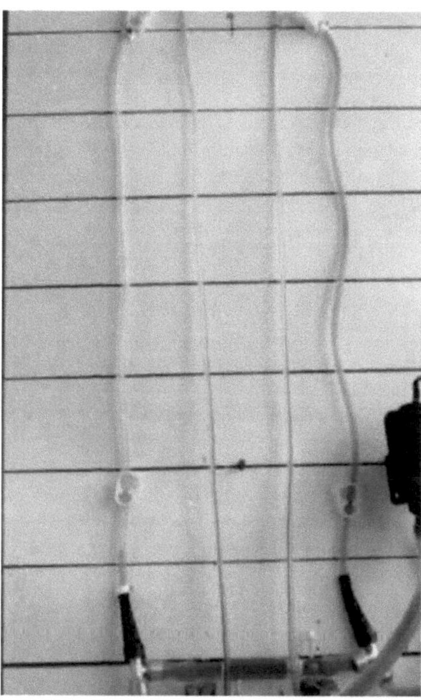

A figura 10 mostra um modelo circulatório que incorpora o aparelho G-C com manómetros que medem PP (75 cm de água), CP nos pontos 1 (7 cm de água) e 7 (8 cm de água) e DP (12 cm de água). Note-se que o PC é inferior ao DP.

RELEVÂNCIA DA HIDRODINÂMICA DO MODELO CIRCULATÓRIO G-C PARA A HEMODINÂMICA

A análise das forças que iniciam e regulam a circulação G-C com referência aos seus equivalentes hemodinâmicos é melhor demonstrada comparando a dinâmica de PP, DP e CP do aparelho G-C incorporado num modelo circulatório (Figuras 10). Antes de ligar a bomba, um volume adequado de fluido induz um equilíbrio hidrostático em todos os tubos do manómetro. O funcionamento da bomba induz os valores de pressão dinâmica nos manómetros. Na (Figura 10), a PP = 650 e a PD = 12, enquanto a PC tinha valores de 8-10 mm de água nos pontos 1 e 2 da câmara C. O fluido na câmara C flui do ponto 2 para o ponto 1, numa direção oposta ao fluxo no modelo do sistema circulatório G-C, demonstrado pela injeção de tinta na câmara C. A adição de mais fluido ao sistema, imitando a expansão VO ou vascular, aumenta a pressão venosa e a PC.

Isto significa que o aumento de DP eleva CP e aumenta o volume de fluido na câmara C por uma quantidade proporcional de pressão hidrostática. Permanece um gradiente de pressão entre DP, CP2 e CP1, permitindo o movimento do fluido para baixo. A VO maciça do modelo do sistema aumentou o volume de fluido e a CP na câmara C, o que diminuiu a energia negativa SP e abrandou significativamente a circulação G-C. O mais interessante é que essa VO também reduziu o PP. A tinta injectada na câmara C move-se muito lentamente na direção oposta ao fluxo de fluido no sistema circulatório G-C. A expansão volumétrica até que DP,

CP e PP atinjam o equilíbrio hidrostático, cessa a circulação G-C mesmo com a bomba em funcionamento. Isto pode imitar uma condição circulatória hemodinâmica patológica (vide infra).

No modelo circulatório G-C, também a diminuição do PP acaba por abolir as forças dinâmicas de pressão e restabelece o equilíbrio hidrostático do fluido nos manómetros. Isto aumenta a DP, a PC e o volume de fluido na câmara C, o que abranda a circulação G-C. Isto é semelhante a um choque, induzindo a deslocação do ISF e causando hipoxia tecidular. Pode ter um significado prático na diferenciação dos tipos de choque e na decisão sobre a melhor terapia com fluidos.

ARMADILHAS DA HIPÓTESE DE STARLING

O Dr. Starling propôs a sua hipótese 80 anos antes da descoberta do esfíncter pré-capilar (3) e dos poros em fenda da parede capilar (4), que são permeáveis a macromoléculas e proteínas plasmáticas (4,5,7,9). A hipótese não conseguiu explicar a transferência capilar-ISF na maioria das partes do corpo (8). Para que a pressão oncótica funcione, deve existir uma membrana impermeável às proteínas plasmáticas, o que não acontece. Para que o capilar funcione com base num gradiente de pressão positiva do tubo de Hagen-Poiseuille, que provoca a filtração ao longo de todo o tubo, tem de existir outra força para a reabsorção, e não existe nenhuma. Não explica a descoberta da pressão negativa do FSI por Guyton e Colman (6), nem o facto de a obstrução venosa ou a elevação da pressão provocar edema, enquanto a hipertensão arterial nunca o faz.

A medição da LP do tubo capilar efectuada por Landis (13) é semelhante à medição da FP no tubo G. Nessa altura, não havia distinção entre os componentes de um fluxo dinâmico, tal como aqui apresentado. Pensava-se que a PL do capilar era responsável pela filtração e que a sua elevação era possível através da elevação das pressões venosa ou arterial, tal como demonstrado pelas experiências isogravimétricas efectuadas por Pappenheimer e Soto-Rivera (14).

As observações e provas clínicas, embora afirmem que a elevação da pressão venosa aumenta a filtração e provoca edema, a elevação da pressão arterial não tem esse efeito mas, pelo contrário, aumenta a absorção.

Não só isso, um aumento da pressão venosa tem um efeito oposto ao da pressão arterial na filtração capilar, mas também o seu aumento da filtração excede em muito o efeito de um aumento igual da pressão arterial na reabsorção. Mais importante ainda, é o facto de a hipótese representar a base sobre a qual são tomadas as decisões clínicas para a fluidoterapia, tanto na reanimação cardiovascular (CVS) de doentes em estado de choque e queimados como no tratamento de doentes agudos, traumatizados e cirúrgicos. A monitorização dinâmica da pressão venosa central (PVC) e da pressão arterial, com referência à circulação capilar, dita as regras da fluidoterapia e provou, sem dúvida, o seu valor ao salvar milhões de vidas de civis e militares vítimas de choques hemorrágicos e hipovolémicos, casos em que as regras funcionam bem.

Tais regras, no entanto, falham miseravelmente quando a expansão vascular é usada indiscriminadamente para elevar a PVC e a pressão capilar pulmonar (PCP) a níveis não fisiológicos elevados de 15 e 18 mmHg, respetivamente. A ideia generalizada de que elevar a PVC é sinónimo de elevar a pressão arterial é predominante na prática clínica atual durante a fluidoterapia para o choque e o tratamento de doentes agudos. Isto é, sem dúvida, correto durante a terapia de restauração para choque hipovolémico e hemorrágico. Mas a expansão vascular ou

VO é uma questão diferente. As tentativas persistentes de elevar a PVC e a PCWP até níveis de 15/18 mmHg são uma prática comum mas incorrecta. A PVC normal é de cerca de 0 e a maioria dos livros de texto refere um intervalo de -7 a +7 cm de água (17).

As observações clínicas apontadas demonstram que, para além do conhecido efeito de a pressão venosa elevada provocar edema, a hipertensão arterial não tem esse efeito, senão exatamente o contrário. Na prática clínica, embora a hipertensão arterial seja comum, o edema do FSI é desconhecido entre as suas complicações. No modelo G-C, um pequeno aumento da PD aumenta o volume de fluido na câmara C, reverte a sua PC de negativa para positiva e abranda a circulação G-C (Figuras 6-8). O aumento da PD tem efeitos semelhantes aos da diminuição da PP na circulação G-C e na pressão e volume da câmara. A expansão vascular causa VOS (18,19). Os efeitos patológicos da VO vascular têm sido negligenciados por várias razões (18). Talvez porque os componentes sofisticados de um fluxo dinâmico acima referidos eram desconhecidos. A hipotensão é sempre considerada sinónimo de hipovolémia. No entanto, a expansão vascular pode não elevar a pressão arterial e, por vezes, agrava a hipotensão (18-20). A capacidade máxima do CVS de um adulto é de cerca de 7 L (17) e qualquer excesso de VO transborda para o espaço ISF, causando inundação e afogamento. Assim, tanto a hipovolémia como a hipervolémia de 2 L têm efeitos hemodinâmicos patológicos. A compreensão do mecanismo correto da transferência capilar-ISF em relação ao volume do CVS, capacitância e pressões dinâmicas na regulação de uma circulação capilar-ISF fisiológica é clinicamente importante. É relevante para o tratamento do desvio da FSI, edema, choque e síndrome MVOD/F (18-20).

O FENÓMENO G-C COMO CONCEITO PARA A HIPÓTESE DA CIRCULAÇÃO CAPILAR-ISF

Estudos fisiológicos bem documentados, embora tenham contribuído para a evolução da hipótese de Starling, forneceram provas para reconsideração, mas faltava anteriormente um mecanismo para uma hipótese alternativa. A circulação G-C autónoma, semelhante a um campo magnético, é o conceito proposto como mecanismo para uma nova hipótese capilar-ISF. É preciso ter em conta as diferenças consideráveis entre as experiências físicas e a situação biológica in vivo.

A velocidade e a autonomia da circulação G-C, sob gamas semelhantes de pressões dinâmicas de um sistema circulatório humano, podem explicar verdadeiramente a eficiência da circulação capilar-ISF no transporte de oxigénio e nutrientes para as células, enquanto remove o dióxido de carbono e os metabolitos do espaço tecidular. Deve funcionar em todas as partes e órgãos do corpo, tanto em condições fisiológicas como patológicas.

Os resultados dos estudos hidrodinâmicos sobre o tubo G, a câmara C e a circulação G-C estão em perfeita concordância com as provas fisiológicas resumidas sobre a ultra-estrutura capilar, o líquido intersticial e a circulação capilar-ISF. Explica também as alterações responsáveis pela patogénese do edema e do choque, que são as principais disfunções capilares do ponto de vista clínico (18-20). O sistema linfático limpa o espaço ISF de partículas grosseiras e de glóbulos de gordura.

Para além de sugerir que o fluido entra pela extremidade arterial e sai pela extremidade venosa, através dos poros com fendas largas da parede capilar, os resultados relatados também sugerem que tanto a absorção como a filtração são autónomas. A pressão venosa, mais do que a pressão arterial, afecta a filtração, enquanto a reabsorção é o efeito primário da pressão arterial e do orifício ou "esfíncter pré-capilar". Isto explica a observação de que a hipertensão arterial, embora comum, nunca causa edema, enquanto um aumento da pressão venosa o faz. Está de acordo com os resultados de estudos fisiológicos. Mais importante ainda, pode resolver o quebra-cabeças da síndrome MVOD/F (18-20).

RELEVÂNCIA CLÍNICA DO CONCEITO DE CIRCULAÇÃO G-C

A elevada incidência da síndrome MVOD/F que afecta os doentes pós-cirúrgicos e traumatizados, com a sua elevada morbilidade e mortalidade (18-20), é um tema de crescente atenção e ansiedade a nível internacional. Embora se reconheça o papel da microcirculação na sua fisiopatologia, a sua etiologia tem permanecido elusiva e o possível papel das pressões hemodinâmicas e da VO na sua patogénese tem sido negligenciado, mas foi recentemente relatado (18-20). Os choques de VO em que a expansão vascular, com o objetivo de corrigir a hipotensão arterial através da elevação da PVC e da PCWP para níveis até 15 e 18 mmHg, podem culminar na síndrome MVOD/F (11,1820). O deslocamento maciço de fluido afoga o FSI e/ou os espaços intercelulares, dependendo do tipo de fluido.

A síndrome da ressecção transuretral (RTU) da próstata (RTUP) é induzida por fluido livre de sódio maciço (VO1), induzido principalmente pela absorção de fluido de irrigação durante a cirurgia endoscópica. Os solutos séricos diluídos são bons marcadores séricos, caracterizados pelo coma encefalopático hiponatrémico de diluição entre as caraterísticas da síndrome MVOD/F. O principal distúrbio hemodinâmico da VO1 é o choque hipotensivo com deslocamento do líquido intersticial inicialmente e do líquido intracelular posteriormente (11,18-20). Apesar do VO maciço, o doente sofre de choque hipotensivo grave irreversível e parece hipovolémico. Ironicamente e de forma enganadora, este choque induzido pelo VO1 maciço exige uma maior expansão vascular! Os fluidos à base de electrólitos (VO2) são normalmente utilizados para combater este choque. Transferem o VOS1 para o VOS2, apagam os marcadores séricos e causam afogamento interno enquanto estabelecem a síndrome MVOD/F (18-20). Esta situação pode também complicar a gestão de qualquer tipo de choque reconhecido utilizando qualquer tipo de fluidos VO2.

Uma situação idêntica pode ser reproduzida utilizando o sistema de modelo circulatório G-C. Uma combinação de PP baixo e DP elevado faz com que a circulação G-C se torne extremamente lenta ou cesse (Figura 10). É importante compreender que os factores que abrandam a circulação G-C são semelhantes aos que causam choque e hipoxia tecidular na prática clínica. Uma diminuição da PP, alterações extremas do tamanho do orifício e um aumento da PD abrandam a circulação G-C e aumentam o volume de fluido e a PC, semelhante ao "choque" e ao "desvio ISF" da síndrome MVOD/F.

Embora um volume e pressão circulatórios adequados sejam essenciais para uma circulação fisiológica de fluidos capilar-ISF, a VO, tal como a hipovolémia, causa graves perturbações hemodinâmicas. Uma tentativa persistente de elevar a PVC a um nível não fisiológico de 15/18 mmHg causa choque por VO e afogamento da FSI e/ou dos espaços intercelulares. A VO pode, paradoxalmente, tornar o choque irreversível. Dependendo do tipo de fluido que induz a VO, pode ou não ocorrer uma queda nas concentrações séricas de solutos, como o sódio e/ou a albumina. São necessários mais estudos físicos e fisiológicos em que o fluxo de fluido em tubos de orifício poroso seja integrado com membranas capilares, em condições fisiológicas e patológicas. É possível identificar a etiologia exacta da síndrome MVOD/F, reduzir a sua incidência em doentes pós-cirúrgicos e em estado de choque, encontrar uma terapia atual bem sucedida (18-20) ou conceber futuros fármacos eficazes.

CONCLUSÃO

Estudos hidrodinâmicos num tubo de orifício poroso (G), baseados na ultra-estrutura capilar, demonstram resultados que diferem dos de Poiseuille num tubo estreito e, por conseguinte, desafiam o papel atribuído à pressão arterial como força de filtração na hipótese de Starling. Uma análise prospetiva da literatura mostra que a força de pressão oncótica foi anteriormente cancelada e que a hipótese não conseguiu explicar a transferência capilar-ISF na maioria das partes do corpo.

É proposto um conceito baseado num novo fenómeno hidrodinâmico para a hipótese da circulação capilar-ISF. Explica esta circulação vital em todos os órgãos e tecidos, tanto em condições fisiológicas como patológicas. Uma circulação G-C dinâmica e autónoma, semelhante a um campo magnético, ocorre entre o fluido no lúmen do tubo G e um compartimento de fluido circundante C. Com base nos resultados de estudos sobre um modelo circulatório que incorpora o aparelho G-C, são discutidos os factores que iniciam, regulam e afectam a circulação G-C, a sua relevância fisiológica e hemodinâmica e a sua importância clínica para a patogénese do edema, do choque e da síndrome MVOD/F.

AGRADECIMENTOS

Agradeço aos Professores GD Chisholm, Eric Neil, Cyril Keele, ao Dr. Antony Winward, ao Sr. BJ Stoodley e ao Sr. PL Brooks pelos comentários úteis e pelo encorajamento, ao Sr. Peter Holder, Designer Engineer, Eastbourne, por ter feito o modelo G-C e a placa utilizada para as medições quantitativas e ao Sr. e à Sra. Freda e Robert Prentice por terem permitido a utilização generosa das suas instalações em 70, Glendale Avenue, Eastbourne, BN21 UN, durante os estudos do tubo G.

Conflito de interesses nenhum declarado

Referências

1. Starling E. H. Factores envolvidos na causa da hidropisia. *Lancet d1886*: **ii**: 1266-1270, 1330-1334 e 1406-1410.
2. Folkow B., Neil E. *Circulation*. Oxford University Press: 1971: 1-125.
3. Rhodin J. A. The ultra-structure of mammalian arterioles and precapillary sphincters. *J Ultrastructure Research* 1967: **18**: 181-222.
4. Karnovesky M. J. The ultra-structural basis of capillary permeability studied with peroxidase as a tracer. *J Cell Biol* 1967: **35**: 213-236.
5. Hendry E. B. The osmotic pressure and chemical composition of human body fluids (A pressão osmótica e a composição química dos fluidos corporais humanos). *Clinical Chemistry* 1962: **8**(3): 246-265.
6. Guyton A. C., Coleman T. G. Regulation of interstitial fluid volume and pressure. *Annals New York Academy of Sciences* 1968: **150**: 537-547.
7. Calnan J. S., Pflug J. J., Chisholm G. D., Taylor L. M. Lymphatic surgery. *Proceedings Royal Soc Med* 1972: **65**: 715-719.
8. Keele C. A., Neil E., Joels N. *Sampson Wright Applied Physiology*. 13ª ed., Oxford University Press. Oxford University Press: Oxford, 1982.
9. Renkin E. M. Algumas consequências da permeabilidade capilar às macromoléculas: Starling's hypothesis reconsidered. *Am J Physiol (Heart Circ Physiol)* 1986: 250, **19**: H706-H710.
10. Ghanem AN. Circulação de fluido semelhante a um campo magnético num tubo de orifício poroso e sua relevância para a circulação de fluido capilar-intersticial: relatório preliminar. Medical Hypotheses 2001: 56(3):325-334
11. Ghanem A. N. The Transurethral Prostatectomy (TURP) Syndrome: Uma Investigação das Seqüelas Osmóticas e Metabólicas da Sobrecarga Volumétrica.

Tese de Doutorado. Instituto de Urologia e Nefrologia, Universidade de Mansoura, Mansoura, Egito. novembro de 1988.

12. Ghanem A. N., Ward J. P. Osmotic and metabolic sequelae of volumetric overload in relation to the TURP syndrome. *Br J Urol* 1990: **66**: 71-78.
13. Landis E. M. Micro-injection studies of capillary blood pressure in human skin (Estudos de micro-injeção da pressão sanguínea capilar na pele humana). *Heart* 1929: **31**(15): 209-228.
14. Pappenheimer J. R., Soto-Rivera. Effective osmotic pressure of plasma proteins and other quantities associated with capillary circulation in the hind limbs of cats and dogs. *Am J Physiol* 1948: **152**: 471-491.

15. Mellander S. Comparative studies on the adrenergic neurohormonal control of resistance and capacitance blood vessels in the cat. *Ata Physiol Scand* 1960: 50, **176**: 1-86.
16. Mattfeldt T., Mall G. Estimation of length and surface of anisotropic capillaries. *Journal of Microscopy* 1983: **135**: 181-190.
17. Guyton A. C. Textbook of Medical Physiology. An HBJ International Seventh Edn. WB Saunders Company. Philadelphia London. 1986: **19**: 221.
18. Ghanem, A.N. e Ghanem, S.A. Volumetric Overload Shocks (Choques de sobrecarga volumétrica): Porque é que a lei de Starling para a transferência de fluido intersticial capilar está errada? A hidrodinâmica de um tubo de orifício poroso como alternativa. Ciência Cirúrgica, 2016: 7: 245-249. http://dx.doi.org/10.4236/ss.2016.76035d
19. Pindoria Nisha, Ghanem Salma A., Ghanem Khalid A. e Ghanem Ahmed N. Choques de sobrecarga volumétrica na patologia da síndrome de prostatectomia de ressecção transuretral e hiponatremia de diluição aguda. *Integr Mol Med,* 2017 doi: 10.15761/IMM.1000279 Volume 4(2): 1-5
20. **Ghanem Khaled A. e Ghanem Ahmed N.** Volumetric overload shocks in the patho-etiology of the transurethral resection prostatectomy syndrome and acute dilution hyponatraemia: A evidência clínica baseada em 23 séries de casos. Basic Research Journal of Medicine and Clinical Sciences ISSN 2315-6864 Vol. 6(4) pp. xx-xx abril de 2017 Disponível em linha http//www.basicresearchjournals.org

CAPÍTULO 8

A PROVA FISIOLÓGICA DE QUE A LEI DE STARLING PARA A TRANSFERÊNCIA DE FLUIDO CAPILAR-INTERSTICIAL ESTÁ ERRADA: AVANÇANDO O FENÓMENO DO TUBO DE ORIFÍCIO POROSO (G) COMO SUBSTITUTO.

Abreviaturas:

VO: Volumetric overload

VOS: Volumetric overload shocks

VOS1: Volumetric overload shock, Type 1

VOS2: Volumetric overload shock, Type2

TURP: The transurethral resection of the prostate

TURP Syndrome

ARDS: The adult respiratory distress syndrome

MVOD/F: The multiple vital organ dysfunction/ failure syndrome

HN: Hyponatraemia

BP: Arterial Blood pressure

CVP: Central venous pressure

ISF: Interstitial fluid volume

G Tube: The Porous Orifice Tube

PP: Proximal pressure to the G tube akin to arterial blood pressure

DP: Distal Pressure to the G tube akin to venous pressure

LP: Lumen pressure of the G tube

FP: Flow pressure is the positive pressure inside the G Tube

SP: Side pressure is the negative pressure inside the G Tube

Palavras chave

Circulação capilar, Lei de Starling, Transferência de fluido intersticial capilar, Hidrodinâmica, Choque: Hiponatrémia, Edema, Síndrome de prostatectomia transuretral (TURS): Síndrome de dificuldade respiratória do adulto (ARDS)

Resumo

Objetivo: *Relatar evidências fisiológicas de que o capilar funciona como um tubo de orifício poroso (G), provando que a lei de Starling está errada.*

Material e Métodos: *O tubo G tem uma pressão lateral negativa (PS) exercida na sua parede. O tubo G é semelhante a um capilar e, quando encerrado numa câmara (C), semelhante a um espaço de fluido intersticial, demonstrando a circulação G-C. Aqui relatamos os resultados de experiências no membro posterior de ovelhas: primeiro quando o fluido é passado através da artéria e depois quando é passado através da veia. Monitorizámos a ocorrência de edema do membro comparando as duas circulações.*

Resultados: *A pressão de influxo induz uma PS negativa no tubo G, que é responsável pela absorção e pelo fenómeno G-C: ocorre uma circulação G-C autónoma, semelhante a um campo magnético, entre o fluido no lúmen do tubo G e um compartimento de fluido circundante C. O membro posterior agiu normalmente, sem edema, e tem uma pressão intersticial negativa (ISF) quando o fluido é passado através da artéria, ou seja, agindo como o tubo G. Verificou-se um edema grosseiro com aumento do peso do membro quando o fluido foi passado através da veia, actuando como o tubo de Poiseuille.*

Conclusões: *Os estudos relatados afirmam que o capilar funciona como um tubo G, efetuando a circulação com FSI, o que causa pressão negativa de FSI. Quando a circulação é invertida através da veia, esta actua como o tubo de Poiseuille, causando edema grosseiro e pressão ISF positiva. Esta é a prova fisiológica de que a lei de Starling está errada.*

Pontos-chave

- O Dr. Starling partiu do princípio de que o capilar funciona como um tubo de Poiseuille, com uma pressão lateral positiva na sua parede que provoca a filtração.
- Também partiu do princípio de que a parede capilar é impermeável às proteínas plasmáticas e que a pressão oncótica provoca a absorção.
- Mais tarde, descobriu-se que o capilar tem um esfíncter pré-capilar e é poroso, permitindo a passagem de proteínas plasmáticas.
- A hidrodinâmica de um tubo de orifício poroso (G) é diferente da do tubo de Poiseuille - tem uma pressão lateral negativa que provoca sucção.
- Fizemos experiências fisiológicas em membros posteriores de ovelhas e descobrimos que os capilares funcionam como tubo G quando o fluido entra na artéria, causando absorção de fluido e pressão negativa no tecido intersticial.
- Quando a veia entra no capilar, este actua como o tubo de Poiseuille - a pressão intersticial torna-se positiva com a formação de edema.
- Esta é uma prova fisiológica de que a lei de Starling está errada.

Introdução

Em 1886, Starling propôs uma hipótese para a transferência de fluido capilar-intersticial (ISF) [1], na qual o capilar era considerado um tubo de diâmetro uniforme, impermeável às proteínas plasmáticas. O fluxo de fluido através da sua parede foi considerado dependente de um equilíbrio entre a pressão hidrostática dentro do seu lúmen, encorajando o fluido a sair "filtração", e a pressão osmótica das proteínas plasmáticas, tendendo a atrair o fluido de volta para o lúmen capilar "absorção", com forças menores opostas semelhantes no espaço ISF. Na extremidade arterial do capilar, a pressão do lúmen (LP) é superior à pressão oncótica e o fluido é empurrado para fora. Na extremidade venosa, a pressão osmótica é mais elevada e o fluido é retirado para o lúmen do capilar.

A base física na qual a LP de um capilar foi considerada positiva e responsável pela filtração foi o trabalho de Poiseuille (1799-1869) em longos tubos de latão de diâmetros uniformes [2]. No entanto, o efeito de Bernoulli de um jato de fluido e o efeito de Venturi de uma constrição de tubo são bem conhecidos e também devem ter significado, mesmo em condições de fluxo laminar. LP refere-se à pressão arterial de um capilar.

A hipótese de Starling passou por uma extensa evolução até se tornar uma lei antes da descoberta da ultra-estrutura capilar do esfíncter pré-capilar [3] e da sua parede porosa [4], bem como da composição química osmótica [5], da pressão ISF negativa [6] e da dinâmica do fluxo linfático [7]. A incapacidade da lei de Starling de explicar a transferência capilar-ISF em muitas partes do corpo [8], particularmente em órgãos vitais, exigiu anteriormente uma reconsideração [9].

Em 1984, observações clínicas inconsistentes com a hipótese de Starling levaram a estudos físicos e clínicos [10-12] para verificar a LP e a dinâmica de fluidos num tubo de orifício poroso (G) com referência ao efeito do esfíncter pré-capilar, pressões arteriais e venosas na transferência capilar-ISF. A observação foi a seguinte: durante o choque hipotensivo, em que a expansão vascular imediata e adequada para a reanimação, todos os fluidos vazaram e afogaram o espaço ISF e encheram as cavidades potenciais do corpo, demonstrado no exame postmortem! Aqui completamos o trabalho fornecendo provas fisiológicas de que o capilar actua como tubo G.

AS QUESTÕES E A LÓGICA

A observação anterior, acrescida de outra que, apesar de a hipertensão arterial ser muito comum, não causa edema, levantou as questões: Se a PL é uma força de filtragem no capilar, como é que um fluido tão maciço foi filtrado para o espaço do FSI durante a hipotensão? Será a PL verdadeiramente responsável pela filtração e, se não for, o que é que é? A lógica que se seguiu foi a seguinte: se o Dr. Starling tinha baseado a sua hipótese nos resultados das experiências físicas de Poiseuille, estudos semelhantes em tubos construídos à escala da ultra-estrutura capilar, ou seja, o tubo G, deveriam responder às perguntas. Isto abriu o caminho para fornecer as provas fisiológicas aqui relatadas.

REVISÃO EM PERSPECTIVA DA FISIOLOGIA CAPILAR

Folkow e Neil [2] afirmaram que: A maior descoberta da ciência médica foi feita por William Harvey, que demonstrou em 1628 que o coração bombeava o sangue pelo sistema circulatório e compreendeu que a circulação fornecia alimento aos tecidos

. No entanto, quatro séculos antes, Ebn Al-Nafis (1220-1298), descobriu a circulação pulmonar. Tanto a circulação sistémica como a pulmonar existem para assegurar a viabilidade dos tecidos. A circulação capilar é a única responsável por esta função vital em todos os órgãos e tecidos.

Em 1886, Starling [1], um grande fisiologista, propôs uma hipótese para a troca capilar-ISF. Ela foi baseada em duas forças físicas conhecidas: A LP baseada no tubo de Poiseuille como uma força de filtração e a pressão oncótica como uma força de reabsorção. Em 1929, Landis [13] mediu a PL de um capilar, através de uma cânula virada para cima, que era de 32 e 12 mmHg nas extremidades arterial e venosa, respetivamente. Isto é semelhante à componente FP da LP.

Em 1948, Pappenheimer e Soto-Rivera [14] estudaram as mudanças quantitativas no peso de membros posteriores isolados de cães induzidas por alterações das pressões arterial e venosa. O edema foi induzido pelo aumento da pressão venosa de modo a igualar qualquer aumento da pressão arterial (mmHg por mmHg). Este "estado isogravimétrico", em que a filtração capilar excede a absorção, como seria de esperar com uma pressão venosa elevada, foi considerado como um apoio à hipótese de Starling. Os autores verificaram também que a pressão osmótica de uma solução plasmática concentrada era de 23-28 mmHg in vitro. Desde então, a maioria dos fisiologistas aceitou a hipótese de Starling como uma lei fisiológica.

No entanto, a maior parte das evidências científicas esclarecedoras sobre a microcirculação começaram a surgir décadas mais tarde. A ultra-estrutura do esfíncter pré-capilar [3] e sua parede porosa [4] foram relatadas em 1967. Em 1960, Mellander [15] demonstrou que a "absorção" de FSI aumentava após estimulação autonómica, o que estreitava o lúmen dos "microvasos" e do esfíncter pré-capilar e aumentava a pressão arterial. Em 1962, Hendry [5] mediu a pressão oncótica de vários fluidos corporais e verificou que era idêntica à do plasma, salientando que: a pressão osmótica das proteínas plasmáticas é uma força demasiado fraca para devolver os fluidos ao lúmen capilar". Em 1963, Guyton e Colman [6] mediram a pressão tecidual da FSI, usando uma cápsula perfurada implantada sub-cutaneamente, e descobriram que ela tem um valor negativo de -7 cm de água.

Em 1972, Calnan et al [7] confirmaram esta descoberta e mostraram que as moléculas, incluindo as proteínas plasmáticas, passam livre e rapidamente entre o sangue capilar e a cápsula implantada e vice-versa. Em 1967, Rhodin [3] demonstrou que o tubo capilar é circundado por um manguito de fibras musculares lisas na sua junção arteriolar, designado por esfíncter pré-capilar (3-5 micro m), que é a parte mais estreita de todo o sistema vascular. Também em 1967, Karnovesky [4] demonstrou que a parede capilar é constituída por células planas e as suas junções intercelulares são fendas com 10 a 20 nm de largura, que são os poros através dos quais fluidos, nutrientes e moléculas de proteínas passam livremente. As suas fotografias mostram os glóbulos de rabanete corados, que são muito maiores do que as moléculas de proteínas plasmáticas, a passar através destes poros. Os resultados relativos às proteínas plasmáticas e aos poros capilares, por si só, anularam a força de absorção da hipótese de Starling. Afinal de contas, a principal função das proteínas plasmáticas, tal como a glicose no sangue, deve ser a de um material nutritivo para as células.

Em 1983, Mattfeldt e Mall [16] relataram as dimensões ultra-estruturais dos capilares. As O capilar "ideal" é um tubo que liga uma arteríola a uma vénula. De acordo com o modelo de Crogh, trata-se de um tubo perfeito, anisotrópico, reto e não ramificado, com um diâmetro de 7-18 micro m. O esfíncter pré-capilar e as fendas intercelulares fazem do capilar um "tubo de orifício poroso" estreito, com base no qual o tubo G foi fabricado em maior escala.

Em 1982, Keele, Neil e Joels [8], tal como Guyton [17], salientaram que a concentração de proteínas tecidulares no fígado, pulmão e músculos é 60% da concentração de proteínas plasmáticas. Na circulação pulmonar, a pressão arterial é menor do que a pressão oncótica do plasma. Assim, a filtração de fluidos nos pulmões e a reabsorção no fígado e nos músculos carecem de explicação. A pressão oncótica não consegue explicar a pressão negativa no espaço ISF [6] nem a rapidez e eficiência com que ocorre a transferência de fluidos, nutrientes e oxigénio entre os capilares e o ISF. A drenagem linfática também não pode explicar a pressão negativa na FSI [6,7]. Este conhecimento sobre a ultra-estrutura capilar e a permeabilidade às macromoléculas levou Renkin (1986) a apelar à reconsideração da hipótese de Starling [9], mas um mecanismo alternativo como o aqui relatado ainda estava a evoluir nessa altura.

Material e métodos

Estudámos a hidrodinâmica de um tubo de entrada de borracha para demonstrar o gradiente de pressão lateral negativa (SP) exercido na sua parede, bem como os componentes de pressão de fluxo (FP) da sua pressão no lúmen (LP). Em seguida, estudámos o tubo de orifício poroso (G) semelhante a um capilar e, mais tarde, encerrámo-lo numa câmara (C), semelhante a um espaço de fluido intersticial, criando o aparelho G-C que demonstra o fenómeno de circulação G-C. Os resultados das experiências físicas foram relatados [18,19] mas resumidos aqui para facilitar a compreensão dos resultados das experiências fisiológicas aqui relatadas. Os factores que afectam a velocidade e a eficiência da circulação G-C foram avaliados. Estes incluíram a pressão proximal (PP), a pressão distal (DP) e o diâmetro de entrada (r) em relação ao diâmetro do tubo (R). O aparelho G-C foi colocado num modelo circulatório acionado por uma bomba eléctrica e ligado a manómetros para avaliar a hidrodinâmica do modelo circulatório.

Apresentamos aqui os resultados de experiências efectuadas em membros posteriores isolados de ovinos. Os membros posteriores foram comprados a um talhante depois de terem sido abatidos e esfolados. O membro posterior foi embrulhado numa película aderente para substituir a pele. Depois de terminada a experiência, o membro foi cozinhado e comido. Em todos os membros estudados, administrámos fluido através da artéria e, posteriormente, invertemos o fluxo de entrada para a veia, observando a ocorrência de edema. Comparámos a solução salina normal com o substituto do plasma (Haemaccel). Com base nos resultados das experiências físicas, o tubo de Poiseuille tem um SP positivo na sua parede, provocando a saída de líquido. No tubo G, o SP na sua parede tem um gradiente negativo, fazendo com que o fluido seja aspirado na parte proximal e saia na parte distal. Assim, se o capilar funcionar como um tubo de Poiseuille, é indiferente a partir de que extremidade o fluido passa através dele: o fluido será filtrado e causará edema em ambos os casos. Mas se o capilar funcionar como um tubo de G durante o influxo arterial, demonstrará uma PS negativa na parede capilar que se reflecte na pressão ISF sem formação de edema.

Resultados

A hidrodinâmica de um tubo de entrada de borracha demonstra o gradiente de pressão lateral negativa (SP) exercido na sua parede, bem como os componentes de pressão de fluxo (FP) da sua pressão no lúmen (LP), como se mostra na Figura 1. Um gráfico que mostra os gradientes FP e SP é apresentado na Figura 2. A hidrodinâmica do tubo G é apresentada na Figura 3. O fenómeno G-C é apresentado na Figura 4. A relação de PP com SP e CP é apresentada na Figura 5. A relação do diâmetro do orifício com SP e CP é em forma de sino invertido e é apresentada nas Figuras 6 e 7. A relação do DP com SP e CP é apresentada na Figura 8. O gradiente de pressão medido em vários pontos do modelo circulatório G-C é apresentado na Figura 9. A Figura 10 mostra um modelo circulatório que incorpora o aparelho G-C com manómetros que medem várias pressões. Estas figuras foram previamente reportadas [18]. Nas experiências fisiológicas, substituímos o modelo G-C pelo membro posterior isolado.

A partir dos resultados apresentados, observa-se que a hidrodinâmica do tubo G é totalmente diferente da do tubo de Poiseuille. O orifício do tubo G cria um gradiente de pressão negativa na sua parede, induzindo uma força de sucção que é transmitida à câmara circundante C, criando um campo magnético dinâmico como a circulação do fluido G-C que irriga rapidamente C. O orifício transfere assim o PP de uma força de filtração no tubo de Poiseuille para uma força de sucção no tubo G. O aumento da PP aumenta a circulação G-C e a sua redução torna-a mais lenta, como mostra a Figura 5. A pressão distal (venosa) tem o efeito oposto. O aumento da PD abranda a circulação G-C e transforma a pressão em C em positiva com o aumento do volume. O efeito do aumento do diâmetro do orifício tem um efeito em forma de sino invertido sobre a PS e a PC Figura 6. A circulação G-C oferece assim uma substituição completa e correta da lei de Starling. O modelo circulatório da Figura 10 tem uma semelhança notável com o sistema vascular circulatório.

Nas experiências fisiológicas, a passagem do fluido através da artéria fez com que o capilar actuasse como um tubo G, provocando a sucção através da sua parte proximal e a filtração através da parte distal, induzindo uma circulação rápida entre o lúmen capilar e o espaço ISF circundante, com pressão negativa líquida no espaço ISF, ou seja, sem formação de edema. Inverter a circulação e fazer com que o fluido corra pela veia causou uma PS positiva com filtração, provocando um edema maciço com aumento do peso do membro. Mudar o fluido circulante de solução salina normal para substituto de plasma (Haeemaccel) não fez qualquer diferença no membro durante as circulações arterial e venosa. A ausência de pressão oncótica na utilização de solução salina normal não provoca edema. A inversão do fluxo venoso para arterial provocou a absorção de todo o líquido acumulado no espaço FSI e restabeleceu a sua pressão negativa. Esta é uma prova fisiológica direta de que a Lei de Starling está errada e que a hidrodinâmica do tubo G fornece a alternativa correta.

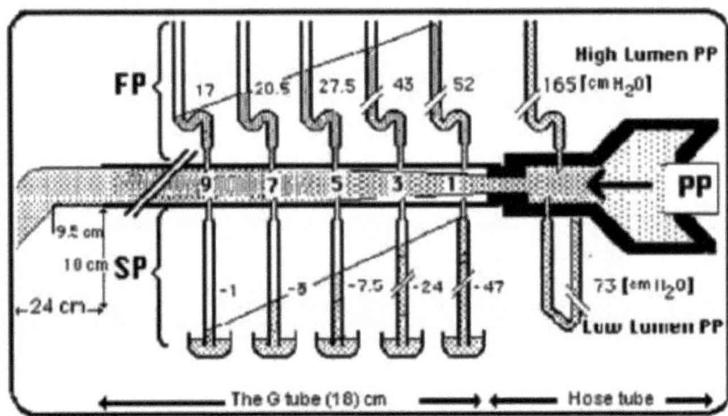

A figura 1 mostra as componentes da pressão no lúmen (LP) da pressão de fluxo (FP) e da pressão lateral (SP) de um tubo de orifício de borracha, medidas por manómetros com agulhas inseridas a vários centímetros de distância da entrada. Quando o bisel da agulha está virado para montante, mede a PF (manómetros superiores) e quando está virado para jusante, mede a PS (manómetros inferiores).

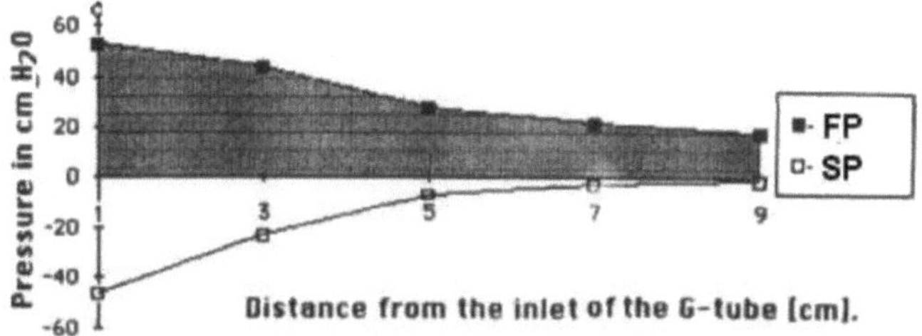

A figura 2 é um gráfico que mostra as componentes FP e SP da LP do tubo G a cm de distância da entrada.

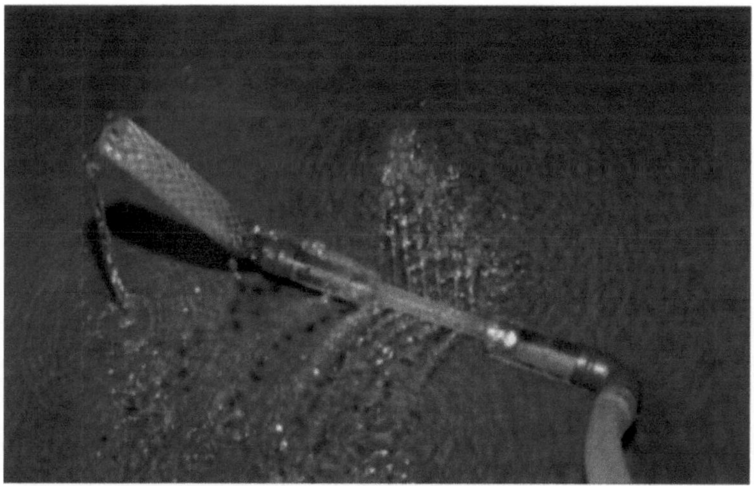

A figura 3 mostra a hidrodinâmica de um tubo poroso de Oriice (G). O gradiente de pressão lateral (SP) exercido na sua parede passa de negativo perto da entrada para positivo perto da saída. O campo magnético como a circulação G-C é mostrado quando o tubo é colocado numa câmara circundante, mas pode ser visto na parte superior da fotografia.

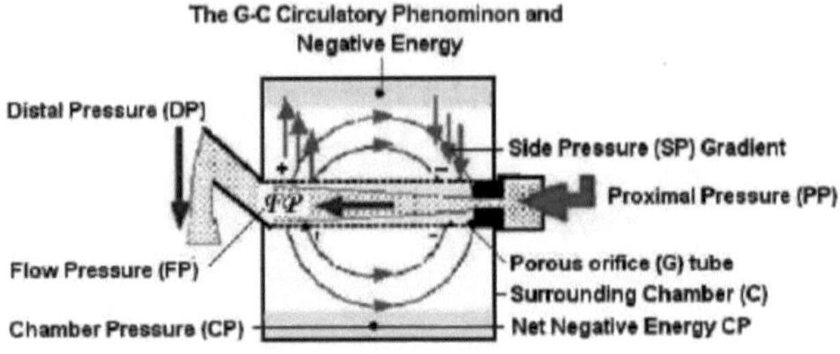

A figura 4 mostra um diagrama da circulação G-C baseado em várias fotografias que criam uma pressão negativa líquida em C (realçada a amarelo).

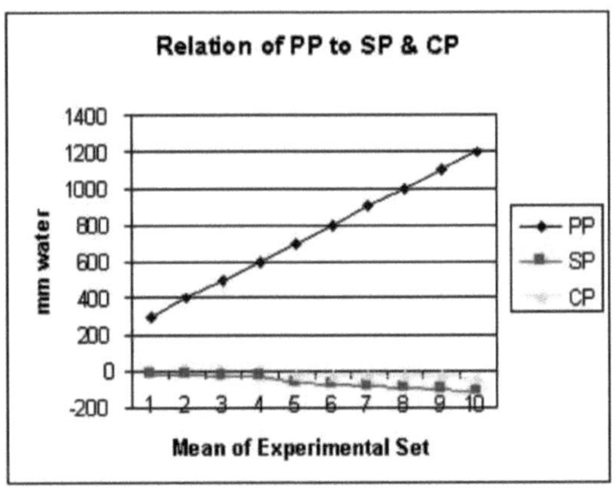

A Figura 5 mostra a relação da pressão proximal (PP) com a pressão lateral (SP) e a pressão da câmara (CP). Uma PP elevada aumenta a negatividade da sucção da SP e da PC.

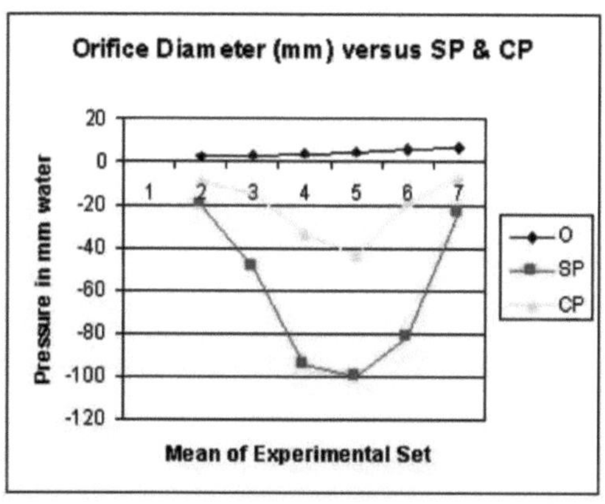

A Figura 6 mostra a relação do diâmetro do orifício (O) com a pressão lateral (SP) e a pressão da câmara (CP).

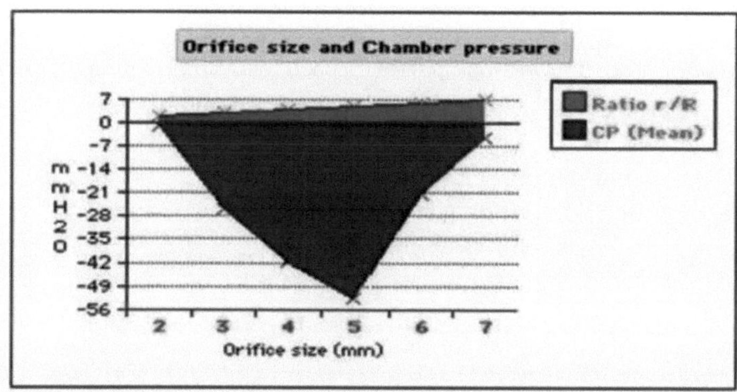

A Figura 7 mostra a relação entre o rácio do orifício e o diâmetro do tubo e o efeito no CP.

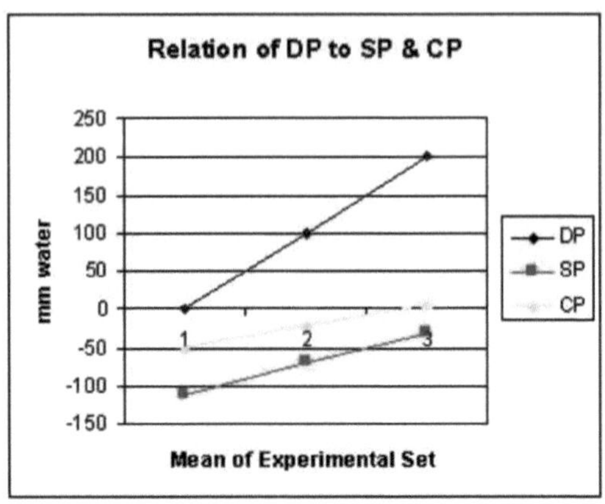

A Figura 8 mostra a relação da pressão distal (venosa) (DP) com a pressão lateral (SP) e a pressão da câmara (CP).

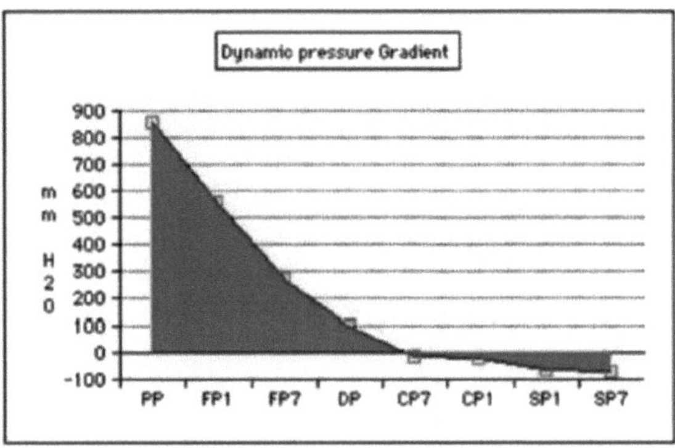

A Figura 9 mostra o gradiente de pressão da pressão proximal (PP) para a pressão de fluxo (FP) no interior do tubo G nos pontos 1 e 7, para a pressão venosa distal (DP), depois a pressão da câmara (CP) e a pressão lateral (SP) nos pontos 1 e 7.

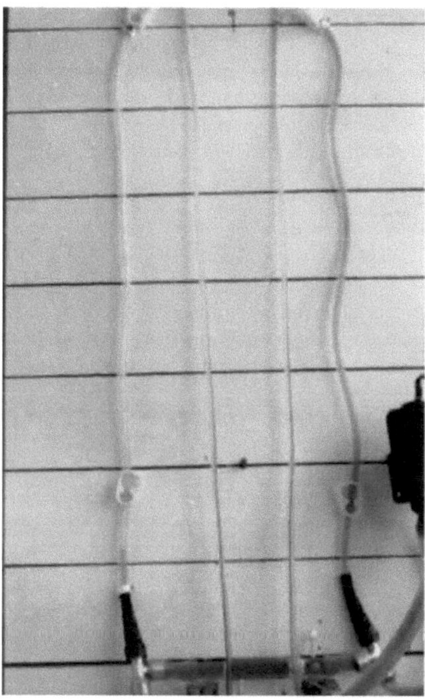

A figura 10 mostra um modelo circulatório que integra o aparelho G-C com manómetros medindo PP (75 cm de água), CP nos pontos 1 (7 cm de água) e 7 (8 cm de água), e DP (12 cm de água). Note-se que o PC é inferior ao DP.

Discussão

Os resultados dos estudos sobre os tubos G fariam sentido quando associados aos seus equivalentes fisiológicos e hemodinâmicos. A PP, semelhante à pressão "arterial", induz um jato de fluxo com os seus componentes LP de FP e SP. O componente SP de energia negativa ocorre maximamente sobre a parte proximal do tubo G (Figura 1) e é principalmente responsável pela sucção semelhante à "absorção capilar". A filtração ocorre de forma autónoma na parte distal do tubo G (Figura 1,2). Ambos os efeitos induzem o fenómeno de circulação G-C (Figura 3). A SP também induz uma pressão de energia negativa líquida na câmara C (Figura 4), demonstrada pelo desabamento de uma cobertura de membrana. Uma PC negativa líquida é semelhante à pressão negativa do FSI e dos espaços subcutâneos [6,7]. Embora o fluido saia autonomamente através dos orifícios distais do tubo G, é grandemente aumentado através do aumento da DP de saída, semelhante à elevação da pressão venosa, aumentando a "filtração" e causando deslocamento ou edema do FSI.

O fenómeno de circulação G-C provoca uma mistura rápida de fluidos no lúmen do tubo G e no compartimento C da câmara de fluido circundante (Figura 4). A sua eficiência na troca de materiais entre o tubo G e a câmara C, semelhante à dos "compartimentos capilar e ISF", é notável. Alguns pequenos tubos G contidos na câmara C têm um efeito comutativo. A forma dos poros, quer se trate de um orifício ou de uma fenda, não faz qualquer diferença. As partículas grandes retidas na câmara C requerem uma limpeza regular. A energia negativa da circulação G-

C é uma força considerável. Esta força de energia negativa irriga eficazmente a câmara C, permitindo uma transferência rápida de fluidos e de partículas para dentro e para fora da câmara C, semelhante à passagem de fluidos com oxigénio e nutrientes, incluindo moléculas de proteínas, para o espaço do FSI, lavando os resíduos e evitando a acumulação excessiva de FSI. A cápsula de Guyton e Coleman [6] forneceu excelentes provas da pressão de energia negativa da FSI induzida pelo fluxo capilar dinâmico, como demonstrado pelo PC líquido negativo no aparelho G-C (Figuras 4).

As provas apresentadas demonstram que os capilares actuam como tubos G em todos os aspectos das experiências. Permite uma rápida transferência capilar-FSI, induzindo uma pressão negativa líquida no espaço FSI que impede a acumulação de fluido no espaço FSI e a formação de edema. Por outro lado, fazer com que os capilares actuem como tubos de Poiseuille, invertendo o fluxo através da veia, provocou a formação de edema maciço e uma pressão positiva na FSI com um aumento correspondente do peso do membro.

A análise das forças que iniciam e regulam a circulação G-C com referência aos seus equivalentes hemodinâmicos é melhor demonstrada comparando a dinâmica de PP, DP e CP do aparelho G-C incorporado num modelo circulatório (Figuras 10). Antes de ligar a bomba, um volume adequado de fluido induz um equilíbrio hidrostático em todos os tubos do manómetro.
O funcionamento da bomba induz os valores de pressão dinâmica nos manómetros. Na (Figura 10), PP = 650 e DP = 12, enquanto a PC apresentava valores de 8 e 10 mm de água nos pontos 1 e 2 da câmara C. O fluido na câmara C flui do ponto 2 para o ponto 1, numa direção oposta ao fluxo no modelo do sistema circulatório G-C, demonstrado pela injeção de tinta na câmara C. A adição de mais fluido ao sistema, imitando a expansão VO ou vascular, aumenta a pressão venosa e a PC.

Isto significa que o aumento de DP eleva CP e aumenta o volume de fluido na câmara C por uma quantidade proporcional de pressão hidrostática. Permanece um gradiente de pressão entre DP, CP2 e CP1, permitindo o movimento do fluido para baixo. A VO maciça do modelo do sistema aumentou o volume de fluido e a CP na câmara C, o que diminuiu a energia negativa SP e abrandou significativamente a circulação G-C. O mais interessante é que essa VO também reduziu o PP. A tinta injectada na câmara C move-se muito lentamente na direção oposta ao fluxo de fluido no sistema circulatório G-C. A expansão volumétrica até que o DP, o CP e o PP atinjam o equilíbrio hidrostático faz cessar a circulação G-C, mesmo com a bomba em funcionamento. Isto pode imitar uma condição circulatória hemodinâmica patológica.

A ideia generalizada de que elevar a PVC é sinónimo de elevar a pressão arterial é predominante na prática clínica atual durante a fluidoterapia para o choque e o tratamento de doentes agudos. Isto é, sem dúvida, correto durante a terapia de restauração para choque hipovolémico e hemorrágico. No entanto, a expansão vascular ou VO é uma questão diferente. As tentativas persistentes de elevar a PVC e a PCWP até níveis de 15/18 mmHg são uma prática comum mas incorrecta. A PVC normal é de cerca de 0 e a maioria dos livros didácticos refere um intervalo de -7 a +7 cm de água [17].

A expansão vascular causa choques de sobrecarga volumétrica (VOS) [18-22]. Os efeitos patológicos da VOS vascular têm sido negligenciados por várias razões [18]. Talvez porque os componentes sofisticados de um fluxo dinâmico acima referidos sejam desconhecidos. A hipotensão é sempre considerada sinónimo de hipovolémia. No entanto, a expansão vascular pode não elevar a pressão arterial e, por vezes, agravar a hipotensão [18-22]. A capacitância máxima do sistema cardiovascular de um adulto é de cerca de 7 L [17] e qualquer excesso de VO transborda para o espaço ISF, causando inundação e afogamento. Assim, tanto a hipovolémia como a hipervolémia de 2 L têm efeitos hemodinâmicos patológicos. A compreensão do mecanismo correto da transferência capilar-ISF em relação ao volume do CVS, capacitância e pressões dinâmicas na regulação de uma circulação capilar-ISF fisiológica é clinicamente importante. É relevante para o tratamento do deslocamento da FSI, edema, choque e a síndrome MVOD/F [18-22].

A circulação G-C autónoma, semelhante a um campo magnético, é o conceito proposto como mecanismo para uma nova hipótese de FSI capilar. As provas fisiológicas apresentadas apoiam diretamente as provas físicas do tubo G. A velocidade e a autonomia da circulação G-C, sob gamas semelhantes de pressões dinâmicas de um sistema circulatório humano, podem explicar verdadeiramente a eficiência da circulação capilar-ISF no transporte de oxigénio e nutrientes para as células, enquanto remove o dióxido de carbono e os metabolitos do espaço ISF. Esta deve funcionar em todas as partes e órgãos do corpo, tanto em condições fisiológicas como patológicas.

Para além de sugerir que o fluido entra pela extremidade arterial e sai pela extremidade venosa, através dos poros com fendas largas da parede capilar, os resultados relatados também sugerem que tanto a absorção como a filtração são autónomas. A pressão venosa, mais do que a pressão arterial, afecta a filtração, enquanto a reabsorção é o efeito primário da pressão arterial e do orifício ou "esfíncter pré-capilar". Isto explica a observação de que a hipertensão arterial, embora comum, nunca provoca edema, ao passo que um aumento da pressão venosa o faz. Está de acordo com os resultados de estudos fisiológicos. Mais importante ainda, pode resolver o enigma da síndrome MVOD/F conhecida como síndrome do desconforto respiratório do adulto [18-22].

A elevada incidência da síndrome MVOD/F que afecta os doentes pós-cirúrgicos e traumatizados, com a sua elevada morbilidade e mortalidade [18-22], é um assunto que suscita cada vez mais atenção, preocupação e ansiedade a nível internacional. Embora se reconheça o papel da microcirculação na sua fisiopatologia, a sua etiologia tem permanecido indefinida e o possível papel das pressões hemodinâmicas e da VO na sua patogénese tem sido negligenciado, mas foi recentemente relatado [1822]. Os choques de VO em que a expansão vascular, com o objetivo de corrigir a hipotensão arterial através da elevação da PVC e da PCPW para níveis até 15 e 18 mmHg, podem culminar na síndrome MVOD/F [11,18-22] - mais conhecida como síndrome de dificuldade respiratória do adulto. O deslocamento maciço de fluido afoga o FSI e/ou os espaços intracelulares, dependendo do tipo de fluido.

A síndrome da ressecção transuretral da próstata (TURP) é induzida por uma sobrecarga maciça de fluidos sem sódio (VO1), induzida principalmente pela absorção de fluidos de irrigação durante a cirurgia endoscópica. Os solutos séricos diluídos são bons marcadores séricos, caracterizados por coma encefalopático hiponatrémico de diluição entre as caraterísticas da síndrome MVOD/F. O principal distúrbio hemodinâmico da VO1 é o choque hipotensivo com deslocamento do líquido intersticial inicialmente e do líquido intracelular posteriormente [11,18-22]. Apesar do VO maciço, o doente sofre de choque hipotensivo grave irreversível e parece hipovolémico. Ironicamente e de forma enganadora, este choque induzido pelo VO1 maciço exige uma maior expansão vascular! Os fluidos à base de sódio (VO2) são normalmente utilizados para combater este choque. Ele transfere VOS1 para VOS2, apaga os marcadores séricos e causa afogamento interno enquanto estabelece a síndrome MVOD/F [18-22]. Tal situação também pode complicar o manejo de qualquer tipo de choque reconhecido, utilizando qualquer tipo de fluido VO2.

CONCLUSÃO

Estudos hidrodinâmicos num tubo de orifício poroso (G), baseados na ultra-estrutura capilar, demonstram resultados que diferem dos de Poiseuille num tubo estreito e, por conseguinte, desafiam o papel atribuído à pressão arterial como força de filtração na hipótese de Starling. Uma análise prospetiva da literatura mostra que a força de pressão oncótica foi anteriormente cancelada e que a hipótese não conseguiu explicar a transferência capilar-ISF na maioria das partes do corpo.

É proposto um conceito baseado num novo fenómeno hidrodinâmico do tubo G para a hipótese da circulação capilar-ISF. Explica esta circulação vital em todos os órgãos e tecidos, tanto em condições fisiológicas como patológicas. Uma circulação G-C dinâmica e autónoma, semelhante a um campo magnético, ocorre entre o fluido no lúmen ou capilar do tubo G e um compartimento de fluido circundante C ou espaço ISF. Com base nos resultados de estudos sobre um modelo circulatório que incorpora o aparelho G-C, a transferência capilar-ISF é relatada nos membros posteriores como evidência fisiológica aqui relatada. São relatados os factores que iniciam, regulam e afectam a circulação G-C. A relevância fisiológica e hemodinâmica e a sua importância clínica para a patogénese do edema, choque e síndrome MVOD/F são discutidas. **Conflito de interesses nenhum declarado**

Referências

18. Starling E. H. Factores envolvidos na causa da hidropisia. *Lancet d1886*: **ii**: 1266-1270, 1330-1334 e 1406-1410.
19. Folkow B., Neil E. *Circulation*. Oxford University Press: 1971: 1-125.

20. Rhodin J. A. The ultra-structure of mammalian arterioles and precapillary sphincters. *J Ultrastructure Research* 1967: **18**: 181-222.
21. Karnovesky M. J. The ultra-structure basis of capillary permeability studied with peroxidase as a tracer. *J Cell Biol* 1967: **35**: 223-236.
22. Hendry E. B. The osmotic pressure and chemical composition of human body fluids (A pressão osmótica e a composição química dos fluidos corporais humanos). *Clinical Chemistry* 1962: **8**(3): 246-265.
23. Guyton A. C., Coleman T. G. Regulation of interstitial fluid volume and pressure. *Annals New York Academy of Sciences* 1968: **150**: 537-547.
24. Calnan J. S., Pflug J. J., Chisholm G. D., Taylor L. M. Lymphatic surgery. *Proceedings Royal Soc Med* 1972: **65**: 715-719.
25. Keele C. A., Neil E., Joels N. *Sampson Wright Applied Physiology*. 13ª ed., Oxford University Press. Oxford University Press: Oxford, 1982.
26. Renkin E. M. Algumas consequências da permeabilidade capilar às macromoléculas: Starling's hypothesis reconsidered. *Am J Physiol (Heart Circ Physiol)* 1986: 250, **19**: H706-H710.
27. Ghanem AN. Circulação de fluido semelhante a um campo magnético num tubo de orifício poroso e sua relevância para a circulação de fluido capilar-intersticial: relatório preliminar. Medical Hypotheses 2001: 56(3):325-334
28. Ghanem A. N. The Transurethral Prostatectomy (TURP) Syndrome: An Investigation of the Osmotic and Metabolic Sequelae of Volumetric Overload. Tese de Doutorado. Instituto de Urologia e Nefrologia, Universidade de Mansoura, Mansoura, Egito. novembro de 1988.
29. Ghanem A. N., Ward J. P. Osmotic and metabolic sequelae of volumetric overload in relation to the TURP syndrome. *Br J Urol* 1990: **66**: 71-78.
30. Landis E. M. Micro-injection studies of capillary blood pressure in human skin (Estudos de micro-injeção da pressão sanguínea capilar na pele humana). *Heart* 1929: **31**(15): 209-228.
31. Pappenheimer J. R., Soto-Rivera. Effective osmotic pressure of plasma proteins and

other quantities associated with capillary circulation in the hind limbs of cats and dogs. *Am J Physiol* 1948: **152**: 471-491.

32. Mellander S. Comparative studies on the adrenergic neurohormonal control of resistance and capacitance blood vessels in the cat. *Ata Physiol Scand* 1960: 50, **176**: 1-86.
33. Mattfeldt T., Mall G. Estimativa do comprimento e da superfície de capilares anisotrópicos. *Journal of Microscopy* 1983: **135**: 181-190.
34. Guyton A. C. Textbook of Medical Physiology. An HBJ International Seventh Edn. WB Saunders Company. Philadelphia London. 1986: **19**: 222.
35. Ghanem KA. e Ghanem AN. A prova e as razões de que a lei de Starling para a transferência de fluido capilar-intersticial está errada, avançando a hidrodinâmica de um tubo de orifício poroso (G) como o mecanismo real. Blood, Heart and *Circ,* 2017 Volume 1(1): 1-7 doi:10.15761/BHC.1000102
36. Ghanem, A.N. e Ghanem, S.A. Volumetric Overload Shocks (Choques de Sobrecarga Volumétrica): Porque é que a lei de Starling para a transferência de fluido intersticial capilar está errada? A hidrodinâmica de um tubo de orifício poroso como alternativa. Ciência Cirúrgica, 2016: 7: 245-249. http://dx.doi.org/10.4236/ss.2016.76035d
37. Pindoria Nisha, Ghanem Salma A., Ghanem Khalid A. e Ghanem Ahmed N. Choques de sobrecarga volumétrica na patologia da síndrome de prostatectomia de ressecção transuretral e hiponatremia de diluição aguda. *Integr Mol Med,* 2017 doi: 10.15761/IMM.1000279 Volume 4(2): 1-5
38. Ghanem Khaled A. e Ghanem Ahmed N. Volumetric overload shocks in the pathoetiology of the transurethral resection prostatectomy syndrome and acute dilution hyponatraemia: A evidência clínica baseada em 23 séries de casos. Basic Research Journal of Medicine and Clinical Sciences ISSN 2315-6864 Vol. 6(4) pp. xx-xx abril 2017 Disponível em linha http//www.basicresearchjournals.org
39. Salma A Ghanem, Khalid A Ghanem, Ghanem A N. Volumetric Overload Shocks in the Patho-Etiology of the Transurethral Resection of the Prostate (TURP) Syndrome and Acute Dilution Hyponatraemia: The Clinical Evidence Based on Prospective Clinical Study of 100 Consecutive TURP Patients. Surg Med Open Access J. 1(1). SMOAJ.000501. 2017.

CAPÍTULO 9

A SÍNDROME DO DESCONFORTO RESPIRATÓRIO DO ADULTO: CHOQUES DE SOBRECARGA VOLUMÉTRICA NA ETIOLOGIA PATOLÓGICA, CORRECÇÃO DE ERROS E EQUÍVOCOS NA FLUIDOTERAPIA, FISIOLOGIA VASCULAR E CAPILAR.

Palavras chave:

Choque, SDRA, choques de sobrecarga volumétrica, lei de Starling, transferência de fluido capilar-intersticial

Abreviaturas:

ARDS The adult respiratory distress syndrome

MVOD/F Multiple vital organ dysfunction/failure syndrome

VO Volumetric overload

VOS Volumetric overload shock

VOS1 Volumetric overload shock type 1

VOS2 Volumetric overload shock type 2

CVP Central venous pressure

BP Arterial Blood

pressure **BW** Body

weight

CVS Cardiovascular system **ISF**

Interstitial fluid

HST Hypertonic sodium therapy

G tube Porous orifice tube

C Chamber around the G tube

G-C circulation the circulation phenomenon between the G tube and the surrounding chamber.

PP Proximal pressure

DP Distal pressure

LP Lumen dynamic pressures inside a tube

FP Flow pressure component of LP

SP Side pressure component of LP

Resumo

Introdução e objetivo: *Relatar a análise crítica da literatura que demonstra que o choque de sobrecarga volumétrica (CVO) é a verdadeira pato-etiologia da síndrome do desconforto respiratório do adulto (SDRA), demonstrando múltiplos erros e equívocos na fluidoterapia que predispõe ao CVO e à SDRA.*

Material e métodos: *A literatura sobre a SDRA e a lei fisiológica do starling é analisada criticamente, revelando os múltiplos erros e equívocos que prevalecem na terapia com fluidos. Relatórios recentes sobre VOS na pato-etiologia da SDRA são resumidos.*

Resultados: *A literatura sobre a SDRA e a lei fisiológica de Starling é analisada criticamente, revelando múltiplos erros e equívocos. A lei de Starling está errada, uma vez que ambas as suas forças não funcionam como proposto. Os erros foram corrigidos e a hidrodinâmica do tubo G com orifício poroso é apresentada como substituto da lei de Starling. As provas confirmam que a VOS induzida por fluidos à base de sódio é a verdadeira patologia da SDRA.*

Conclusões: *A análise crítica da literatura sobre a SDRA e a lei fisiológica de Starling rectificou muitos erros e equívocos. A hidrodinâmica do tubo G numa câmara envolvente C que imita o compartimento capilar-intersticial mostra um fenómeno em forma de fluido magnético que substitui verdadeiramente a lei de Starling para a transferência de fluido capilar-intersticial. O VOS provou ser a verdadeira pato-etiologia da SDRA.*

Introdução:

A síndrome de dificuldade respiratória do adulto (SDRA) foi relatada pela primeira vez em 1967 [1] e afecta centenas de milhares de casos em todo o mundo todos os anos, estando associada a morbilidade, custos e mortalidade substanciais [2,3]. No primeiro relato [1], a sobrecarga volumétrica (VO) de 12-14L foi documentada em todos os casos, mas relatos posteriores raramente incriminaram a VO em sua pato-etiologia [2,3]. Com a VO insuspeita, os resultados dos ensaios clínicos aleatórios controlados (ECR) [4] e das revisões sistémicas [2] foram inconclusivos. O ECR mais recente que investigou a fluidoterapia na DMOV/F teve como objetivo os primeiros 7 dias de pós-operatório, pelo que não se registou o evento inicial da fluidoterapia em bolus administrada durante a reanimação ou a cirurgia que estabeleceu a condição em primeiro lugar. Outro ensaio clínico randomizado nunca mencionou a VO ou o aumento do peso corporal, pelo que a revisão sistémica mais recente ignorou totalmente a VO como possível insulto indutor da SDRA ou da síndrome MVOD/F [3].

A razão para ignorar a VO como causa da SDRA é a acumulação de equívocos clínicos baseados na lei errónea de Starling sobre a transferência de fluido capilar-intersticial [4]. Este facto tem induzido subtilmente os médicos em erro, levando-os a infundir grandes bolus de VO para tratar a hipovolémia verdadeira ou presumida que causa hipotensão e induz a SDRA ou a síndrome MOVD/F. A abordagem niilista aqui utilizada baseia-se na recordação de factos básicos de física e fisiologia, em observações clínicas plausíveis [5], na investigação física que revela um novo fenómeno hidrodinâmico [6] e na investigação clínica [7,8] sobre a VO que complica a fluidoterapia, iniciada há 33 anos [5] e que tem continuado até hoje [612]. Este relatório avança a hipótese de que a VO ao longo do tempo é o insulto causador da SDRA ou da DMOV/F.

Antecedentes históricos:

Desde que a fluidoterapia provou salvar a vida de milhões de vítimas politraumatizadas da Segunda Guerra Mundial (WW2), o procedimento foi transferido para a prática clínica com todo o seu sucesso e complicações sem verificação. [th]Relatos da 2.ª Guerra Mundial e da prática clínica durante o 3rd quarto do século XX demonstram complicações da fluidoterapia que foram registadas como SDRA e são hoje reconhecidas como síndrome MVOD/F. O slogan dessa época, que permanece atual, era: "Demasiado de uma coisa boa deve ser uma coisa boa"!? Isto é falso, sobretudo e obviamente no que diz respeito à água: a água é essencial para a vida, mas o seu excesso ou deficiência é igualmente prejudicial ou letal. O excesso mata por inundação/afogamento, enquanto a falta é letal por desidratação/seca.

A fluidoterapia é utilizada nos hospitais principalmente para tratar a hipotensão de choques hemorrágicos, hipovolémicos e sépticos, bem como na reanimação de politraumatizados e queimados, na pré-carga e na manutenção peri-operatória de grandes cirurgias prolongadas [3,13]. É quando, onde e como a SDRA/ MOVD/F é induzida como complicação iatrogénica do bolus VO utilizado para tratar a hipotensão de um défice de volume presumido ou verdadeiro. Ocorre apenas em hospitais, geralmente em unidades de terapia intensiva (UTI) [13], nunca na comunidade e, portanto, é iatrogênica.

A base científica da VO:

O volume sanguíneo de um adulto é de 5 L (l) e o volume e tonicidade de todos os fluidos corporais são regulados com precisão e a capacidade do sistema cardiovascular (CVS) é de 7 l [14-16]. Tentar colocar 10-15l de fluido num recipiente com capacidade de 7l, deve significar excesso de fluido! Este princípio básico da física deve limitar as leis da fisiologia sobre a relação volume-pressão do CVS que regem a fluidoterapia. Assim, qualquer bolus VO infundido que exceda a capacidade do CVS tem de vazar para o espaço do fluido intersticial (ISF) em poucos minutos. O excesso de fluido acumula-se no terceiro espaço potencial da pleura, peritoneu e intestino e algum entra no espaço intracelular enquanto os rins tentam eliminar o excedente, se não falharem [7-9].

Um dos equívocos actuais amplamente aceites é o de que qualquer VO de albumina plasmática ou substituto infundido tem de permanecer intravascular, de acordo com a lei de Starling sobre o equilíbrio do fluido capilar-intersticial. Esta questão foi, durante muito tempo e repetidamente, provada como errada, tanto em estudos fisiológicos como clínicos, demonstrando que a albumina não funciona
[17]. Tem apelado repetidamente a que se reconsidere a lei de Starling [18], mas esta continua a ser aplicada na prática clínica da fluidoterapia!

Evidências clínicas de apoio

Quando existe um verdadeiro défice de volume no CVS, a maior parte do fluido infundido permanece intravascular, fazendo subir o volume do CVS para o nível normal, enquanto o excesso de VO se distribui em poucos minutos entre os espaços CVS e ISF, com o excesso de fluido a transbordar para o terceiro espaço. Enquanto a inundação do espaço ISF se manifesta principalmente como edema do tronco, o excesso de fluido intracelular causa edema celular que não se manifesta clinicamente. As células tornam-se hipóxicas, manifestando-se com as caraterísticas clínicas de MVOD/F, enquanto os alvéolos pulmonares inundados se manifestam com ARDS. Além disso, algumas células edematosas podem desintegrar-se por hidrólise, libertando o seu conteúdo para o soro, o que mais tarde se identificou como síndrome da resposta inflamatória sistémica (SIRS). Os avanços na ventilação melhoraram a captação de oxigénio nos alvéolos pulmonares, e os avanços da CVS e do suporte renal melhoraram o prognóstico, prolongaram a sobrevivência e modificaram o quadro clínico da SDRA. No entanto, a falha na transferência a nível capilar-ISF e celular continua a ser evidenciada pela atual prevalência de elevada morbilidade e mortalidade da SDRA [1-3].

Um grande bolo de VO é um insulto constante em todos os casos de SDRA, enquanto as causas citadas, como choque, queimaduras e afogamento, são condições predisponentes que, de facto, variam em gravidade e prognóstico. Além das condições predisponentes graves, a ocorrência após cirurgia de grande porte prolongada e ressuscitação de politraumatizados também é comum [2,3,17]. A pré-carga de fluidos na indução da anestesia e a reposição da perda intra-operatória são altamente superestimadas e as infusões liberais de fluidos ou a expansão de volume para combater essa hipotensão não são procedimentos baseados em evidências. Se este facto for apreciado e implementado por todos os médicos envolvidos na fluidoterapia e na reanimação, verificar-se-á uma redução substancial dos casos de SDRA e de DVO/F, muitas vidas serão salvas e a morbilidade e os custos serão substancialmente reduzidos.

O extravasamento extra-vascular de fluidos VO para o espaço ISF é uma inundação interna que causa o edema patológico do tronco e dos membros, frequentemente observado na UCI [13], afectando todos os casos de ARDS e MOVD/F. O excesso de líquido é confirmado pelo aumento do peso corporal. Os doentes que morrem vão para a morgue com ele e os que recuperam têm de o perder antes da alta da UCI e do hospital. A inundação interna e o edema de órgãos vitais são óbvios no exame post-mortem [7-11].

O que mais preocupa é o facto de a maior parte dos médicos envolvidos não considerarem patológico um edema tão grave do tronco! Pensa-se mesmo que o excesso de FSI é vantajoso, na crença errónea de que a hidratação excessiva proporciona uma melhor oxigenação dos tecidos e das células! Este ponto de vista não tem em conta a diferença óbvia entre irrigação e inundação de uma célula, de um organismo ou de um terreno, que faz a diferença entre a vida e a morte. Um doente na UCI com um excesso de 7-14 kg de fluidos corporais, causando edema do FSI, das células e dos órgãos vitais, não pode ser considerado normal. No entanto, o efeito mais nocivo do VO que inunda o espaço do FSI não é o edema subcutâneo detetável, mas sim o edema oculto que afecta os órgãos vitais e que se manifesta clinicamente com a síndrome MVOD/F. Este facto é claramente revelado no exame post-mortem [8] e pode também ser revelado no CAT e na RM. A gravidade clínica da SDRA e da SDMV/F depende não só da quantidade de VO mas também do tempo (*t*) de ganho. A gravidade é diretamente proporcional ao VO mas inversamente proporcional a *t*. O tipo de fluido e a tonicidade também são importantes.

O que é VO?

Por razões de simplicidade e praticidade, as complicações da VO dos fluidos terapêuticos na prática clínica podem ser segregadas em 2 grupos com base no tipo de fluido: fluido sem sódio (Tipo 1) ou VO1 que se caracteriza por hiponatrémia dilucional e fluido à base de sódio (Tipo 2) ou VO2 que não tem um marcador sérico claro. Ambos os grupos patológicos de VO podem induzir SDRA ou SDMV/F ao ganharem quantidades variadas e demonstrarem diferentes marcadores séricos de hemodiluição [7-9]. Existe também uma pequena variação entre os membros de cada grupo. A grande infusão ou absorção dos fluidos de irrigação durante a cirurgia de ressecção transuretral da próstata (RTUP), utilizando glicina a 1,5%, manitol ou sorbitol, e a infusão de dextrose a 5% ou nutrição parentral são exemplos de fluidos VO1 [6,8,9]. Um VO1 patológico induz a síndrome TURP com a sua hiponatrémia dilucional aguda caraterística que termina com as manifestações clínicas de MVOD/F, das quais predominam os sinais cerebrais [5,7,8]. Exemplos de fluidos VO2 incluem solução salina normal, Hartmann, Ringer, proteínas plasmáticas, albumina plasmática e substitutos e transfusões de sangue. Estes fluidos VO2 têm marcadores séricos subtis. A quantidade patológica de VO2 que induz a MVOD/F é 2-3 vezes superior à do VO1.

Ao iniciar a expansão do volume em bolus para a reanimação da hipotensão, pode ser útil considerar a capacidade máxima do sistema vascular de 7l que não pode ser excedida, e a perda máxima de sangue do trauma que é incompatível com a vida à chegada a um hospital é cerca de metade, o que equivale a ≈ 3,5l. Estes valores de volumes de sangue e plasma representam 10% e 5% do peso corporal (PC), respetivamente. O valor de 3,5l (5%PN) com um desvio estreito de (0,5l) deve limitar o volume máximo a infundir após o controlo da hemorragia. Os mesmos 3,5l (5%PN) podem ser VO patológicos, induzindo a DMOV/F quando administrados numa hora.

É também de salientar que o choque hemorrágico apresenta um verdadeiro défice de volume sanguíneo. Também ocorre um verdadeiro défice de fluidos no choque hipovolémico das queimaduras, no golpe de calor e na desidratação grave, que requerem uma avaliação especial e cuidadosa do verdadeiro défice e uma reposição meticulosa. Noutras causas de hipotensão, não existe um verdadeiro défice de volume, mas apenas uma má distribuição de fluidos entre os espaços vascular e do FSI ou uma dilatação microvascular, enquanto o volume vascular normal se mantém. Assim, a hipotensão não é sinónimo de hipovolémia. Sabe-se que existe uma sobrecarga volumétrica no choque/falha cardiogénica, em que se verifica um excesso de volume vascular e edema do FSI, e em que a expansão do volume está contra-indicada.

Os valores exactos da reposição de fluidos terapêuticos e do desafio de fluidos fisiológicos versus a VO patológica necessitam de uma quantificação e definição precisas. O que é ambiguamente referido como abordagens conservadoras versus liberais da fluidoterapia [1,2], tem uma ampla variação pessoal e local. É também de vital importância reconhecer e identificar as respostas do VO terapêutico e fisiológico, por um lado, e as respostas paradoxais do VO patológico, por outro, particularmente o seu efeito nas pressões vasculares e na função renal [8-10]. A insuficiência renal aguda (IRA) é uma caraterística da síndrome de TURP que é caracterizada por hiponatrémia, mas que apresenta essencialmente a maioria das caraterísticas da síndrome MVOD/F [3,8]. Estas respostas patológicas na pressão vascular e na função renal são exatamente opostas às respostas fisiológicas da VO.

Erros e concepções erradas sobre a fluidoterapia:

Os erros e equívocos que induzem em erro os médicos, anestesistas, especialistas em unidades de cuidados intensivos (UCI) e equipas de reanimação que utilizam uma expansão liberal excessivamente zelosa do volume no tratamento de choques reconhecidos estão profundamente enraizados. São aqui identificadas concepções erróneas sobre a relação volume-pressão vascular nos lados arterial e venoso da circulação.

Erro I: Toda a hipotensão arterial é considerada sinónimo de hipovolémia ou, pelo menos, tratada como tal com expansão de volume em todos os casos clínicos de choque, indução anestésica ou período operatório!

Correção 1: A hipotensão não é sinónimo de hipovolémia. Como mencionado acima, a causa do choque primário reconhecido e da hipotensão devem ser diferenciadas. A diferença entre o VO terapêutico/fisiológico (quantidade versus resposta) em contraste com os paradoxos do VO patológico sobre a pressão arterial e a resposta renal deve ser identificada com precisão. Duas respostas paradoxais do VO patológico devem ser reconhecidas: uma induz o choque hipotensivo e a segunda provoca a IRA. A transição do choque de hipotensão hipovolémica para o choque de hipotensão VO durante uma expansão excessivamente zelosa do volume ocorre de forma impercetível e não é detectada por qualquer monitorização até se manifestar mais tarde na UCI com edema do tronco e aumento do PC dos doentes com ARDS ou MVOD/F.

Erro II: A relação volume-pressão do sistema vascular é percepcionada como uma linha reta infinita!?

Correção II: A relação volume-pressão, em particular a relação entre o volume vascular e a pressão arterial, é um segmento de reta limitado, para além do qual a relação entra em colapso. Dentro de limites, o aumento do volume vascular (VO fisiológico ou terapêutico) aumenta a pressão arterial, mas quando esse limite é ultrapassado (VO patológico), ocorre uma hipotensão paradoxal. Um paradoxo semelhante do VO existe na função renal: enquanto o VO fisiológico induz diurese, o VO patológico causa IRA como parte das caraterísticas da DVO/F. Estes dois paradoxos não são novos, mas são pouco reconhecidos.

Erro III: A pressão venosa central (PVC) e a pressão capilar pulmonar (PCP), como parâmetros de monitorização que orientam a fluidoterapia, têm um valor de 18 a 22 cm de água, tal como praticado atualmente em muitas UCI [3,13]. Embora as recomendações actuais [2,3] indiquem que a PVC e a PCP não são fiáveis e já não estão a ser utilizadas, as provas da prevalência da SDRA e da MOVD/F nas UCI testemunham o contrário e continuam a fazer parte da sua definição [2]. O erro de confusão subjacente ao conceito erróneo de PVC positiva elevada está relacionado com um erro fisiológico profundamente enraizado.

Correção III: Os valores indicados de PVC e PCP são erradamente demasiado elevados, mas continuam a ser amplamente praticados. A persistência em atingir uma CVP tão elevada utilizando uma expansão maciça de volume é uma das razões enganadoras para induzir um VO patológico que causa SDRA. O fluido infundido sai rapidamente do sistema vascular e a PVC pode voltar a descer para menos de 10 cm de água, sendo depois administrado outro bólus de VO antes que o edema grosseiro do tronco e o aumento do PC se tornem óbvios. Os valores corretos da PVC são apresentados em todos os manuais de fisiologia, oscilando em torno de 0 (na linha axilar média) com um intervalo de +7 a -7 cm de água [14-16]. Se não compreendermos como a Natureza funciona, temos de imitar fielmente até encontrarmos métodos fiáveis de monitorização da fluidoterapia.

Erro IV: As forças capilares responsáveis pela irrigação e oxigenação do espaço e das células do

FSI misturam-se com as que provocam edema, inundação e afogamento.

Correção IV: Recomenda-se vivamente que todos os médicos envolvidos na fluidoterapia, na gestão da SDRA e da DVO/F reconsiderem qual é a função fisiológica das pressões arterial e venosa e que pressão é responsável por quê? Relacionando o acúmulo patológico de FSI ou edema subcutâneo com as forças nas quais a hipótese que dita a transferência capilar-FSI sobre a causa da hidropisia, proposta por Starling no Lancet em 1886 [4], revela o erro. A razão é que as forças nas quais esta hipótese se baseia governam a regulação do volume e da pressão dos compartimentos vascular e ISF, e subsequentemente a viabilidade celular. Sendo falsa, esta hipótese está subjacente aos conceitos erróneos mais mencionados sobre a fluidoterapia. A hipótese de Starling foi erroneamente transformada mais tarde em lei fisiológica [19]. Pode perceber-se que este é o principal **erro** responsável pelo atual dilema sobre a SDRA e a síndrome MOVD/F, ocultando a sua verdadeira etiologia patológica de VO [10-12].

Erro V: O maior equívoco, e infelizmente o mais prevalecente, é assumir erroneamente que o sistema vascular é um ***sistema de pressão totalmente positivo***, no qual não só a relação volume-pressão arterial mencionada é erroneamente concebida como uma linha reta infinita, mas também se acredita erroneamente que manter a pressão venosa elevada e o tecido ISF sobre-hidratado melhora a nutrição celular e o fornecimento de oxigénio. Isto está subjacente à expansão liberal do volume que bombeia demasiado líquido, criando edema, inundação e afogamento do tecido ISF, bem como de órgãos e células vitais! É precisamente este o erro subjacente à VO patológica que induz a SDRA e as síndromes MVOD/F na prática clínica atual.

Correção V: Assumir que o CVS é um sistema de pressão totalmente positivo é simplesmente errado. De facto, existe uma grande quantidade de pressão fisiológica negativa sob a pele de muitas áreas e órgãos do corpo que deve ser mantida assim - pois é assim que funciona melhor. É bem sabido que os espaços pleurais têm pressão negativa e que a pressão nos alvéolos é alternada. A PVC de indivíduos normais pode oscilar em torno de zero, entre +7 positivos e -7 cm de água negativos [14-16]. A pressão intracraniana também é negativa. Assim, o espaço ISF dos tecidos subcutâneos, a maioria dos órgãos e partes do corpo têm pressão negativa de -7 cm de água que foi demonstrada [20] e reafirmada [21], mas não considerada nem explicada satisfatoriamente.

Não há nada que possa explicar a pressão negativa do espaço do FSI com irrigação rápida eficiente, nem edema, inundação e downing, exceto o fenómeno de energia negativa do tubo de orifício poroso [10-12]. A única pressão positiva elevada do sistema circulatório é a pressão arterial, e isto parece ser assim por uma razão excecionalmente boa: é a força motriz para a ejeção de fluido através do orifício capilar, criando a pressão de energia negativa lateral que impulsiona a circulação dinâmica autónoma de fluido, semelhante a um campo magnético, entre o lúmen capilar e os tecidos circundantes - mantendo a pressão tecidular do FSI negativa, parecendo quase seca, enquanto é eficientemente irrigada e oxigenada!

Outras observações sobre VO:

A reposição do volume terapêutico da perda de sangue ou de fluidos medida, que causa um episódio de hipotensão ou choque, deve ser calculada e reposta com precisão, evitando uma sobre-estimação. Um VO fisiológico adicionado à perda real de sangue medida é talvez o regime de fluidos mais seguro durante uma cirurgia de grande porte. O VO fisiológico deve ser adequado para cobrir a perda insensível de fluidos desde o jejum até o final da cirurgia. Por outras palavras, a expansão de volume aguda máxima mais segura não deve exceder a capacidade do sistema vascular em mais de 1% do PC. Em situações em que a perda é difícil de ser avaliada com precisão, como em vítimas politraumatizadas com hemorragia contínua na cavidade interna e fracturas múltiplas, pode ser razoavelmente avaliada em termos de perda máxima de volume sanguíneo incompatível com a vida como base para o cálculo da reposição máxima de volume. Para além da avaliação clínica, considere um PN recente normal e calcule o volume total real de sangue e plasma desse doente na linha de base e após a reanimação para medir o VO.

Para simplificar, mas com precisão suficiente, pense no volume vascular de ≈ 5l e na capacitância do sistema CVS de ≈ 7l de um adulto. A sua metade equivale ao volume plasmático de ≈ 3,5l que também equivale aproximadamente à ingestão diária de líquidos. O VO fisiológico em bolus é cerca de 1/3 do volume plasmático ≈ 1-1,1667 l/hora. Este VO fisiológico mais o volume terapêutico exato deve ser o máximo necessário para a reanimação que deve aumentar a pressão arterial e o débito urinário. Se o doente não responder, considere uma perda de sangue oculta contínua que precisa de ser controlada enquanto se procede à reposição de fluidos, ou outra causa do choque hipotensor, como a dilatação microvascular do doente normovolémico, a insuficiência cardíaca ou a ocorrência de um VOS patológico. Exceto nos casos com perda interna de sangue, um aumento agudo do PC é talvez a melhor forma de detetar um VO patológico. Se a expansão aguda de volume aumentar o PC em mais de 5% do PC, existe o risco de esse VO patológico induzir SDRA ou DMOV/F. O tipo e a tonicidade do fluido utilizado, bem como a sua quantidade e o tempo de ganho de VO também são considerados [7-9].

Os múltiplos do VO fisiológico em bolus num indivíduo normovolémico podem tornar-se patológicos com um grau de gravidade crescente. Um VO patológico de 3,5l numa hora induz uma SDRA moderada ou uma SDMV/F e certamente 7l é grave. Estes valores são exactos para o VO2 fluido. Para o VO1 puro, são inferiores em ≈1/3. Um bólus significa infusão rápida de VO em menos de 1 hora. Quando os valores são transferidos para percentagem de peso corporal, o volume plasmático é igual a ≈ 3,5l (5% do peso corporal) de um adulto de 70 kg. Um VO fisiológico equivale a ≈ 1/3 do volume plasmático ≈ 1-1,167 l (≈ 1,67% PV). Um VO patológico de ≈ 3%, 5% e 10% do PC causa, respetivamente, SDRA ligeira, moderada e grave ou DMOV/F. Os valores percentuais também se aplicam a crianças e mulheres.

Se quiser tornar mais difícil se o rim permanecer funcional, considere a sua capacidade excretora máxima em 1 hora e subtraia-a do VO ganho, para determinar o VO patológico retido. O objetivo seguinte é tentar ajudar o doente a eliminar o excesso de fluido do VO retido no prazo de 24-48 horas, assegurando simultaneamente uma ventilação e oxigenação adequadas, apoio cardíaco e vascular, utilizando diuréticos e/ou diálise em casos de IRA. A terapia hipertónica com sódio a 5% de NaCl ou 8,4% de bicarbonato de sódio tem provado salvar vidas [5,7-12]. Os extremos de idade e as mulheres apresentam baixa tolerância à VO, assim como à desidratação.

O tipo e a tonicidade do fluido também afectam a gravidade clínica. Um VO1 patológico que carrega agudamente o sistema vascular com >5% do peso corporal causa morbilidade grave, ou mesmo morte súbita, e é caracterizado por hiponatremia de diluição aguda [22,23]. Ela induz choque hipotensivo paradoxal e IRA [6-8]. Isso significa que uma alteração aguda do volume circulatório em qualquer direção induz ao choque hipotensivo. O mesmo VO de água destilada, que continua a ser utilizado como fluido de irrigação para a cirurgia de TURP em algumas partes do mundo, é provavelmente letal através de sequelas de hemólise intravascular. A mesma quantidade de fluidos VO2 ≈ 5%BW pode causar alterações patológicas subtis, mas VO2 de ≈ 7-14l (10- 20%BW) é o observado em casos graves de ARDS e MVOD/F [1].

A compreensão do fenómeno do tubo de orifício poroso pode ajudar a retificar os erros e equívocos na terapia com fluidos intravenosos, redefinir os choques reconhecidos e identificar os novos VOS que resolvem o enigma da síndrome MVOD/F. Nenhum estudo clínico de RCT produzirá conclusões úteis antes de as questões, os erros e os equívocos mencionados serem considerados, estratificados e rectificados.

Correcções de erros e equívocos na fluidoterapia: relevância para a SDRA:

Dois artigos recentemente publicados no The Lancet suscitaram os seguintes comentários. O primeiro artigo é um comentário que actualiza a gestão de fluidos peri-operatórios [3] que reflecte fielmente os pontos de vista atualmente recebidos. No entanto, não conseguiu identificar um regime ótimo ou definir o que é VO? O segundo artigo é uma revisão [2] sobre lesão pulmonar aguda e SDRA, reconhecendo-a como síndrome MVOD/F. O artigo afirma: "A importância desta síndrome, com uma prevalência tão impressionante de morbilidade e mortalidade, foi percebida há 25 anos". Os erros e equívocos apontados são evidentes, enquanto as correcções se baseiam na experiência, em observações clínicas, em trabalhos de investigação e em provas documentadas plausíveis e negligenciadas [7-11].

Quando as regras actuais sobre a fluidoterapia não fornecem orientações fiáveis adequadas aos médicos praticantes, talvez a confiança em factos simples e comprovados de dados fisiológicos, em observações clínicas facilmente verificáveis e na rejeição de hipóteses erróneas possa constituir uma base mais sólida de medicina baseada em provas para a resolução de dilemas clínicos tão complexos. Os ensaios prospectivos controlados e aleatórios (RCT) e as revisões sistémicas [2,3] mais bem executados não conseguirão dar respostas ou soluções satisfatórias.

Choques de sobrecarga volumétrica (VOS):

O Choque de Sobrecarga Volumétrica (Choque VOS) é uma condição causada por infusões maciças de fluidos num curto espaço de tempo [7-9] e é de dois tipos: Tipo um (VOS1) e Tipo dois (VOS2). A VOS1 é induzida pelo ganho de 3,5-5l de fluidos sem sódio numa hora, como glicina, glicose, manitol e sorbitol. É conhecido como síndrome TURP ou choque hiponatrémico [22] que foi previamente induzido em cães utilizando Dextrose a 5% [23]. O VOS2 é induzido pela infusão maciça de fluidos à base de sódio, como solução salina normal, Ringer, Hartmann, plasma, substitutos do plasma e transfusões de sangue que podem complicar a terapia do VOS1. O VOS2 também complica a fluidoterapia em doentes críticos que sofrem de outros choques conhecidos, como choques hipovolémicos, hemorrágicos e sépticos, e apresenta SDRA. O VOS2 é induzido pela ingestão de 12-14l de fluidos à base de sódio quando relatado na SDRA [2]. A ocorrência de edema tecidual intersticial maciço com congestão de órgãos vitais, derrames pleurais e peritoneais, na presença de choque hipotensivo, colocou em dúvida a lei de Starling! Estas questões foram investigadas nas frentes clínica e fisiológica/física [5-12]
Foram efectuados dois estudos clínicos com o objetivo de compreender a síndrome da TURP e

reconhecer a VOS. Um estudo clínico prospetivo em 100 doentes consecutivos com TURP, dos quais a síndrome da TURP afectou 10 doentes com hipotensão e bradicardia graves e HN de diluição aguda grave <120 mmol/l [5,7]. A sobrecarga volumétrica foi o único fator significativo na causa da condição. O segundo estudo clínico envolveu uma série de casos de 23 casos da síndrome TURP que se manifestou como VOS1 [8]. A quantidade e o tipo de sobrecarga volumétrica são apresentados na *(Figura 1)*. Os primeiros 3 casos morreram por terem sido diagnosticados e tratados erradamente como um dos choques reconhecidos e tratados com mais expansão de volume. Os restantes 20 doentes foram corretamente diagnosticados como VOS1 e tratados com terapia de sódio hipertónico (HST) de 5% de cloreto de sódio ou 8,4% de bicarbonato de sódio. Cada doente eliminou 4-5l de urina, seguindo-se a recuperação do choque e do coma. Este tratamento foi bem sucedido na cura de todos os doentes, trazendo-os de volta da morte [8,11].

A investigação física envolveu estudos da hidrodinâmica do tubo de orifício poroso (G), comparando-a com a do tubo de Poiseuille [6,10,11]. Milhares de medições experimentais de pressões em várias partes de um sistema circulatório incorporando o tubo G numa câmara para imitar o compartimento de fluido capilar-intersticial. Foi documentado o efeito da alteração das pressões proximal (arterial) e distal (venosa) e do diâmetro da entrada na pressão lateral do tubo G e na pressão da câmara, bem como o efeito do campo magnético dinâmico como circulação de fluido à volta do tubo G. É notável como este modelo circulatório imita o sistema circulatório na saúde e na doença. Este campo magnético dinâmico, como a circulação de fluido à volta do tubo G e à sua volta na câmara C, substitui adequadamente a lei de Starling. O equivalente fisiológico deste estudo físico foi efectuado nos membros posteriores de ovelhas [10]. Demonstrou que a pressão arterial provoca sucção e não filtração devido ao esfíncter pré-capilar. Esta é a única explicação possível para o facto de a pressão do tecido intersticial ser negativa de -7 cm de água [20,21]. A pressão venosa aumenta a filtração e a formação de edema ou hidropisia.

O choque é uma perturbação ao nível celular capilar que prejudica a transferência de fluido capilar-intersticial: dificultando o fornecimento de oxigénio e a remoção de produtos residuais. O processo também é regido pela lei de Starling [5]. Nesta lei, a pressão arterial é considerada a força que causa a filtração capilar! Se isto é verdade, como é que a hipertensão arterial, embora bastante comum, nunca causa edema? Starling baseou a sua hipótese no trabalho de Poiseuille em tubos de latão estreitos e uniformes [14]. Contudo, evidências posteriores demonstraram que o capilar é um tubo poroso de orifício estreito (G), uma vez que possui um esfíncter pré-capilar [24] e poros que permitem a passagem de proteínas plasmáticas [25]. Uma vez que os poros capilares permitem a passagem de moléculas plasmáticas, anulando a pressão osmótica das proteínas plasmáticas, ou seja, a pressão oncótica não existe, um apelo para a reconsideração da hipótese de Starling foi feito anteriormente [18], mas não havia alternativa na altura. Esta substituição veio a lume quando se descobriu a hidrodinâmica do tubo G.

A hidrodinâmica do tubo G [7,11-13] (Figura 2) demonstrou que a pressão proximal (arterial) induz um gradiente de pressão lateral negativa na parede do tubo G, causando sucção mais proeminente na metade proximal e transformando-se em pressão positiva na metade distal. A incorporação do tubo G numa câmara (C), que representa o espaço intersticial que rodeia um capilar, demonstrou uma circulação rápida e dinâmica de fluidos, semelhante a um campo magnético, entre C e o lúmen do tubo G. Trata-se de um motor de mistura entre C e G que efectua uma irrigação rápida sob pressão negativa, ou seja, sem inundação, edema ou formação de hidropisia. Incorporação do tubo G e do C num modelo circulatório acionado por uma bomba eléctrica que induz uma pressão proximal semelhante à pressão arterial: provocando a sucção do C para o lúmen do tubo G. A pressão distal (venosa) aumenta a filtração. Isto prova que a pressão arterial provoca sucção e não filtração na circulação do fluido intersticial capilar, pelo que a lei de Starling está errada. A hidrodinâmica relatada do tubo G fornece um mecanismo adequado para substituir a lei de Starling como a circulação do fluido intersticial capilar.

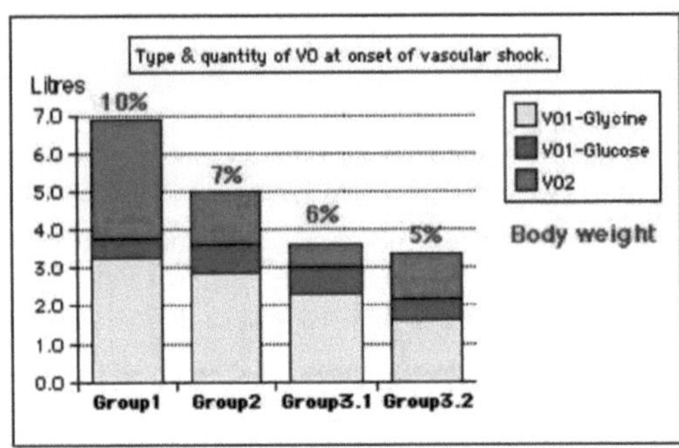

A Figura 1 mostra a quantidade de sobrecarga volumétrica (VO) (em L e em percentagem do peso corporal) e os tipos de fluidos. O grupo 1 foi constituído pelos 3 doentes que morreram na série de casos, uma vez que foram incorretamente diagnosticados como um dos choques previamente conhecidos e tratados com mais expansão de volume

.

O Grupo 2 foi constituído por 10 doentes da série que foram corretamente diagnosticados como choque de sobrecarga volumétrica e tratados com terapêutica com sódio hipertónico (HST). O Grupo 3 era constituído por 10 doentes que foram observados no estudo prospetivo e subdivididos em 2 grupos: Grupo 3.1 de 5 pacientes tratados com HST e Grupo 3.2 de 5 pacientes que foram tratados com expansão guardada de volume usando solução salina isotónica. (Reproduzido com permissão da referência [8])

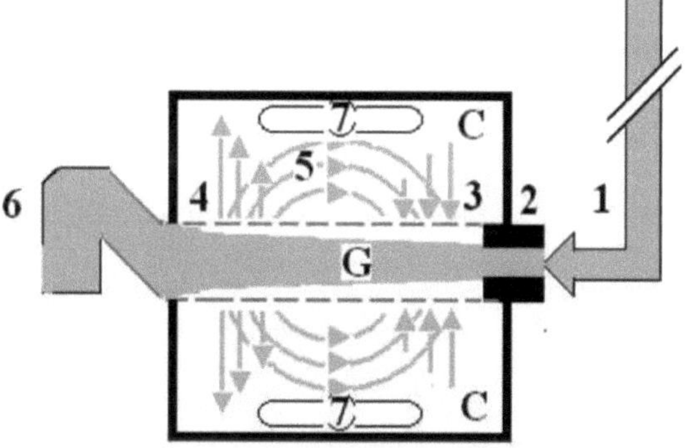

Figura 2: mostra o diagrama do tubo de orifício poroso (G) encerrado na câmara (C) com base em várias fotografias que demonstram o fenómeno de circulação G-C semelhante a um campo magnético semelhante a um campo magnético. A pressão de entrada proximal (arterial) (1) empurra o fluido através do orifício (2) criando um jato de fluido no lúmen do tubo G. O jato de fluido cria um gradiente de pressão lateral negativo que provoca um máximo de sucção na metade proximal do tubo G perto da entrada (3), que aspira o fluido para o lúmen. O gradiente de pressão lateral torna-se positivo, empurrando o fluido para fora do lúmen ao longo da metade distal, no máximo, perto da saída (4). Assim, o fluido à volta do tubo G no interior de C move-se numa circulação de fluido semelhante a um campo magnético (5), tomando uma direção oposta ao fluxo do lúmen do tubo G. A pressão de entrada (arterial) (1) e o orifício (2) induzem a energia de pressão lateral negativa criando o fenómeno de circulação dinâmica G-C, que é rápido, autónomo e eficiente na movimentação do fluido para fora do lúmen do tubo G em (4), irrigando C em (5), e depois sugando-o novamente em (3), mantendo a pressão de energia negativa líquida (7) no interior de C. A pressão de saída distal (venosa) (6) aumenta o fluxo de saída em (4) e a sua elevação pode transformar a pressão de energia negativa (7) no interior de C em positiva, aumentando o volume e a pressão no interior da câmara C. . (Reproduzido com permissão da referência [11])

Lei de Starling:

Foi mencionado que a maioria dos erros e equívocos sobre a fluidoterapia que induzem os médicos a induzir VO causando SDRA e síndrome MVOD/F estavam profundamente enraizados numa hipótese incorrecta sobre a transferência de fluido capilar-intersticial (FSI). A hipótese de Starling [4] baseia-se em duas forças principais que actuam em direcções opostas para mover fluidos entre o lúmen capilar e o espaço do FSI, nomeadamente: as pressões hidrostática e oncótica. Ambas as forças foram baseadas em experiências físicas e a hipótese foi diretamente transposta da física para a medicina no The Lancet em 1886. A pressão hidrostática é a ***pressão arterial*** capilar que se presume ser responsável pela força que envolve ***a filtração***, empurrando o fluido para fora do lúmen capilar para o espaço ISF, que é mais elevado na extremidade arterial do capilar ***causando hidropisia***. Esta força de pressão foi baseada no trabalho de Poiseuille sobre a dinâmica de um tubo de latão estreito de diâmetro uniforme [14]. Foi, no entanto, descoberto 8 décadas mais tarde, em 1967, que cada tubo

capilar tem um esfíncter pré-capilar que regula o seu orifício estreito [24] de cerca de 5 μm em comparação com o diâmetro do lúmen de 7 μm.
Este orifício provou criar uma hidrodinâmica totalmente diferente [6] quando comparado com o tubo de Poiseuille.

Porque é que a pressão oncótica não funciona?

A ***pressão oncótica é*** a **força *de absorção*** presumida responsável pelo retorno do fluido ao lúmen capilar [4]. Mais uma vez, isto baseou-se numa experiência física em que a albumina foi separada da água por uma membrana impermeável às moléculas de albumina. Essa experiência [19], em 1948, mostrou uma força oncótica da albumina, mas foi demonstrado mais tarde que a força oncótica é demasiado fraca e demasiado lenta para ser clinicamente a única responsável pelo retorno de fluido do espaço do fluido intersticial (FSI) para o lúmen do tubo capilar [26]. Além disso, em 1967, descobriu-se que a parede capilar é uma membrana porosa [25] que permite a passagem livre e fácil de moléculas de proteínas plasmáticas para dentro e para fora entre o lúmen capilar e o espaço do FSI, através destes poros identificados como fendas intercelulares [25]. A pressão no espaço FSI foi medida no interior de uma cápsula perfurada implantada subcutaneamente e revelou-se negativa de -7 cm de água [20]. A pressão negativa no FSI foi confirmada por um estudo semelhante que também demonstrou que as moléculas de proteínas plasmáticas se movem livremente entre a cápsula implantada e a corrente sanguínea [21]. Assim, o capilar normal em condições fisiológicas é, afinal, completamente permeável à albumina! Então, o que é que isto significa?

Muito simplesmente, isto significa que, clinicamente, nenhuma das forças de Starling funciona, certamente não in vivo! A força oncótica não existe através de uma membrana capilar porosa com grandes poros através dos quais as proteínas plasmáticas passam livremente em qualquer direção! Há muito que se sabe que a albumina não actua, o que tem apelado repetidamente à reconsideração da hipótese de Starling [18]. Na circulação pulmonar, a pressão arterial é inferior à pressão oncótica e, no fígado, pulmão e músculos, a concentração de proteínas plasmáticas pode ser igual à do plasma [15]. Mais recentemente, o BMJ lançou um slogan sobre o assunto*:* ***"Why albumen may not work?*** Esta afirmação baseou-se na revisão sistémica do Cochrane Injuries Group de ensaios clínicos aleatórios sobre a SDRA e a DVO/F que demonstram que a albumina não funciona [17]. Se uma das forças não funciona, toda a hipótese deve ser incorrecta. No entanto, não houve nenhuma explicação alternativa ou hipótese desafiadora sobre como a circulação capilar-ISF realmente funciona que possa substituir a de Starling.

Atualmente, porém, existe uma [10-12].

O papel da pressão arterial:

Na lei de Starling, presume-se que a pressão arterial é a principal força responsável pela filtração capilar e pela formação de hidropisia, tal como referido em todos os manuais de fisiologia [14-16]. No entanto, as evidências da prática clínica diária confirmam que isso nunca acontece! Embora a hipertensão arterial seja bastante comum, não há um único caso relatado em que a hipertensão arterial cause edema! A única causa comprovada e bem conhecida de edema clínico é a pressão venosa elevada. Assim, é óbvio que, num sistema circulatório dinâmico, as pressões venosa e arterial desempenham papéis totalmente diferentes na dinâmica dos movimentos da

FSI capilar através da parede capilar! Além disso, a pressão fisiológica do compartimento da FSI é de -7 cm de água [20,21], o que nunca foi considerado ou explicado adequadamente. Esta pressão ISF negativa reverte para um valor positivo no edema patológico!

Qual é então o papel exato que as pressões arterial e venosa desempenham na transferência capilar-ISF? Esta questão foi respondida através de experiências físicas com um tubo de orifício poroso (G) fabricado à escala macro do tubo capilar, testado inicialmente sozinho e, posteriormente, encerrado numa câmara circundante (C) que imita o espaço ISF [6,10-12].

A pressão de entrada ou proximal (PP) imita a pressão arterial e a pressão de saída ou distal (DP) imita a pressão venosa. Com base numa escala macro do capilar, o tubo G tem 7 mm de diâmetro com um diâmetro de orifício variável de 2-6 mm na entrada e orifícios na sua parede. Os resultados são resumidos aqui.

A hidrodinâmica do tubo G foi investigada entre 1981-3, concluída em 1985 e repetida até 1987. O novo fenómeno hidrodinâmico foi observado em 1983 (Figura 2). A pressão de entrada ao empurrar o fluido através do orifício estreito criou um jato de fluido no interior do lúmen do tubo G. Este jato de fluido tem dois componentes dinâmicos de pressão, a pressão de fluxo que é sempre positiva e máxima perto da entrada, e a pressão lateral que é um gradiente maximamente negativo perto da entrada e se torna positivo perto da saída. O jato de fluido, ao exercer um gradiente de pressão lateral negativo na parede, provocou a sucção de fluido para o lúmen do tubo G na metade proximal, que foi máxima perto da entrada. O gradiente de pressão lateral tornou-se positivo na metade distal do tubo G, sendo máximo perto da saída. Isto empurra o fluido para fora do lúmen do tubo G, causando filtração principalmente perto da saída. Ao encerrar o tubo G numa câmara C circundante, imitando o espaço ISF, ocorreu um fenómeno de circulação hidrodinâmica G-C entre o fluido no lúmen do tubo G e a câmara C circundante.

O fenómeno do tubo de orifício poroso (G):

O fenómeno hidrodinâmico do tubo G é uma circulação rápida e autónoma de fluido, semelhante a um campo magnético, que faz circular rapidamente o fluido entre o lúmen do tubo G e a câmara C circundante - a circulação (G-C). Além disso, é criada uma pressão energética negativa líquida na câmara C, semelhante ao espaço ISF. Todas as forças envolvidas na criação do fenómeno da circulação G-C foram avaliadas. O efeito das variações da pressão proximal de entrada (PP) e da pressão distal de saída (DP), e da variação do diâmetro do orifício, no gradiente de pressão de energia lateral negativa, nas alterações de pressão da câmara C e na eficiência da circulação G-C foi avaliado em milhares de experiências [6,11,12].

A hidrodinâmica do tubo G foi também comparada com a do tubo de Poiseuille de lúmen uniforme, bastando remover o orifício estreito à entrada ou invertê-lo. A pressão exercida na parede do tubo de Poiseuille é sempre positiva e é mais elevada perto da entrada, empurrando o fluido para fora do lúmen, sem que nada o devolva - como acontece num sistema de alta pressão, por exemplo, quando uma mangueira de jardim ou um tubo de abastecimento de água é perfurado! Ao encerrar o tubo de Poiseuille numa câmara, a circulação tubo-câmara inverteu o seu sentido, tomando a mesma direção do fluxo do lúmen, e a pressão na câmara tornou-se altamente positiva e acumulou-se mais volume de fluido na câmara, que ficou com fugas.

Num tubo de orifício poroso, no entanto, graças ao efeito do orifício estreito, a mesma pressão de entrada exerce um gradiente dinâmico de pressão de energia negativa na parede que suga o fluido para o lúmen do tubo. Quando o gradiente de pressão lateral se torna positivo perto da saída, empurra o fluido para fora do lúmen. Isto cria o fenómeno de circulação de fluido semelhante a um campo magnético à volta do tubo com uma pressão negativa líquida na câmara circundante. O fluido na câmara move-se em direção oposta ao fluxo principal no lúmen do tubo com orifício poroso. O aumento da pressão de entrada aumenta a energia negativa, a pressão lateral negativa, a pressão negativa na câmara, o que acelera a circulação na câmara do tubo e vice-versa. Ao aumentar a pressão de saída, semelhante à pressão venosa, anula-se a pressão lateral de energia negativa, fazendo com que mais fluido saia da parede do tubo poroso para a câmara - revertendo a pressão da câmara para um valor positivo.

O orifício desempenha um papel único e vital na dinâmica, velocidade e eficiência da circulação G-C. Um orifício demasiado estreito ou demasiado largo torna a circulação tubo-câmara mais lenta, tal como uma queda na pressão de entrada e uma elevação da pressão de saída distal. Estas alterações podem simular a circulação capilar-ISF tanto em situações fisiológicas como patológicas. O mesmo efeito de pressão de saída elevada, semelhante à pressão venosa, é obtido pela adição de mais fluido, simulando a expansão do volume do sistema vascular que inunda o espaço da FSI, induzindo a combinação de choque e edema da FSI observada no MVOD/F.

Surpreendentemente, ao remover a entrada estreita, o tubo G comporta-se como um tubo de Poiseuille de diâmetro uniforme: a pressão lateral na parede torna-se positiva ao longo de todo o tubo, o mesmo acontecendo com a pressão na câmara que retém mais volume, e a circulação G-C torna-se lenta. Isto imita o que é descrito como a "circulação hiper-dinâmica" observada na SDRA ou na SDMV/F! Ao induzir alterações nas pressões proximal e distal, no diâmetro do orifício e na expansão do volume da circulação, essas alterações de pressão e volume podem simular e explicar todos os tipos de choque conhecidos e o da SDRA ou da SDMV/F. O tubo G permite ao observador visualizar o fenómeno que explica a verdadeira circulação capilar-ISF e compreender as forças envolvidas em condições fisiológicas, bem como as perturbações que ocorrem em condições patológicas de choque e de MVOD/F. É a única explicação de uma verdadeira circulação capilar-ISF que pode substituir a defeituosa lei de Starling

Como investigar a VOS na SDRA?

Basta medir o volume de fluidos infundidos menos a perda de urina durante o procedimento cirúrgico ou a ressuscitação por choque e/ou monitorizar a alteração do peso corporal do doente em correlação com o quadro clínico da SDRA. A investigação da SDRA deve começar na altura da cirurgia de grande porte ou da ressuscitação com fluidos.

Conclusão

A análise crítica da literatura revista que revela múltiplos erros e equívocos sobre a fluidoterapia é relatada e corrigida. São discutidas as razões pelas quais a lei de Starling está errada e é apresentada uma substituição baseada na hidrodinâmica do tubo G. A SDRA é induzida por VOS que ocorrem na altura da cirurgia ou da reanimação com fluidos.

Conflito de interesses: Nenhum declarado.

Referências

1. Ashbaugh DG, Bigelow DB, Petty TL, Levine BE. Dificuldade respiratória aguda em adultos. Lancet 1967: ii: 319-23.
2. Wheeler A e Bernard G. Acute lung injury and the acute respiratory distress syndrome (Lesão pulmonar aguda e síndrome de dificuldade respiratória aguda). Lancet 2007: 369: 1553-65
3. Jacob M, Chappel D e Rehm M. Atualização clínica: gestão de fluidos perioperatórios. Lancet 2007: 369: 1984-6.
4. Starling E. H. Factores envolvidos na causa da hidropisia. *Lancet* 1886: **ii**: 12661270, 1330-1334 e 1406-14
5. Ghanem AN, Ward JP. Osmotic and metabolic sequelae of volumetric overload in relation to the TURP syndrome. Br J Uro 1990: 66: 71-78
6. Ghanem AN. Circulação de fluido semelhante a um campo magnético num tubo de orifício poroso e relevância para a circulação de fluido capilar-ISF: Preliminary report. Hipóteses Médicas 2001 Mar: 56 (3): 325-334.
7. Ghanem SA, Ghanem KA, Ghanem A N. (2017) Choques de sobrecarga volumétrica na pato-etiologia da síndrome de ressecção transuretral da próstata (TURP) e hiponatrémia de diluição aguda: The Clinical Evidence Based on Prospective Clinical Study of 100 Consecutive TURP Patients. Surg Med Open Access J.: 1(1)
8. Ghanem KA e Ghanem AN. (2017) Choques de sobrecarga volumétrica na etiologia patológica da síndrome de prostatectomia de ressecção transuretral e hiponatremia de diluição aguda: A evidência clínica baseada em 23 séries de casos. Basic Research Journal of Medicine and Clinical Sciences ISSN 2315-6864 Vol. 6(4): pp. 35-43 abril
9. Pindoria N, Ghanem SA, Ghanem KA e Ghanem AN, (2017) Choques de sobrecarga volumétrica na pato-etiologia da síndrome de prostatectomia de ressecção transuretral e hiponatremia de diluição aguda. *Integr Mol Med,* doi: 10.15761/IMM.1000279 Disponível online
10. Ghanem KA, Ghanem AN. (2017) A prova fisiológica de que a lei de Starling para a transferência de fluidos capilar-intersticial está errada: Avançando o Fenómeno do Tubo de Orifício Poroso (G) como Substituição. Open Acc Res Anatomy. 1(2). OARA.000508. 2017.
11. Ghanem KA e Ghanem AN. (2017) A prova e as razões de que a lei de Starling para a transferência de fluido capilar-intersticial está errada, avançando a hidrodinâmica de um orifício poroso
(G) como o verdadeiro mecanismo. Blood, Heart and *Circ,* Volume 1(1): 1-7. doi: 10.15761/BHC.1000102 Disponível online.
12. Ghanem, A.N. e Ghanem, S.A. (2016) Volumetric Overload Shocks: Porque é que a lei de Starling para a transferência de fluido intersticial capilar está errada? A hidrodinâmica de um tubo de orifício poroso como alternativa. Surgical Science: 7: 245-249. http://dx.doi.org/10.4236/ss.2016.76035
13. Webster N. R. Monitoring the critically ill patient. *J R Coll Surg Edin* 1999: **44**(6): 386-393.

14. Folkow B., Neil E. *Circulation*. Oxford University Press: London1971: 1-125.
15. Keele C. A., Neil E., Joels N. *Sampson Wright Applied Physiology*. 13ª ed., Oxford University Press. Oxford University Press: Oxford, 1982.
16. Guyton A. C. Textbook of Medical Physiology. An HBJ International Seventh Edn. WB Saunders Company. Philadelphia London. 1986: **19**: 221
17. Grupo de Revisores de Albumina da Cochrane Injuries Group. Human albumen administration in critically ill patients: systemic review of randomized controlled trials. Porque é que a albumina pode não funcionar. Br Med J 1998: 317: 235-240
18. Renkin E. M. Algumas consequências da permeabilidade capilar às macromoléculas: Starling's hypothesis reconsidered. *Am J Physiol (Heart Circ Physiol)* 1986: 250, **19**: H706-H710.
19. Pappenheimer J. R., Soto-Rivera. Effective osmotic pressure of plasma proteins and other quantities associated with capillary circulation in the hind limbs of cats and dogs. *Am J Physiol* 1948: **152**: 471-49.
20. Guyton A. C., Coleman T. G. Regulation of interstitial fluid volume and pressure. *Annals New York Academy of Sciences* 1968: **150**: 537-547.
21. Calnan J. S., Pflug J. J., Chisholm G. D., Taylor L. M. Lymphatic surgery. *Proceedings Royal Soc Med* 1972: **65**: 715-719.
22. Harrison III RH, Boren JS, Robinson JR. (1956) Dilutional hyponatraemic shock: another concept of the transurethral prostatic reaction. J Urol.: 75 (1): 95-110.
23. Danowski TS, Winkler AW, Elkington JR. (1946) The treatment of shock due to salt depression: comparison of isotonic, of hypertonic saline and of isotonic glucose solutions. J. Clin. Invest.: 25: 130.
24. Rhodin J. A. The ultra-structure of mammalian arterioles and precapillary sphincters. *J Ultrastructure Research* 1967: **18**: 181-222.
25. Karnovesky M. J. The ultra-structure basis of capillary permeability studied with peroxidase as a tracer. *J Cell Biol* 1967: **35**: 213-236.
26. Hendry E. B. The osmotic pressure and chemical composition of human body fluids (A pressão osmótica e a composição química dos fluidos corporais humanos). *Clinical Chemistry* 1962: **8**(3): 246-265.

CAPÍTULO 10

NADIRES DINÂMICOS ILUSÓRIOS E MÁSCARAS DA HIPONATRÉMIA PÓS-OPERATÓRIA E DA SÍNDROME DE TURP: O CONCEITO DE SOBRECARGA VOLUMÉTRICA AO LONGO DO TEMPO (VO/T) PARA RESOLVER O SEU ENIGMA.

Resumo

Introdução e objetivo *A hiponatrémia pós-operatória (HN) causa morbilidade e mortalidade graves, sendo a síndrome da ressecção transuretral da próstata (TURP) um modelo único. A apresentação clínica é o choque circulatório e a disfunção/insuficiência de múltiplos órgãos vitais (DVO/F) ou a morte. Todos os casos graves foram relatados retrospetivamente e atribuídos a múltiplas hipóteses tóxicas/diluição, de forma intercambiável com condições clínicas reconhecidas. O VO/T negligenciado causa nadires e máscaras dinâmicos de HN, tornando-o um puzzle clínico e bioquímico complexo. O objetivo aqui é resolver este puzzle.*

Pacientes e Métodos: *Investigações baseadas em observações clínicas, análise crítica da literatura, estudos físico-fisiológicos e clínicos prospectivos realizados nos últimos 32 anos. Observações e análise dedutiva identificaram insulto de sobrecarga volumétrica ao longo do tempo (VO/T), nadires de HN, máscaras clínicas paradoxais de choque e MVOD/F. Estudos prospectivos verificaram e quantificaram o insulto VO/T causando nadirs HN secundários e terciários e hiatos osmóticos. A gravidade depende do VO/T e do tipo de fluido: fluidos sem sódio (VO1) e fluidos à base de sódio (VO2).*

Resultados: *A "VO/T" está na origem das caraterísticas bioquímicas e clínicas da HN e da síndrome TURP. Os conceitos de "choque" e "VO" da HN de diluição foram relatados, mas o insulto VO permaneceu invisível. O puzzle foi resolvido depois de se ter desvendado o papel dinâmico da T nos nadires da HN. 3,5L de VO1 infundido em 1h causa choque de HN e síndrome MVOD/F. O nadir secundário da HN no pós-operatório imediato é proporcional ao VO1 e à gravidade clínica, mas a máscara de choque é confundida com choques de hemorragia ou sepse. O nadir da HN terciária tardia é desproporcional a ambos, uma vez que o fluido osmótico transfere fluido para as células "Missing VO". O edema e a necrose celular confundem o VO1 com enfarte cerebral ou cardíaco. A resposta terapêutica inadequada com uma "expansão vascular agressiva" apaga a HN, torna o choque irreversível e estabelece a MVOD/F.*

Conclusões: *O conceito de "insulto VO/T" explica a etiologia da HN e a síndrome TURP e a fisiopatologia dos nadires da HN, revelando as suas máscaras de apresentação paradoxais e refutando as hipóteses dilucional e tóxica. Expõe as ilusões bioquímicas, clínicas e terapêuticas, resolvendo o enigma da HN e abrindo caminho para identificar os "choques VO", "otimizar" a fluidoterapia e a terapia hipertónica com sódio, que salva vidas. A nova hipótese capilar-intersticial baseada na dinâmica do tubo G não torna difícil nem distante a resolução do quebra-cabeças da DMOV/F e da SDRA.*

Introdução

Este relatório diz respeito à hiponatrémia induzida por hospital (HN), particularmente no pós-operatório, sendo que a hiponatrémia que complica a ressecção transuretral da próstata (TURP) é uma síndrome bem conhecida. De interesse histórico, em 1913, Rowantree [1], relatou uma intoxicação aguda por água. Em 1946, Danawiski et al [2] relataram o choque HN e a sua terapia com sódio hipertónico (HST) em cães. Em 1948, Creevy [3] relatou uma reação pós-TUP induzida pela absorção de água do fluido de irrigação, causando hemólise. Desde a introdução do fluido de irrigação osmótico sem electrólitos, a hemólise deixou de ser observada na prática clínica. Em 1956, Harrison et al [4], relataram pela primeira vez a síndrome TURP como choque HN dilucional e a utilização bem sucedida de HST.

Sabe-se que a absorção de fluido de irrigação com glicina a 1,5% induz a síndroma TURP, mas não foi quantificada e raramente foi comunicada. Todos os casos de NH pós-operatória hospitalar são igualmente induzidos por um fluido sem sódio, como a glicose a 5%, mas raramente são incriminados. Em 1987, Arieff [5] relatou um artigo único, aludindo a 8 L de Dextrose a 5%. Em 1990, Ghanem e Ward [6] identificaram e quantificaram com exatidão a sobrecarga volumétrica (VO), contribuída tanto pela absorção de fluidos de irrigação como pelos fluidos infundidos por via intravenosa (IVI), como o verdadeiro insulto. O conceito de VO era uma causa inimaginável de choque anteriormente, uma vez que contradizia os conceitos recebidos com base na lei fisiológica defeituosa que dita as regras da terapia com fluidos. A nova descoberta do fenómeno hidrodinâmico do tubo de orifício poroso (G) abordou esta questão com referência à hemodinâmica capilar e circulatória em condições fisiológicas e patológicas [7].

A hiponatrémia é a anomalia bioquímica mais comum na prática clínica, causando morbilidade e mortalidade graves em homens [4,6,8], mulheres [5,9,10] e crianças [11,12]. A incidência de HN pós-operatória é de cerca de 1%, ou seja, 250 000 casos entre os cerca de 25 milhões de operações hospitalares efectuadas todos os anos nos EUA [8]. Trata-se de uma doença de grande interesse cirúrgico e médico que causa muita preocupação e ansiedade a nível internacional. Não tem definição, a etiologia fisiopatológica é desconhecida, a terapêutica é controversa e o prognóstico é mau [8-12]. O diagnóstico é extremamente difícil e o diagnóstico diferencial é enorme. Trata-se de um enorme puzzle bioquímico e clínico com peças falsas e em falta. A resolução deste puzzle exige a identificação do insulto causador e dos factores que o tornam ilusório.

É de salientar que foram relatados retrospetivamente casos graves a letais de HN [5,8-12] e síndrome TURP [4,6,13]. A medição da concentração de sódio sérico (SSC) foi introduzida na prática clínica após a Segunda Guerra Mundial [14], coincidindo com a utilização clínica alargada da fluidoterapia IVI [15,16]. A HN tornou-se um diagnóstico clínico pouco tempo depois [17]. Tem menos de 70 anos. Durante este período, poucos estudos acrescentaram questões fundamentais, centenas de autores contribuíram com a maioria das peças do puzzle, enquanto milhares de estudos prospectivos acrescentaram repetidamente pouco, mas alimentaram os debates.

Para compreender a doença e resolver os debates sobre a fisiopatologia e o tratamento, era necessário muito mais do que analisar centenas de estudos prospectivos e fazer alguns. A revisão crítica da literatura, a análise dedutiva e a analogia mantiveram o quadro principal em foco, ao mesmo tempo que encaixavam as peças corretas e identificavam os passos a dar. As peças falsas e em falta tinham de ser segregadas, rejeitadas e descobertas, respetivamente. As observações clínicas identificaram o insulto e os seus paradoxos, nadires ilusórios e máscaras de apresentação, antes de uma quantificação precisa através de estudos clínicos prospectivos [6] e físicos científicos [7].

A síndrome da TURP é geralmente considerada "bem conhecida, rara, obscura e limitada à urologia", mas foi prevista como um modelo único para resolver o seu próprio quebra-cabeças e o da NH pós-operatória. A questão fundamental para compreender a doença é: qual o volume, de que tipo e durante que tempo um fluido ganhou acesso ao sistema vascular e quais os efeitos hemodinâmicos imediatos e as máscaras clínicas tardias? A síndrome da TURP é única porque todo o VO quantificável ocorre durante a cirurgia de menos de uma hora (1h) [6,13].

Os passos de 'choque, HST [2,4] e anoxia [5]' conduziram, através das dificuldades, a uma nova compreensão da "VO" como o verdadeiro insulto causador, foram relatados [4,6] há alguns anos. No entanto, o puzzle ainda não foi resolvido. Múltiplas hipóteses tóxicas e de diluição [13] usadas indistintamente, e em combinações com condições clínicas reconhecidas [5,8-12], para a explicação patológica [6] testemunham que a HN tem permanecido indefinida.

O conceito de choque [2,4] foi afirmado como não sendo devido a nenhum dos indevidamente incriminados choque hemorrágico [18,19] ou choque sético [20]. O choque vascular e a insuficiência renal aguda (IRA) foram observados como efeitos paradoxais da VO e a analogia com a DVO/F foi relatada [6]. O MVOD/F foi originalmente relatado como síndrome de angústia respiratória do adulto (ARDS) [21]. Outros autores [13] confirmaram nossos dados de incidência, quantidade de fluido irrigante absorvido e perda sangüínea na ausência de sepse, hipotermia e hipoxemia. No entanto, o conceito de "VO/T" tem permanecido invisível, assim como o debate - resolvendo novos avanços sobre o assunto [6,7].

O papel do VO e do seu tipo de fluido isento de sódio (VO1) e à base de sódio (VO2) na indução dos nadires secundários e terciários da HN e das máscaras clínicas ilusórias, tendo em conta o tempo (T), foi um desafio científico que demorou anos a desvendar. Apresentar-se com choque hipotensivo paradoxal e IRA aos cirurgiões e coma encefálico [5,8-12] aos médicos são algumas entre muitas bizarras máscaras clínicas ilusórias da HN, a partir das quais foi feita analogia com a DMVM/F [6]. O objetivo deste relatório é resolver o quebra-cabeças da NH e da síndrome TURP, destacando o insulto invisível "VO/T" e identificando os nadires dinâmicos da NH e os seus paradoxos clínicos ilusórios e máscaras de apresentação que também podem ajudar a resolver o quebra-cabeças da DVO/F ou da SDRA.

Métodos

As investigações incluíram observações clínicas, revisão crítica da literatura com análise dedutiva e estudos físicos e clínicos prospectivos realizados nos últimos 33 anos. A maioria das peças do puzzle contribuídas por muitos autores e os passos que levaram a uma nova compreensão foram reunidos e adequadamente encaixados, segregando peças falsas e em falta para rejeição e descoberta. As observações clínicas, a análise e a analogia identificaram o verdadeiro insulto e os factores que causam os paradoxos, os nadires e as máscaras da NH.

Um estudo clínico prospetivo quantificou o insulto "VO" e os seus efeitos bioquímicos e clínicos, mas foram necessários anos para desvendar o papel dinâmico da T, que faz com que a HN seja tão evasiva. Os estudos físicos descobriram um fenómeno hidrodinâmico que desafia a lei da transferência capilar-ISF. Os estudos foram um processo contínuo de idas e vindas entre os métodos mencionados, utilizando ferramentas estatísticas e matemáticas adequadas para atingir o objetivo imposto pelo desafio científico. Os dados são baseados em teses de doutoramento aceites no Instituto de Urologia da Universidade de Mansoura, Egito, 1988.
A sobreposição com relatórios anteriores é uma necessidade mínima inevitável para uma compreensão clara necessária para resolver o puzzle da NH e da síndrome da TURP.

Observações clínicas

As observações clínicas mais importantes foram: Primeiro, a aceitação de que o choque e a anúria são caraterísticas clínicas reais da VO, embora paradoxais aos conceitos recebidos. Em segundo lugar, apesar da terapia de choque padrão de "expansão vascular agressiva", usando fluidos VO2 que elevaram a SSC e corrigiram a HN, o choque vascular persistiu, tornando-se irreversível com um quadro completo de MVOD/F" ou morte! Em terceiro lugar, o conceito recebido de elevar a pressão venosa central (PVC) para um nível de 18 cm de água ou superior durante o tratamento do choque hipotensivo é inconsistente com o seu valor normal de cerca de 0, com um intervalo de -7 a +7 cm de água. Em quarto lugar, se a pressão sanguínea arterial é verdadeiramente responsável pela filtração capilar-ISF, como indica a lei atual, por que razão o edema nunca é observado clinicamente para complicar a hipertensão arterial mais comum e por que razão ocorre uma transferência maciça de fluido extra-vascular durante a terapia de choque, apesar da hipotensão? Isto é de vital importância para o choque e a anúria observados no insulto "VO/T", causando edema celular e MVOD/F.

Nadires hiponatrémicos

O nadir do HN é a menor queda de SSC induzida por um determinado VO1 sem sódio. Um único bolus de VO1 induz um nadir dinâmico de HN dilucional que depende do compartimento de fluido corporal diluído e de T, induzindo 3 valores diferentes: o primário, o secundário e o terciário.

O nadir primário da HN refere-se a uma situação em que todo o VO1 ganho dilui apenas a FIV. A infusão de VO1 efectuada e a SSC medida em poucos minutos tornam-na tão rapidamente transitória e praticamente impossível de detetar com VO maciço para ter qualquer significado clínico prático.

O nadir secundário da **HN** é aquele que ocorre no período pós-operatório imediato e que define a HN da síndrome da TURP. Ocorre quando todo o VO1 ganho penetra no fluido extracelular (ECF), causando a SSC mais baixa, medida em <2h de VO.

O nadir do HN terciário é a queda mais frequentemente detectada da SSC às 24 horas ou mais tarde, que também reflecte a diluição do ECF. Sendo dependente da T, é mais dinâmico e ilusório, revelando apenas parte do VO1 ganho, após a transferência osmótica de fluido para as células ou para o fluido intracelular (ICF). É apresentada a interação dos factores que induzem e definem os nadires dinâmicos do HN e as máscaras clínicas ilusórias.

Resultados

O VO per-operatório inclui tanto o fluido de irrigação absorvido como os fluidos IVI, dos quais o VO1 é induzido por fluidos de irrigação com glicina a 1,5% e fluidos com glicose a 5%, enquanto o VO2 é induzido por fluidos à base de soro fisiológico.

insulto VO

Os dados de 100 pacientes com TURP estudados prospectivamente mostraram uma relação diretamente proporcional do VO1 com a queda pós-operatória imediata da SSC [Figura 1]. O VO foi o fator mais significativo para os sinais clínicos (P=0,0007). O resumo do VO de acordo com o tipo de fluido é mostrado na (Figura 2). A hipo-osmolalidade foi menos significativa (p=0,0212) e a HN não o foi (p=0,0597), sendo que esta última só se tornou significativa após a remoção do VO da análise de regressão múltipla. O VO médio dos casos sintomáticos foi de 3,5l, sendo um litro de soro fisiológico e 2,5l de fluidos VO1, 0,5l de Dextrose a 5% e 2l de Glicina a 1,5%, obtidos durante a cirurgia de TURP com duração de 1h.

A Figura [3] demonstra os teores de soluto sérico diluído apresentados como % do valor normal pré-operatório no período pós-operatório imediato (C). Demonstra que os conteúdos séricos diluídos são comuns, afectando casos sintomáticos (SC) de 10% dos doentes e casos não sintomáticos (NSC). O nadir da HN secundária não é apenas proporcional ao VO1, mas também à gravidade clínica no momento C. É de notar que a queda da hemoglobina e da albumina é dilucional e não devida a perdas de sangue. No nosso estudo prospetivo, a perda de sangue foi medida com precisão e a sépsis foi excluída por culturas negativas de urina e sangue. Todos os solutos séricos diluídos foram indevidamente incriminados nas hipóteses de diluição, enquanto o VO1 permaneceu invisível.

O aumento da SSC que eleva o nadir da HN às 24 horas é fisiológico, devido à perda de água insensível e urinária, ou patológico, devido à deslocação osmótica de fluidos para as células. Por conseguinte, o nadir terciário da HN pode ser enganador no momento D, uma vez que não reflecte o VO1 maciço real, fazendo com que a HN pareça desproporcionada em relação à gravidade clínica. O VO1 real e a gravidade clínica continuam a corresponder à HN secundária anterior em C.

As figuras (4) demonstram o aumento da glicina sérica, reflectindo o VO1 da glicina a 1,5% absorvida, obtida no per-operatório. O aumento da glicina sérica em C regressou espontaneamente ao normal no espaço de 24 horas no momento D sem qualquer terapia específica. Todas as alterações dos solutos séricos, quer se trate de uma descida ou de uma subida, pareciam aproximar-se do normal às 24 horas, mas é difícil dizer se esta alteração dinâmica é uma correção fisiológica ou patológica.

A subida dos testes de função renal e hepática e da contagem de glóbulos brancos, que afectou apenas o SC, ocorreu de forma mais proeminente em D, invertendo a queda dilucional inicial que afectou todos os doentes em C. A subida do SSC do nadir secundário para o nadir terciário da HN é, portanto, patológica na presença de anúria da IRA. O aumento da glicina (Figura 4) e os seus metabolitos de amoníaco e oxalatos foram incriminados como causas tóxicas da síndrome TURP. O amoníaco só pode ser detectado quando a disfunção hepática se transforma em insuficiência como parte do MVOD/F em D. A disfunção ou insuficiência cardíaca, cerebral, renal, hepática e respiratória tem os seus próprios métodos clínicos de deteção. A figura (5) mostra as alterações dos solutos séricos em D. Note-se o aumento das provas de função renal e hepática e dos leucócitos. A figura 6 correlaciona a queda da SSC e o aumento da glicina sérica com o volume de glicina absorvido.

Observam-se os factores mais importantes que afectam os nadires dinâmicos da HN e as suas máscaras clínicas. Cada litro de VO1 provoca uma queda de 7 mmol/l na SSC, causando o nadir da HN em C (Figura 1). O nadir secundário da HN em C é baseado na SSC média. Observa-se o nadir terciário da HN em D e o "VO ausente" que se deslocou para a ICF durante o período de adaptação. A gravidade clínica correspondente é segregada em distúrbios hemodinâmicos, DMO/F de órgãos cardíacos, cerebrais e respiratórios, e resposta renal. Quaisquer fluidos adicionais de VO2 podem apagar os nadires de HN mas pioram o VO e estabelecem o MVOD/F. Um nadir secundário de HN, que se torna terciário após 24 horas, não reflecte o VO1 real nem se correlaciona com a gravidade clínica. O efeito dinâmico da T é agora considerado.

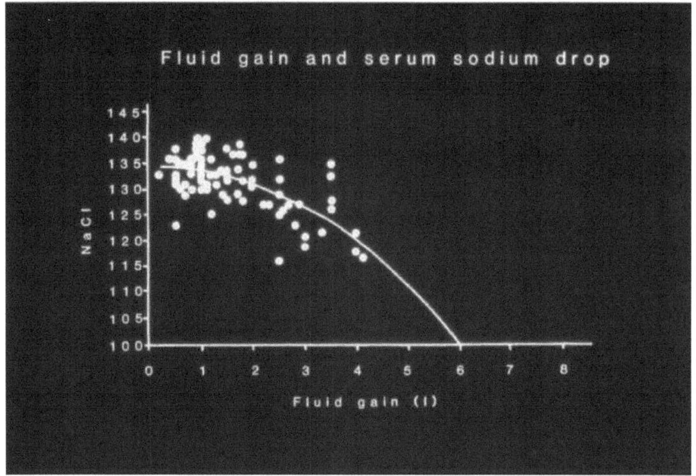

A Figura 1 apresenta um gráfico de dispersão de 100 casos de TURP que mostra a relação do ganho de fluido VO1 e SSC (NaCl). Os casos sintomáticos são os apresentados no lado direito. Calcula-se que cada litro de VO1 induz uma queda na SSC de 7 mmol/l.

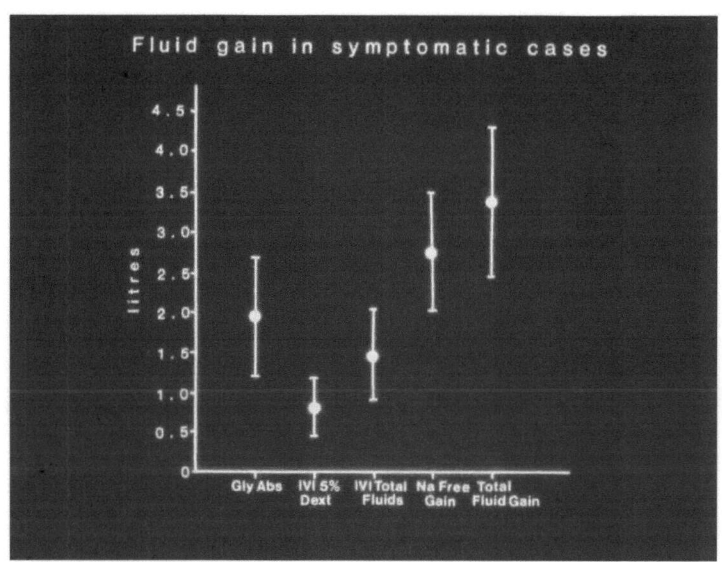

A Figura 2 mostra a relação entre o tipo de fluido e o ganho volumétrico.

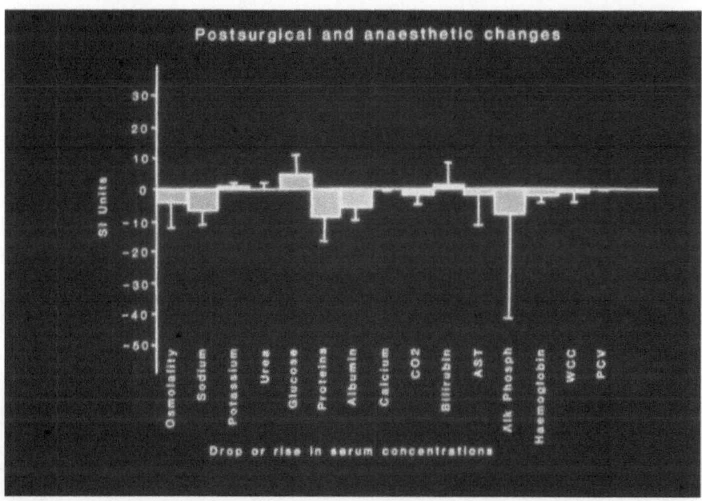

A Figura 3 mostra as alterações pós-operatórias imediatas (C) da diluição dos teores de solutos séricos, tanto na maioria não sintomática (NS) como nos 10% sintomáticos (SC). Todas as alterações de diluição têm sido incriminadas em hipóteses para a síndrome da TUR. O gap inicial de hiposmolalidade é mais significativo que o nadir da HN. A Hb e as proteínas séricas diluídas não são devidas a hemorragia. A correção espontânea da SSC às 24h (D) no SC pode ser fisiológica ou patológica. O verdadeiro culpado do insulto "VO/T" é responsável por ambas as anomalias bioquímicas e clínicas, mas invisível.

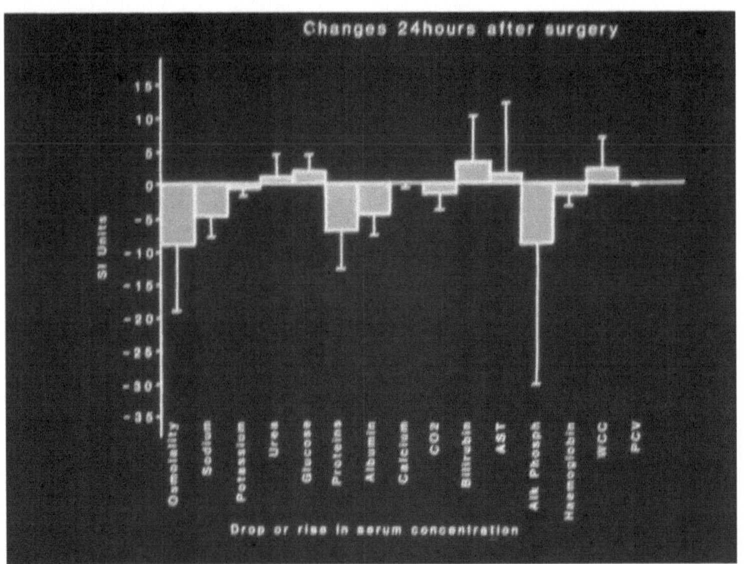

A Figura 4 mostra as alterações do conteúdo sérico às 24 horas após a cirurgia (D). Note-se a elevação das provas de função renal (ureia) e hepática (bilirrubina e AST) e o aumento do CMI.

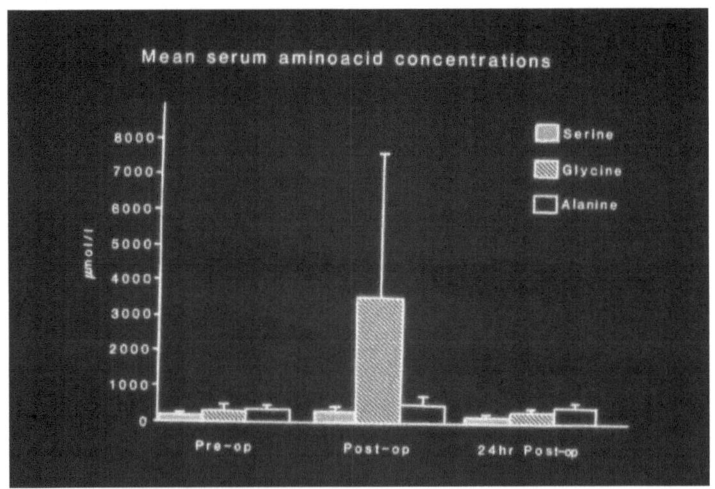

A figura 5 mostra o aumento do nível de glicina sérica (micro mol/l) em C. O enorme aumento da glicina sérica reflecte a quantidade absorvida de 1,5% de glicina, o que é indevidamente incriminado numa hipótese tóxica. O nível de glicina voltou ao normal após 24 horas em D sem terapia específica.

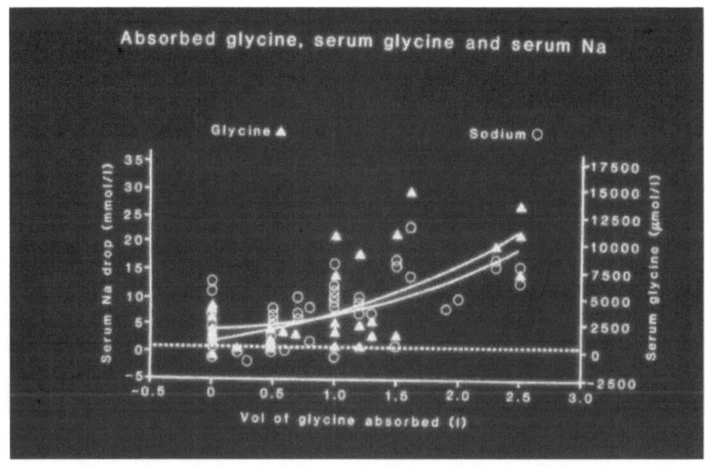

A figura 6 mostra a relação entre o volume de glicina absorvido e a queda da SSC e o aumento da glicina sérica.

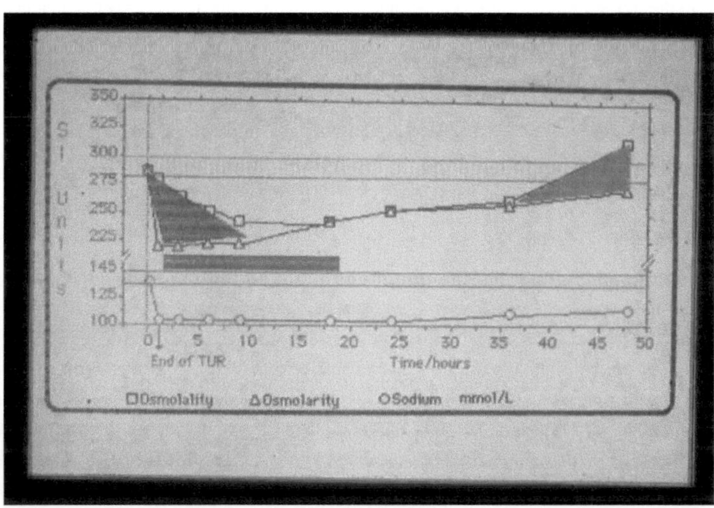

A figura 7 mostra as alterações do sódio e da osmolalidade séricos, demonstrando que a osmolalidade sérica

Lacunas. Isto baseia-se num gráfico de linhas da osmolalidade medida e calculada. O Gap de osmolalidade inicial é hipo-osmótico, representado pelo triângulo verde, enquanto o Gap de osmolalidade terminal é hiperosmótico, representado pelo triângulo vermelho, que ocorre em doentes terminais. A barra amarela superior representa a gama de osmolalidade sérica. A barra amarela inferior representa a gama de SSC. O papel da T

Não só o VO1 (quantidade e tipo) mas também o T são importantes para definir os nadirs da HN. O VO1 ganho em 1h (o período de indução) induz o nadir secundário da HN que representa com exatidão tanto a queda de SSC diluindo o ECF [Figuras 1 e 5] como se correlaciona com a gravidade clínica. No entanto, a relação dinâmica precisa do VO com a gravidade clínica é dependente da T, mais especificamente a gravidade é dependente dos períodos de indução e adaptação do VO.

Período de indução

A importância do período de indução de T reside no facto de que, quando um determinado VO1, como 3,5 l (5% do peso corporal), é infundido a um adulto em 1 hora, é patológico e pode ser letal. No entanto, quando administrado num período de 24 horas, corresponde ao consumo diário normal de fluidos. A HN é assim inversamente proporcional ao T do período de indução.

Toxicidade do fluido Tipo

Quando a quantidade de VO e o período de indução permanecem constantes, o tipo de fluido afecta a gravidade da toxicidade da VO. O mesmo VO de 3,5l (5% BW IVI em 1h) de água destilada é provavelmente letal, de 1,5%Glicina é crítico, de 5%Glicose é grave, de 3% Manitol é grave e de VO2 é talvez de gravidade moderada. As provas aqui apresentadas baseiam-se essencialmente em observações clínicas de senso comum, derivadas de vários estudos relatados sobre fluidos IVI em animais que correspondem aos nadires de NH e à gravidade clínica dos casos de síndrome TURP.

VO/T Insulto

Os dados acima demonstram que o "***VO/T***" é o insulto que causa a gravidade bioquímica e clínica do nadir da HN secundária no pós-operatório imediato T. O efeito mais ilusório do "VO /T" continua a operar invisivelmente durante o nadir da HN terciária.

A HN terciária

O nadir da HN terciária é a queda mais medida da SSC no pós-operatório, às 24 horas ou mais tarde, normalmente na manhã após a cirurgia (D). É tão dinâmico que leva a múltiplas interpretações e conclusões. Pode representar um aumento fisiológico espontâneo de um nadir de HN secundário anterior se a função renal for mantida e a perda insensível for considerada. Isto é observado com VO1 <2L quando a função renal permite diérese. No entanto, a anúria da IRA é comum com VO1 elevado, durante o qual também ocorre um aumento da SSC devido à deslocação osmótica de fluido para o FCI, causando edema celular de MVOD/F. A gravidade do MVOD/F é desproporcionada em relação ao nadir aparentemente ligeiro da HN de aumento da SSC. O período de adaptação da T é um fator negligenciado que causa a HN terciária com diagnóstico de máscaras clínicas ilusórias.

O "VO que falta"

O aumento aparente da SSC que ocorre durante 24-48h após VO1 maciço e anúria é patológico devido à deslocação interna de água osmótica do ECF para o ICF. O fluido que se desloca e se aloja no interior das células é o "VO em falta", que é matematicamente e clinicamente mais de 2/3 do VO1 ganho. Durante o período de adaptação do T, não só a parte "em falta" do VO1 entra nas células, como também os fluidos que inundam o ECF se deslocam para as potenciais cavidades corporais da pleura e do peritoneu, o que é evidente no exame post mortem, devido à capacidade limitada do sistema vascular.

Para além disso, o período de adaptação decorrido de T permite várias interpretações do HN terciário. O desconhecimento de uma descida anterior da SSC confunde o nadir da HN secundária com o da terciária e faz esquecer a "VO em falta". As subidas espontâneas da SSC fazem com que a HN terciária pareça de menor magnitude ou insignificante, uma vez que a SSC pode voltar ao normal ou acima do normal, particularmente com a infusão de soro fisiológico, dando uma falsa sensação de melhoria. É impossível dizer se o aumento da SSC é uma melhoria fisiológica devido à excreção de urina e perda insensível ou patológica devido à transferência osmótica de água para o FCI e infusões de fluidos com VO2. A anúria é evidente clinicamente, mas o pitting não é uma caraterística do edema celular que reflicta a transferência osmótica de fluidos para o CIF.

O nadir da HN terciária não representa a totalidade do VO1 ganho nem reflecte a gravidade das suas caraterísticas clínicas. Estas últimas continuam a corresponder ao nadir da HN secundária anterior e ao seu VO1. A parte do VO1 que permanece no ECF causando a HN terciária é cerca de 1/3 do VO1 total real. Os restantes 2/3 são o "VO1 em falta" que causa o edema celular e o MVOD/F. Um VO1 maciço de 3,5l/h causando HN secundária com um nadir de 107 mmol/l. Apresenta-se com choque hemodinâmico vascular paradoxal e anúria de IRA que tem um nadir terciário de 126 mmol/l às 24 horas, quando a DVO/F é de gravidade crítica. Na ausência de um mapa preciso do balanço hídrico per-operatório, apenas o aumento do peso corporal (PC) pode revelar o verdadeiro insulto VO total, a sua parte "VO em falta" e qualquer excesso de fluidos VO2 no ECF e potenciais cavidades corporais.

Alterações da osmolalidade

Para além do "VO/T", existem outros factores que afectam a HN terciária, contribuindo para a conspiração bioquímica, clínica e terapêutica da confusão e da ilusão. A solução salina ou qualquer fluido IVI VO2 pode apagar as evidências remanescentes no HN e mascarar totalmente o VO real enquanto o MVOD/F se estabelece. Tanto a hipoosmolalidade como a HN do VO1 ocorrem com fluidos de soluto metabolizável, como a glicina e a dextrose, mas não com o manitol. A hipoosmolalidade é de curta duração e pode ser indetetável devido à IVI do fluido VO2 e/ou à celulólise com libertação de osmóis celulares tóxicos que podem reverter a osmolalidade sérica para valores normais ou superiores aos normais.

Diferenças de osmolalidade

Existem dois desníveis de osmolalidade correspondentes à NH secundária e terciária: o desnível hipoosmótico inicial e o desnível hiperosmótico tardio, respetivamente (Figura 7). Estando dependente do SSC, o intervalo do VO1 da glicose metabolizável e da glicina é de hipoosmolalidade, mas o Manitol isotónico a 3% induz uma HN de iso-osmolalidade. Do mesmo modo, sendo a HN terciária dependente da SSC, da T e da terapêutica, o desfasamento tardio é dinâmico e indefinido. Pode ser um hiato de hipo, iso ou hiper osmolalidade. O último hiato ocorre em casos estabelecidos de DMV/F, tem um valor prognóstico mau e é mostrado na (Figura 7). O hiato de osmolalidade tardio pode evoluir para hiperosmolalidade com uma terapêutica inadequada em doentes com DMOV/F estabelecida. Discussão

As provas apresentadas demonstram que a "VO/T" é o insulto invisível que causa todas as alterações e graus de soluto sérico, nadires, paradoxos e máscaras da NH e da síndrome da TURP. As ilusões bioquímicas, clínicas e terapêuticas causaram a má interpretação dos dados e do puzzle multidimensional. Nem a hemorragia, a sépsis, as toxinas químicas, a hipotermia, a obstrução vascular nem a hipoxemia desempenham um papel primordial na fisiopatologia da NH e da síndrome da TURP [6]. As caraterísticas clínicas, desde sintomas prodrómicos a sinais graves e morte súbita, embora se apresentem com máscaras de condições reconhecidas, têm uma etiologia patológica diferente.

Graus de gravidade e máscaras de apresentação

A analogia observada com a relação entre a DVO/F e o grau de gravidade da HN é evidente nos dados apresentados e nos relatos analisados da literatura. Choque hipotensivo e combinação de DVO/F é a principal apresentação ilusória em ambiente cirúrgico [6]. O choque vascular é documentado, embora geralmente atribuído incorretamente à hemorragia [18,19] ou sepse [20], porque o choque paradoxal de "VO/T" era anteriormente inconcebível. Insuficiência cardíaca, enfarte ou paragem e morte súbita [22-24], e dificuldade respiratória ou edema pulmonar [25,26] podem causar um dilema de diagnóstico durante ou imediatamente após a cirurgia. Aqueles que estão cientes da síndrome da TURP consideram as hipóteses dilucional e tóxica [13], enquanto a morte súbita é atribuída a condições médicas reconhecidas, tais como enfartes do miocárdio ou cerebrais, cada uma das quais é uma causa aceitável de morte para diferentes causas patológicas. A verdadeira causa pode ser ignorada no exame post-mortem, a menos que o patologista esteja totalmente ciente da condição [24]. Também foram registados problemas respiratórios e edema pulmonar [25,26].

O coma encefálico dos casos de HN pós-operatória [4-6,10,27-32] e médica [8,9,11,12,33-36] é uma apresentação comum aos médicos, que com convulsões e paralisia indica edema cerebral e enfarte. O verdadeiro culpado do insulto VO1, sendo invisível, não foi mencionado em todos os relatórios, exceto um retrospetivo [5] e um prospetivo [9]. É de salientar que o coma HN complica qualquer cirurgia e não se limita à TURP. Os factores predisponentes e a via de ganho de VO1, através da próstata ou da veia periférica ou do peritoneu, são de menor importância para a patologia, mas relevantes para a prevenção da absorção de fluidos de irrigação. Podem ocorrer outras alterações electrolíticas [33,34], disfunções renais [35] e hepáticas [36,37], coagulopatias [38,39] e distúrbios gastrointestinais. As combinações são comuns, mas pode prevalecer um ou dois MVOD/F. A figura [4] demonstra os testes de função renal e hepática anormais no momento D como parte do MVOD/F.

A ilusão clínica

Com caraterísticas tão bizarras e uma vasta gama de gravidade, as máscaras das apresentações clínicas da NH e da síndrome TURP são muitas. O diagnóstico diferencial é enorme e extremamente difícil. Os sintomas prodrómicos podem ser atribuídos a hipotermia [40] ou a anestesia, fármacos e toxicidade da glicina [41], enquanto os casos graves podem ser confundidos com condições médicas conhecidas de choque ou insuficiência cerebral e cardíaca ou enfarte, insuficiência respiratória, renal ou hepática [22-37]. Este facto contribui para o dilema das hipóteses dilucional e tóxica da síndrome TURP [13]. O exame post-mortem pode mostrar edema e necrose do cérebro ou do coração que podem ser ignorados, sendo confundidos com oclusão arterial, mas a necrose de órgãos da VO1 ocorre na ausência de isquémia arterial e hipoxémia. A causa da morte é ignorada, a menos que a VO1 seja comprovada por uma baixa SSC na amostra de corpo vítreo retirada do olho [24]. Deve-se verificar se há ateroma obstrutivo ou coágulos nas artérias cerebrais e coronárias.

Clinicamente, esta condição apresenta os mesmos distúrbios hemodinâmicos da hemorragia ou do choque sético, mas a hipovolémia não é sinónimo de hipotensão. Mimetiza a MVOD/F de qualquer órgão vital isolado, mas o insulto é generalizado devido ao choque e ao edema celular ou necrose (enfarte) do VO1. Os testes de função renal e hepática elevados e a leucocitose [Figura 4] que ocorrem durante o período de adaptação do T, às 24 horas ou mais tarde, são efeitos da VO. O cérebro, o coração e os pulmões, com métodos especiais de classificação e avaliação, são agrupados como MVOD/F. Em casos graves de VO1, a anúria da IRA é resistente a diuréticos de ansa até à dose tripla normal e a terapêutica com VO2 piora a VO. A desproporção entre a gravidade bioquímica e clínica do nadir da HN terciária causa erros de diagnóstico e ilusão terapêutica.

Ilusão terapêutica

A diferença fundamental entre as apresentações cirúrgicas e médicas é a resposta terapêutica que estas suscitam. A apresentação de um choque de hipotensão vascular profunda no teatro ou na sala de recobro aquando do nadir secundário da HN contradiz os conceitos preconcebidos sobre choque e fluidoterapia. A "expansão vascular agressiva" é executada de forma frenética e indiscriminada, na falsa convicção de que está a ocorrer uma hemorragia, hipovolémia ou sépsis. A tentativa equivocada de infusão maciça de VO2 apaga a HN, torna o choque irreversível, piora a VO e estabelece a MVOD/F. Outros autores confirmaram nossas observações clínicas sobre manifestações prodrômicas a graves de HN de VO1, mas infelizmente foram atribuídas à hipotermia [40] ou à toxicidade da glicina [9,41]. As mesmas manifestações, no entanto, foram relatadas com fluidos de glicose e manitol na ausência de hipotermia, glicina e toxicidade de amónia [13].

A capacidade do sistema cardiovascular é limitada a 7l e a PVC é de cerca de 0 (+7 a -7) cm de água [42]. A expansão vascular agressiva que excede esses limites, mesmo durante uma hipovolemia genuína ou terapia de choque de sepse, transborda o excesso de fluidos para o FSI, corrigindo ou não a hipotensão arterial. A pressão osmótica das proteínas plasmáticas, que se pensa ser a força de retorno do fluido para a FIV, não existe [10]. Os capilares possuem poros

que permitem a passagem fácil das moléculas de proteínas. A elegante câmara subcutânea de Guyton e Coleman [43] demonstrou este facto e provou que a pressão ISF é de -7 cm de água. O aumento da pressão venosa é uma causa comum bem conhecida de edema, mas a pressão arterial elevada não tem esse efeito. Este facto deve suscitar reflexões sobre a lei de Starling e os conceitos recebidos sobre a fluidoterapia. O novo fenómeno hidrodinâmico do tubo de orifício estreito (G) [10] demonstrou a sua importância para a hemodinâmica capilar e vascular, tanto em condições fisiológicas como patológicas. A VO causa choque hipotensivo, indicando que as alterações volumétricas vasculares agudas de hiper ou hipovolémia causam choque a nível capilar-ISF, provocando anóxia celular [5] apesar da saturação total de oxigénio do sangue arterial.

Apresentar-se aos médicos mais tarde com coma encefalopático, na altura do nadir da HN terciária, é também uma ilusão. A maior parte do VO1 ganho já desapareceu da FIV e do ECF para as células, pelo que raramente é reportado. A terapêutica recomendada nesta situação tem sido conservadora, com restrição de fluidos, diuréticos de ansa e medidas de apoio cardio-respiratórias, enquanto a HST foi considerada contra-indicada. Para elevar a SSC, utilizou-se liberalmente solução salina isotónica de éter ou fluidos de VO2 plasmático [33], ou infundiu-se lentamente HST de baixa concentração [8]. Isso é contraditório com a restrição de fluidos. Apesar de se ter debatido este ponto de vista quando as provas disponíveis eram observações ou casos anedóticos e, recentemente, se terem relatado provas concretas [6,7], a opinião geral sobre a terapêutica da HN permanece inalterada [5,8,10-12], exceto um relatório recente e bem-vindo das autoridades mundiais em HN [9].

Hipóteses e litígios

A absorção de fluidos irrigantes é bem conhecida por induzir a HN da síndrome TURP, atribuída à HN de diluição múltipla [4-13,22-41], hipo-osmolalidade [6,44-50], albumina baixa [33,49] e cálcio [51]) ou hipóteses tóxicas (amónia, glicina, K+ sérico e fosfatase ácida). A diluição da hemoglobina (Hb) foi sempre pensada como decorrente de hemorragia no tratamento do choque. Todas as alterações séricas utilizadas, de forma intercambiável e em combinações com as condições médicas mencionadas, para explicar a fisiopatologia da síndrome TURP e as suas máscaras de apresentação clínica bizarras.

A disputa de longa data entre a hipo-osmolalidade e a HN [43-49] como causas de sintomas graves baseia-se na observação de que a hiponatremia acentuada pode ocorrer sem sinais graves correspondentes. Esta questão pode ser resolvida com a compreensão dos dados apresentados sobre os nadirs terciários da HN e os desníveis de osmolalidade. As figuras (1-4) demonstram as bases da maioria das hipóteses dilucionais e tóxicas. O insulto "VO/T" é tão óbvio que é invisível. Todos os estudos anteriores não quantificaram a absorção de fluidos de irrigação nem consideraram os fluidos IVI.

Interpretação de dados

A correlação dos dados sobre o VO1 induzido pelo fluido de irrigação absorvido e pelos fluidos EV com os sinais de NH da síndrome da TURP torna as suas caraterísticas bizarras mais fáceis de compreender, detetar e explicar. Os resultados acima demonstram que tanto a hipo-osmolalidade como a HN do VO1 ocorrem com fluidos de glicina e dextrose que são metabolizáveis [6,44-50], mas o manitol causa HN sem hipo-osmolalidade [28]. Assim, o manitol parece menos tóxico do que a glicose ou a glicina e a HN pode ser desproporcional aos sinais [44]. A hipoosmolalidade é de curta duração e pode ser indetetável [13]. Tanto o VO2 como a celulólise com libertação de osmóis celulares podem reverter a osmolalidade sérica para o normal ou acima do normal, causando um desfasamento tardio da osmolalidade, relatado em doentes com DMVM/F com mau prognóstico [52]. Os doentes podem apresentar iso-, hiper- ou hipoosmolalidade em qualquer altura. O hiato de osmolalidade tardio é um rebote do hiato de osmolalidade inicial. Tem um grande potencial terapêutico na prevenção da ocorrência do hiato tardio, se a HST for administrada atempada e rapidamente. Da mesma forma, a HN tem uma escala T mais longa. Por conseguinte, tanto a hipo-osmolalidade como a HN do VO1 desempenham um papel secundário vital, mas transitório, na fisiopatologia, com duração de horas e dias, respetivamente [9] - quando não são perturbadas por infusões de VO2.

Foi demonstrado que a administração intravenosa de um litro de glicina a 1,5% ou dextrose a

5%, ganho em 1 hora, causou uma queda no sódio sérico de 7 mmol/l e induziu sintomas prodrómicos em voluntários saudáveis [42]. O nível mais baixo de sódio sérico relatado compatível com a vida foi de 98 mmol/l, ocorrendo com 3% de Manitol [28] e 101 mmol/l com 1,5% de Glicina [2230]. A dose letal correspondente de VO1 puro é de 5,6l.
O VO1 médio para HN de <120 mmol/l de gravidade média foi de 3,5l (5%BW), incluindo 1l de fluidos VO2 IVI [9]. Estes dados são a base para a utilização dos nadires da HN e da queda média da SSC, respetivamente, em relação ao grau de gravidade clínica subjectiva.

A figura (1) mostra que uma descida de 10-14 mmol/l da SSC indica um VO1 de <2l que pode ou não ser auto-corrigível. Uma queda de 15-20 mmol/l indica VO1 de 2,5L. Um litro extra de fluido VO2 por IVI eleva o VO médio total para 3,5 L (5% do peso corporal), causando sinais graves. Um doente adulto pode acomodar um extra de 1-2L de fluidos VO2, mas a recuperação de MVOD/F é a exceção. Uma combinação de VO1 e VO2 de até 10% do PC ou um volume maior de VO2 puro é comum após cirurgia de grande porte e ressuscitação de trauma [17,35]. O VO2 maciço induz uma DVO/F crítica que pode não ser letal, mas raramente é relatada ou incriminada, exceto no único relatório original sobre a síndrome de dificuldade respiratória do adulto (ARDS) [21].

As infusões salinas causam um aumento aparente da SSC para o normal ou acima do normal, mas obviamente pioram a VO. Isto pode explicar a apresentação tardia da síndrome TURP com caraterísticas que imitam o enfarte cerebral ou cardíaco, em que a HN e a hipo-osmolalidade, embora detectáveis [9], são facilmente apagáveis. Um atraso na terapêutica adequada provoca a lise das células, libertando conteúdos tóxicos para o FIV que também eliminam a hipoosmolalidade, voltando a existir um hiato de hiperosmolalidade. A administração de VO2 elimina tanto a HN como a hipo-osmolalidade. A libertação de conteúdos celulares tóxicos para a circulação confundiu os resultados com a sépsis e orientou erradamente a investigação sobre a síndrome MVOD/F, particularmente na presença de leucocitose aqui demonstrada como uma resposta ao insulto de VO [Figura 4]. A sepse talvez seja superincriminada na síndrome MVOD/F. O facto de um ou dois L de solução salina normal serem melhor tolerados do que um fluido hipotónico metabolizável com glicina a 1,5% ou um fluido isotónico com glicose a 5% não significa uma relação diretamente proporcional entre a quantidade de VO2 e a segurança.

A evidência hemodinâmica relatada sobre o stress cardíaco durante a cirurgia de TURP [40,41] ocorre na ausência de hipotermia, hipoxemia e sepsia em todos os casos da síndrome de TURP. Além disso, a maioria dos casos graves de HN e síndrome TURP sofrem de coma na ausência de toxicidade de amoníaco que só raramente é detectada em insuficiência hepática estabelecida como parte de MVOD/F. A condição também ocorre com Manitol a 3% [30] e Sorbitol na ausência de glicina sérica elevada. Todas as hipóteses dilucionais e tóxicas são igualmente incorrectas, deixando invisível o verdadeiro culpado do insulto "VO/T".

Os casos de síndrome de HN e TURP graves a letais ocorrem raramente durante estudos prospectivos e apenas dois estudos de Eastbourne documentaram tais casos [6,51], enquanto todos os casos de HN foram relatados retrospetivamente. Uma incidência de 10%, causando morbilidade moderada a grave [6] com mortalidade de 0,5-1,5% [50], é o valor atualmente aceite [13]. Outros autores afirmaram a exatidão dos nossos dados sobre a incidência, perda de

sangue per-operatória e balanço de fluidos [13]. A incidência aplica-se ao pós-operatório, se não a todas as NH induzidas pelo hospital [3337] que afectam homens, mulheres e crianças de especialidades médicas e cirúrgicas [4-13], quer sejam relatadas como NH ou com um rótulo de especialidade da síndrome TURP ou gémeos idênticos [33,37].
O nadir da HN terciária e o "Missing VO" induzem uma tripla ilusão bioquímica, clínica e terapêutica.

A ilusão bioquímica

O insulto "VO/T" não só é ignorado como também a contribuição dos fluidos EV é normalmente ignorada, sendo contraditória com os conceitos recebidos sobre a fluidoterapia do choque e a monitorização de doentes críticos. A deslocação osmótica do componente de água dos fluidos VO1 do ECF para o ICF (VO em falta) causa uma elevação aparente da SSC e edema de células largas com disfunção de órgãos vitais e não vitais, explicando a ilusão do nadir da HN terciária.

O edema celular, a necrose e a lise completam o quadro de choque e de MVOD/F. O edema celular, ao contrário do edema intersticial venoso ou cardíaco, não é pontual. Manifesta-se clinicamente com as caraterísticas bizarras do MVOD/F. Os fluidos VO2 podem corrigir a SSC baixa, mas mascaram o marcador HN, confundem o diagnóstico, pioram o VO e causam afogamento interno e, acima de tudo, não corrigem o edema celular, mobilizando o "VO em falta" para fora das células e do corpo do doente. A disfunção capilar causa choque e anóxia celular na ausência de hipoxemia, como foi recentemente provado histo-patologicamente [13].

O balanço total de fluidos e o VO líquido com referência ao tipo de fluido no momento do diagnóstico, particularmente nos casos que sofrem de episódio isquémico cerebral ou cardíaco ou enfarte e/ou dificuldade respiratória no período pós-operatório, devem ser cuidadosamente analisados. As alterações de SSC e osmolalidade numa escala temporal revelam evidências valiosas [6]. Embora não seja fácil, o nadir da HN terciária ou a SSC normal no pós-operatório, deve ser cuidadosamente analisado com referência ao "VO/T", levando em consideração o tipo de fluido. Nos casos de IRA com alto débito urinário, a tentativa séria de recuperação espontânea pelos rins pode ser derrotada pela "perseguição de fluidos de entrada e saída", na qual cada saída de urina é impensadamente substituída por igual quantidade de fluidos EV. Em muitos casos, a quantificação do VO só pode ser detectada pelo aumento do PC.

A compreensão das questões acima discutidas sobre VO/T permitiu a descoberta de choques de sobrecarga volumétrica na pato-etiologia da NH e da síndrome TURP [53,54]. Também permitiu a descoberta da hidrodinâmica de um tubo de orifício poroso que fornece a substituição correta da lei de Starling errada para a transferência de fluido capilar-intersticial [55]. A resolução do enigma da síndrome MVOD/F e da SDRA está pendente.

Conclusão

O conceito de "insulto VO/T" explica a etiologia da NH e da síndrome TURP e a fisiopatologia dos nadires da NH, revelando as suas máscaras de apresentação paradoxais e ilusórias e refutando as hipóteses dilucional e tóxica. A absorção de glicina a 1,5% pelo fluido de irrigação induz a síndrome TURP, mas não foi quantificada nem registada; do mesmo modo, a dextrose a 5% induz todos os casos de HN pós-operatória, embora o VO1 seja raramente registado. O nadir de VO1 da HN secundária é proporcional à gravidade clínica, mas a apresentação com choque vascular contradiz os conceitos recebidos e inicia a terapia inadequada de "expansão vascular agressiva". Da mesma forma, o nadir da HN terciária causa ilusões bioquímicas, clínicas e terapêuticas. A deslocação de fluido osmótico para a FCI provoca um aumento aparente da SSC, mas o "VO em falta" provoca edema celular ou necrose de um órgão vital. As caraterísticas bizarras do MVOD/F causam dificuldade no diagnóstico e no diagnóstico diferencial da HN quando se apresentam com máscaras de isquémia ou enfarte cerebral ou cardíaco. É importante diferenciar o enfarte por obstrução arterial do enfarte devido a edema e necrose celular como máscaras de apresentação tardia da HN e da síndrome TUR.

O verdadeiro valor único da compreensão da pato-etiologia exacta da "rara, obscura e bem conhecida", mas única, síndrome da TURP reside não só na resolução do seu próprio enigma, mas também do enigma dos gémeos idênticos e das condições caracterizadas com HN. Isto abriu caminho para a identificação de novos "choques VO", regras corretas para "otimizar" a fluidoterapia em caso de choque e condições para uma HST bem sucedida e que salva vidas em casos graves de HN inadvertida. À luz da nova hipótese para a dinâmica capilar-ISF, a resolução de outro enigma mais elusivo da síndrome MVOD/F ou da ARDS não deverá ser demasiado difícil ou distante.

Referências

1. Rowntree LO. Intoxicação por água. A.M.A . Arch. Int. Med. 1923: 32: 157.
2. Danowski TS, Winkler AW, Elkington JR. The treatment of shock due to salt depression: comparison of isotonic, of hypertonic saline and of isotonic glucose solutions. J. Clin. Invest. 1946: 25: 130.
3. Creevy CD. Haemolytic reactions during transurethral prostatic resection. J Uro. 1947: 58: 125.
4. Harrison III RH, Boren JS, Robinson JR. Dilutional hyponatraemic shock: another concept of the transurethral prostatic reaction. J Uro. 1956: 75 (1): 95-110.
5. Arieff AI. Hyponatraemia, convulsão, paragem respiratória e danos cerebrais permanentes após cirurgia electiva em mulheres saudáveis. N Engl J Med 1986: 314 (24): 1529-34.
6. Ghanem AN, Ward JP. Osmotic and metabolic sequelae of volumetric overload in relation to the TURP syndrome. Br J Uro 1990: 66: 71-78
7. Ghanem AN. Circulação de fluido semelhante a um campo magnético num tubo de orifício poroso e sua relevância para a circulação de fluido capilar-intersticial: relatório preliminar. Medical Hypotheses 2001: 56(3): 325-334.
8. Arieff AI. Management of hyponatraemia. Br Med Jour 1993: 307: 305-8
9. Ayus JC, Arieff AI. Chronic Hyponatraemic Encephalopathy in Postmenopausal Women: Association of Therapies With Morbidity and Mortality. JAMA Middle East 1999: Volume IX No 10: 58-63. Reimpressão de (JAMA 1999: 281: 2299-2304)
10. Lane N, Allen K. **Hyponatraemia after orthopaedic surgery.** EDITORIAL. Br Med Jour 1999: 318: 1363-1364.
11. Arieff AI. Hyponatraemia and death or permanent brain damage in healthy children. Br Med Jour 1992: 304: 1218-22

12. Halberthal M, Halperin ML, Bohn D. **Acute hyponatraemia in children admitted to hospital: retrospective analysis of factors contributing to its development and resolution.** Br Med Jour 2001: 322: 780-782.
13. Hahn RG. Fluidos de irrigação em cirurgia endoscópica. Br J Uro: 1997: 79: 669-80
14. Gamble JL. Chemical Anatomy, Physiology and Pathology of Extra-cellular Fluid. Cambridge, Massachusetts, Harvard University Press, 1949.
15. Darrow DC, Pratt EL. Fluid Therapy. JAMA.1950: 143: 365, 143: 432.
16. Moyer CA. Fluid Balance. Chicago. Year Book Publishers. 1953.
17. Chassin JL. Distúrbios electrolíticos no pós-operatório. Surg. Clin. N. Amer. 1954: 34: 323.
18. Spencer Hoyt H, Goebel J L, Lee HI, Schoenbrod J. Types of shock reaction during transurethral resection and relation to acute renal failure. J Uro 1958: 79: 500-7.
19. Logie JRC, Keenan RA, Whiting PH, Steyn JH. Fluid absorption during prostatectomy. Br J Uro 1980: 52: 526-8.
20. Bertrand J., Gambini A, Cazalaa JB, at al. Le syndrome de resection de la prostate (TURP) syndrome, mythe oy realite? Jour d' Urologie 1981: 87: 1-4
21. Ashbaugh DG, Bigelow DB, Petty TL, Levine BE. Acute respiratory distress in adults. Lancet 1967: ii: 319-23.
22. Charlton AJ. Paragem cardíaca durante cirurgia transuretral após absorção de glicina a 1,5%. Anaesth. 1980: 35: 804-7
23. Osborn DE, Rao PN, Greene MJ, Barnard RJ. Fluid absorption during transurethral surgery. Br Med Jour. 1980: 28: 1549-50.
24. Lessels AM, Honan RP, Haboubi NY, Ali HH e Greene MJ. Death during prostatectomy. J Clin Path 1982: 35: 117.
25. Jacobson J. Prolonged respiratory inadequacy following Transurethral Resection of the Prostate (Insuficiência respiratória prolongada após ressecção transuretral da próstata). Anaesth. 1965: 20: 329-33
26. Heytens L, Camu F. Pulmonary edema during caesarean section related to the use of oxytocin drugs. Ata Anaesthesiologica Belgica 1984: 35: 155-64.
27. Henderson DJ e Middleton RG. Coma por hiponatremia da ressecção transuretral da próstata. Urology 1980: XV (3): 267-271
28. Kirshenbaum MA. Sever mannitol induced hyponatraemia complicating transurethral prostatic resection J Uro 1979: 121: 686-8
29. Istre O, Bjoennes J, Naes R et al. Postoperative cerebral oedema after Transcervical Endometrial Resection and Uterine Irrigation with 1.5% Glycine. Lancet 1994: 344: 1187-9
30. Arieff AI. Ayus JC. Ablação endometrial complicada por encefalopatia hiponatrémica fatal. JAMA 1993: 270: 1230-2
31. Whitfield HN, Mills VA. Percutaneous nephrolithotomy. Br J Uro: 1985: 603-4
32. Kabalin JN. Cirurgia laser efectuada com fibra laser de neodímio: YAG de disparo em ângulo reto com uma potência de 40 watts. J Uro 1993: 95-9
33. Dandonna P, Fonseca V e Baron. Hiponatrémia hipoalbuminémica: uma nova síndrome? Br Med Jour 1985: 291: 1253-5.
34. Batuman V, Dreisbach A, Maesaka JK, Rothkopf M e Ross E. Renal and electrolyte effects of total parentral nutrition. Jour of Parentral and Entral Nutrition 1984: 8: 54651.
35. Mayer CA. Acute temporary changes in renal function associated with major surgical procedures. Surgery. 1950: 24: 198.
36. Watters DAK, ChaMr.oonkul MA, Eastwood MA, et al. Changes in liver function associated with parentral nutrition. J Roy Coll Surg Edin 1984: 29: 339-44
37. Thompson PD, Gledhill RF, Quin NP, Rossor MN, Stainly P, Coomes EN. Complicações neurológicas associadas ao tratamento parental: mielinólise pontina central e encefalopatia de

Wernicke. Br Med Jour. 1986: 292: 684-5

38. Bird D, Slade N, Feneley RCL. Intravascular complication of transurethral prostatectomy. Br J Uro 1982: 54: 564-5.
39. Friedman NJ, Hoag MS, Robinson AJ e Aggeler PM. Haemorrhagic syndromes following transurethral resection for benign adenoma. Arch Intern Med 1969: 124: 341-9.
40. Evans JWH, Singer M, Chapple CR. et al. Hemodynamic evidence for cardiac stress during transurethral surgery Br Med Jour 1992: 304: 666-71.
41. Nilsson A, Randmaa I, Hahn RG, Hemodynamic effects of irrigating fluids studied by Doppler ultrasonography in volunteers. Br J Urol 1996: 77: 541-6
42. Guyton AC. Textbook of Medical Physiology. 7th Ed. Philadelphia. Uma edição internacional da HBJ. WB Saunders Company.1986: Capítulos: 36, 19, 21 e 26.
43. Guyton A. C., Coleman T. G. Regulation of interstitial fluid volume and pressure. *Annals New York Academy of Sciences* 1968: **150**: 537-547.
44. Wright HK e Gann DS. Hiponatrémia pós-operatória grave sem sintomas de intoxicação por água. Surg Gyn & Obst. 1962: novembro: 553-6.
45. Berg G, Fedor EJ, Fisher B. Physiologic observations related to the transurethral resection reaction (Observações fisiológicas relacionadas com a reação de ressecção transuretral). J Uro 1962: 87: 4, 596-600.
46. Beirne GN, Madsen PO, Burns RO. Serum electrolyte and osmolality changes following transurethral resection of the prostate. Br Jour Uro 1965: 93: 83-86.
47. Desmond J. Serum osmolality and plasma electrolytes in patients who develop dilutional hyponatraemia during transurethral resection. Can Jour Surg.1970: 13: 116121.
48. Wakim KG. The pathophysiologic basis for the clinical manifestations and complications of transurethral prostatic resection. J Uro 1971: 106: 719-28.
49. Norris HT, Aashem GM, Sherrard DJ e Tremann JA. Symptomatology, pathophysiology and treatment of the transurethral resection of the prostate syndrome (Sintomatologia, fisiopatologia e tratamento da síndrome da ressecção transuretral da próstata). Br J Uro 1973: 45: 420-7
50. Sellevold O, Brevic H, Tveter K. Changes in oncotic pressure, osmolality and electrolytes following transurethral resection of the prostate using glycine as irrigating fluid. Scand J Uro Nephrol 1983: 17: 31-36.
51. Rhymer JC, Bell TJ, Perry KC, Ward JP. Hyponatraemia following transurethral resection of the prostate. Br J Uro 1985: 57: 450-2.
52. Inaba H, Hirasawa H, Mizuguchi T. Serum osmolality gap in postoperative patients in intensive care. Lancet 1987: i: 1331-5
53. Ghanem SA, Ghanem KA, Ghanem A N. (2017) Choques de Sobrecarga Volumétrica na Patologia da Síndrome da Ressecção Transuretral da Próstata (TURP) e Diluição Aguda Hiponatrémia: The Clinical Evidence Based on Prospective Clinical Study of 100 Consecutive TURP Patients. Surg Med Open Access J.: 1(1):1-7
54. Ghanem KA e Ghanem AN. (2017) Choques de sobrecarga volumétrica na etiologia patológica da síndrome de prostatectomia de ressecção transuretral e hiponatremia de diluição aguda: A evidência clínica baseada em 23 séries de casos. Basic Research Journal of Medicine and Clinical Sciences ISSN 2315-6864 Vol. 6(4): pp. 35-43 abril
55. Ghanem KA e Ghanem AN. (2017) A prova e as razões de que a lei de Starling para a transferência de fluido capilar-intersticial está errada, avançando a hidrodinâmica de um tubo de orifício poroso (G) como o mecanismo real. Blood, Heart and *Circ,* Volume 1(1): 1-7. doi: 10.15761/BHC.1000102 Disponível online.

CAPÍTULO 11

A SÍNDROME DA RESSECÇÃO TRANSURETRAL DA PRÓSTATA (TURP) E A HIPONATRÉMIA DILUCIONAL AGUDA (HN): UMA REVISÃO EXAUSTIVA DA LITERATURA DESDE A PRIMEIRA INCIDÊNCIA EM 1947 ATÉ AO DESAPARECIMENTO EM 2018

Abreviaturas:

VOS: Volumetric overload shocks

VOS1: Volumetric overload shock, Type 1

VOS2: Volumetric overload shock, Type2

TURP: The transurethral res4ection of the prostate

ARDS: The adult respiratory distress syndrome

HN: Hyponatraemia

HST: Hypertonic sodium therapy

G Tube: The Porous orifice tube

CVP central venouspressure

Palavras chave

Hiponatrémia: choque: síndrome da prostatectomia transuretral (TURS): o adulto

síndrome do desconforto respiratório (SDRA), lei de Starling, hidrodinâmica capilar

Resumo

Introdução e objetivo: *Relatar a revisão da literatura sobre a síndrome da TURP desde seu primeiro relato em 1947 até o desaparecimento da urologia em 2018*

Material e métodos: *Foi revista a literatura sobre a síndrome da TURP de 1947 a 2018. Resumimos as evidências sobre a sua incidência, prevalência, patologia, quadro clínico e tratamento. Com a introdução de solução salina normal como fluido de irrigação para o procedimento de TURP, a síndrome de TURP, caracterizada por hiponatrémia (HN), foi erradicada. Introduzimos o conceito de choques de sobrecarga volumétrica (VOS) para estarmos preparados para a ocorrência de outra síndrome induzida por sobrecarga salina.*

Resultados: *O síndroma da TURP é induzido pela absorção maciça do líquido de irrigação sem sódio e caracteriza-se por uma HN dilucional aguda, pelo que é erradicado com a utilização de soro fisiológico como líquido de irrigação. Apresenta-se com choque e disfunção de múltiplos órgãos vitais e foi facilmente confundido com um dos choques reconhecidos, exigindo uma maior expansão de volume com soluções isotónicas, com consequências desastrosas. A identificação do conceito de VOS não só ajuda no tratamento da síndrome da TURP, como também no reconhecimento da síndrome induzida pela sobrecarga salina. A terapia com sódio hipertónico provou ser eficaz no tratamento.*

Conclusão: *A revisão demonstra que a VOS na prática clínica é de dois tipos: Tipo 1 (VOS1) induzido por fluidos sem sódio e tipo 2 (VOS2) induzido por fluidos à base de sódio - este último não tem marcador sérico de HN. Ambas as condições apresentam disfunção de múltiplos órgãos, mas um sistema pode predominar. A VOS2 apresenta-se como a síndrome de dificuldade respiratória do adulto.*

Sobre esta revisão

Esta revisão resume a literatura documentada sobre a síndrome da ressecção transuretral da próstata (RTUP) e a hiponatremia dilucional aguda (HN) desde a sua descrição em 1947. Abrange a sua incidência, os factores predisponentes, as hipóteses de patogénese, as caraterísticas clínicas e bioquímicas relatadas e os métodos de investigação. Descreve os seus aspectos pouco conhecidos e as questões controversas sobre o seu diagnóstico e tratamento. Abrange também os avanços mais recentes na sua patologia e tratamento.

Introdução

O procedimento TURP há muito que é reconhecido como o método mais seguro de prostatectomia (Mitchel 1970) e é atualmente a operação de eleição para o aumento da próstata. No entanto, como qualquer outra operação, tem as suas complicações gerais e específicas. As complicações específicas podem ser imediatas, como a hemorragia grave e a síndrome TURP, ou tardias, como a formação de estenose uretral.

A síndrome TURP é uma das suas complicações agudas, com uma mortalidade pós-operatória média de 1,59% (Whitefield e Hendry 1985). Outros autores calcularam que é responsável por uma morbilidade de 17-24% e uma mortalidade de 1-2% (Chilton et al 1978, Sellevold et al 1983). Com base num estudo prospetivo, foi comunicada uma incidência de 7% com uma mortalidade de 1% (Rhymer et al 1985). Uma vez que 10% dos homens com idade superior a 40 anos serão, mais cedo ou mais tarde, candidatos a prostatectomia (Editorial Br Mede Jour 1980), o número total de doentes em risco de sofrer esta complicação é considerável (Sellevold et al 1983).

O que é a síndrome TURP?

A síndrome TURP não tem uma definição clara que permita um diagnóstico clínico inequívoco. É descrita como a reação observada quando um doente submetido ao procedimento TURP absorve um grande volume de fluido de irrigação isento de electrólitos, causando HN < 120 mmol/l (Sellevold et al 1983, Rhymer et al 1985, Whitfield e Hendry

1985, Ghanem e Ward 1990). Ocorre durante ou logo após a operação e pode ter uma mortalidade de >50% dos pacientes afectados (Osborn et al 1980, Allen Et al 1981).

Questões controversas

A definição, etiologia, patogénese, diagnóstico, tratamento e a mera existência da síndrome da TURP continuam a ser questões controversas entre os urologistas. No entanto, as provas documentadas mostram que a síndrome da TURP é uma realidade indubitável (Rhymer et al 1985, Whitefield e Hendry 1985, Ghanem e Ward 1990). Acredita-se que a síndrome é causada por HN ou hipervolémia ou intoxicação por água ou uma combinação destes factores resultantes da absorção sistémica do fluido de irrigação, como a glicina a 1,5% (Roa 1987). A causa do coma é atribuída por alguns autores à intoxicação por amoníaco (Roesch et al 1983, Ryder et al 1984, Shepard et al 1986, Hoekstra et al 1983). Com base num estudo prospetivo (Hahn et al 1998 e Zhang 1996, Hahn RG 1996) concluiu que a toxicidade na síndrome TURP é causada pela glicina. O Professor Hahn et al relatou 480 artigos, dos quais >340 artigos são sobre a síndrome TURP [pesquisa PubMed de dezembro de 2016], investigando a dinâmica de fluidos e electrólitos (1987, 1990, 1993, 1994, 1997), o efeito da hidratação excessiva no músculo cardíaco (1996) e noutros tecidos (1996), o efeito na função renal (1996) e comparou a glicina com o manitol (1998). O Professor Hahn favoreceu a toxicidade da glicina como causa pato-etiológica da síndrome TURP.

Recentemente, foi referido que a síndrome pode complicar qualquer procedimento endoscópico (Rao 1987), bem como a nefrolitotomia percutânea (Whitefieeeld e Mills 1985). Uma observação menos reconhecida é que a síndrome não é exclusiva da urologia: síndromes semelhantes, mas com rótulos diferentes, podem afetar doentes cirúrgicos, médicos e obstétricos (Ghanem 1985), sendo comummente relatada como NH (Arief et al 1976, Arief 1986, 1992, 1993, Ayus e Arieff 1997, Ayus et al 1987). A sua apresentação clínica única constitui um excelente modelo clínico para estudar os efeitos patológicos da sobrecarga excessiva de fluidos e as suas sequelas bioquímicas, osmóticas e clínicas.

Antecedentes históricos

Creevy (1947) descreveu pela primeira vez a síndrome TURP como uma intoxicação aguda por água que levou a hemólise intravascular, iterícia e necrose tubular aguda e morte por insuficiência renal na altura em que a água era utilizada como solução de irrigação durante o procedimento TURP (Creevy 1947, 1951, Creevy e Webb 1947, Mclaughlin 1947, Goodwin 1951). Creevy creditou tanto Foley como
Mclaughlin para observações semelhantes e independentes. Foley observou urina vermelha, devido a hemólise intravascular, a jorrar dos orifícios ureterais durante o procedimento de TURP (Creevy 1947).

Foram então introduzidas soluções de irrigação não hemolíticas. Creevy utilizou a glucose e Nespit experimentou a glicina. Nesbit delineou os critérios para um fluido de irrigação adequado como sendo não eletrolítico, não hemolítico, não tóxico, transparente e barato (Nesbit e Glickman 1948). A glicina foi preferida à glucose devido à hiperglicemia que pode complicar a utilização de soluções de glucose (Nesbit e Glickman 1948). A ureia, o manitol e o cytal (composto principalmente por sorbitol e manitol) e outros fluidos irrigantes foram introduzidos mais tarde (Marmer e Allen1970, Norris et al 1973).

A introdução de soluções não hemolíticas foi considerada o avanço mais importante da cirurgia transuretral (Emmett et al 1969). Estas soluções não são hemolíticas para os glóbulos vermelhos, mas podem ser hipo ou iso-osmóticas para o plasma. A osmolalidade plasmática é de 280-300 mosm/l, enquanto a da glicina a 1,5% é de 220, mas é de 195 mosm/l por depressão do ponto de congelação.

As soluções não hemolíticas reduziram a morbilidade e a mortalidade da síndrome da TURP, em comparação com a intoxicação por água, para metade, de 50% e 4%, respetivamente (Creevy 1951, Goodwin et al 1947). A hemólise dos glóbulos vermelhos e as suas consequências, como a hemoglobinemia, a necrose tubular, a insuficiência renal e a iterícia, deixaram de ser caraterísticas da síndrome da TURP (Hagstrom 1955), mas continuou a ocorrer uma síndrome clínica complexa (Berg et al 1962).

A etiologia

Embora a causa da síndrome TURP continue a ser controversa, tornou-se claro que está associada à absorção sistémica de um grande volume de fluido de irrigação sem sódio (Raw 1987). A absorção do fluido pode ocorrer através do plexo venoso periprostático de veias diretamente para a circulação (Griffin et al 1955, Maluf et al 1956, Whitefield e Hendry 1985), através do espaço retroperitoneal quando a cápsula prostática é perfurada ou através da membrana peritoneal em casos de perfurações intra-peritoneais (Thomas e Hale 1984).

Factores predisponentes

Local

- O volume de fluido absorvido: Foi frequentemente referido que um volume de 4-7 L de fluido de irrigação precipita uma síndrome TURP fatal (Bird et al 1982, Logie et al 1980). O volume num procedimento TURP não complicado varia entre 0-1200 e a média é de 300 ml (Sellevold et al., 1983). A correlação entre o volume de fluido de irrigação absorvido e as suas sequelas químicas, osmóticas e clínicas foi descrita por (Hahn et al 1987, 1990, 1996 e Ghanem e Ward 1990). Hahn (1996) verificou que um litro de glicina induz uma redução da concentração de sódio sérico de 7 mmol/l. Ghanem referiu que um volume de 3,5-5 L induz uma síndrome TURP grave.
- A pressão intravesical é proporcional ao volume de fluido de irrigação absorvido (Rao et al 1983). No método de irrigação intermitente, isto depende da pressão do fluido de irrigação na fossa prostática, medida pela altura do reservatório de irrigação acima do doente. Tem sido recomendado limitar a altura do reservatório a 80 cm de cabeça de água. Pensou-se que a utilização do ressectoscópio de sucção contínua evitaria a distensão da bexiga e minimizaria a absorção de fluido, mas alguns relatórios recentes questionam este facto. Rao

(1983) verificou que a pressão intravesical sob irrigação contínua e ressectoscópio de sucção era de 3540 cm de água. Esta pressão é muito superior à pressão nas veias prostáticas e pode ocorrer absorção de fluidos.

- Duração da ressecção: Foi referido que quanto maior for o tempo de ressecção, maior será o volume absorvido do fluido de irrigação e maior será a probabilidade de desenvolver a síndrome TURP (Rhymer et al., 1985). Foi recomendado um tempo de ressecção de uma hora como o tempo máximo mais seguro para o procedimento, particularmente em mãos menos experientes. No entanto, existem excepções em que a síndrome TURP ocorreu após um tempo de ressecção tão curto como 15 minutos e um peso de tecido ressecado tão pequeno como 10 gramas.
- Experiência do resseccionista: A experiência, ou melhor, a falta dela, é um fator importante que pode predispor para a síndrome TURP, mas é o mais difícil de avaliar. O procedimento TURP é uma operação altamente técnica que requer uma formação prolongada, que é obtida quando o jovem cirurgião efectua a operação sozinho. Foi dito que um resseccionista tem de efetuar 100 operações antes de se orientar totalmente para a anatomia endoscópica, dominar as técnicas de ressecção e hemostáticas e adquirir as competências que lhe permitem reconhecer precocemente a perfuração da cápsula.

  A síndrome da TURP tende a ocorrer quando menos se espera. A sensibilização para a doença e o reconhecimento precoce das perfurações podem levar ao abandono do procedimento de TUR para evitar a absorção excessiva de fluidos ou à administração do tratamento correto, salvando assim os doentes de uma reação fatal.

Sistémico

1) A síndrome TURP ocorre quando o volume dos fluidos absorvidos e infundidos por via intravenosa excede largamente a capacidade renal máxima de excreção de água do doente. O excesso de secreção de hormona antidiurética (ADH) resultante de fármacos, anestesia e trauma cirúrgico prejudica ainda mais a eliminação de água (Beirne et al. 1965, Bear e Neal 1983).
2) O diagnóstico clínico da síndrome TURP é difícil de diferenciar do choque, dos acidentes vasculares cerebrais e do enfarte do miocárdio ou respiratório, o que leva a investigações extensas e a um atraso no tratamento (Harrison III et al. 1956, Bird et al. 1982).
3) O tratamento da HN aguda e da intoxicação por água continua a ser controverso entre os médicos. A abordagem conservadora que visa a correção lenta do sódio sérico com solução salina isotónica tem sido predominante até agora ((Arieff 1986, Stern et al 1986, Narins 1986, Swales 1987, Halberthal 1996). Considera-se que a correção rápida do sódio sérico utilizando solução salina hipertónica é perigosa, uma vez que pode causar lesões cerebrais como a mielinólise pontina central. No entanto, estas provas provêm de um subgrupo de doentes hiponatrémicos crónicos que sofrem de desnutrição alcoólica. Embora o tratamento conservador possa ser adequado no tratamento da HN crónica, a situação da HN dilucional aguda observada na síndrome TURP e induzida pelo

ganho excessivo de líquidos é diferente.

4) O paradoxo cardiovascular de hipotensão e pressão venosa central (PVC) baixa observado na síndrome da TURP apesar da sobrecarga volumétrica (Sellevold et al. 1983) pode ser atribuído a choques hipovolémicos, hemorrágicos ou septicémicos (Spencet Hoyt 1958). Isto pode exigir uma expansão adicional do volume do sistema cardiovascular com sangue, colóides e fluidos salinos isotónicos, com consequências graves. A falência de órgãos vitais como o cérebro, o coração, os pulmões e os rins pode ocorrer em resultado da sobrecarga volumétrica (Ghanem 1985, 1987, 1988, 1990, 2016, 2017).

Patogénese

A apresentação bizarra da síndrome TURP com disfunção de múltiplos órgãos, como coma, choque, enfarte do miocárdio, dificuldade respiratória, insuficiência hepática e renal, explica alguma da confusão relativamente à sua patogénese. Desde a introdução de fluidos de irrigação não hemolíticos, a intoxicação aguda por água deixou de ser uma explicação adequada, particularmente porque a hemólise intra-vascular não é uma caraterística (Sullevold et al 1983). Assim, a intoxicação por água, HN (Harrison III et al 1956, Rhymer et al 1985) e a hipervolémia (Griffinn et al 1955, Osborn et al 1980) têm sido utilizadas indistintamente para explicar a patogénese da síndrome TURP.

No entanto, como não foi proposta uma explicação fisiopatológica clara, foram introduzidas outras teorias para explicar o quadro da síndrome. A intoxicação por amoníaco (Roesch et al 1983, Hoekstra et al 1983, Shepard et al 1987), a intoxicação por fosfatase ácida (O'Donnell 1983) e a hipocalcemia (Rhymer et al 1985) foram propostas para explicar a sua complexa patogénese. "A síndrome TURP é um mito ou uma realidade?" foi a questão colocada num estudo prospetivo, cuja conclusão foi "mito" (Bertrand et al., 1983). Isto resume, de certa forma, o entendimento predominante desta síndrome. As provas a favor e contra cada uma destas hipóteses são examinadas de modo a identificar a verdadeira patogénese da síndrome TURP.

Hipóteses actuais:

1) Fosfatase ácida Toxicidade:

Esta é a teoria menos aceite, que sugere que o aumento pós-operatório da fosfatase ácida sérica em alguns doentes que sofrem da síndrome TURP, que tinham um aumento benigno da próstata e um nível pré-operatório normal, pode ser responsável pela manifestação tóxica da síndrome TURP (O'Donnell 1983). No entanto, sabe-se que níveis >1000 UI/L ocorrem com carcinoma prostático sem causar manifestações tóxicas. Nenhum outro relatório confirmou a elevação da fosfatase ácida em associação com a síndrome TURP.

2) Toxicidade do amoníaco

Hoekestra et al (1983) propuseram a toxicidade do amoníaco para explicar as caraterísticas cerebrais, particularmente o coma, observadas na síndrome TURP. Outros autores detectaram um nível anormal de amoníaco sérico em alguns doentes com uma síndrome grave (Roesch et al 1983, Ryder et al 1984, Shepard et al 1986). Previsivelmente, a glicina sérica pode aumentar na sequência de uma absorção excessiva da glicina irritante. Por conseguinte, partiu-se do princípio de que o amoníaco era produzido a partir da glicina absorvida e era responsável pelas manifestações tóxicas cerebrais da síndrome TURP. Não se pode argumentar que o amoníaco provoca sinais tóxicos cerebrais como o coma. No entanto, a origem e a causa do aumento do amoníaco sérico em alguns doentes que sofrem da síndrome da TURP não estão confirmadas. O amoníaco pode ser de origem endógena e não a glicina absorvida e pode ser um produto metabólico observado em alguns casos da síndrome TURP pelas seguintes razões:

A A hiperglicinemia em si pode ser assintomática e não conduz necessariamente a hiperamonemia, particularmente quando a função hepática é normal

B A glicina é normalmente metabolizada em oxalato pelo fígado (Raw 1987). A amónia é produzida pela desaminação da glicina como um subproduto que é rapidamente convertido em ureia. O aumento do amoníaco sérico pode ocorrer apenas devido a disfunção hepática e muscular. Landis e Steinhardt (1983) sublinharam este facto no seu comentário editorial ao artigo de Hoekstra e colegas que propuseram a hipótese do amoníaco. Eles afirmaram que: "a disfunção hepática e muscular é a causa mais comum de hiperamonemia".

3) A síndrome TURP foi descrita após a absorção de fluidos sem glicina, como o manitol (Logie et al., 1980), a glucose (Allen et al., 1981) e o citrato (Norris et al., 1973), que não produzem amoníaco. As caraterísticas cerebrais da HN aguda induzida por uma reposição inadequada de fluidos utilizando glucose a 5% são idênticas às da síndrome TURP. Nesta situação, nem o amoníaco nem a glicina estão envolvidos.

Por conseguinte, não se sabe se a hiperamonemia sérica é a causa da síndrome TURP ou se é apenas um dos vários subprodutos metabólicos que surgem em resultado da sobrecarga excessiva de fluidos que conduz à disfunção de múltiplos órgãos vitais. Além disso, o valor terapêutico deste mecanismo patológico no tratamento de doentes que sofrem da síndrome da TURP ainda está por provar.

3) Sobrecarga de fluidos

Atualmente, existe um consenso geral de que a síndrome TURP é precipitada pela absorção excessiva da glicina irrigante a 1,5%, que pode complicar qualquer procedimento endoscópico (Raw 1987). A sobrecarga de fluidos está subjacente ao mecanismo de intoxicação aguda por água, HN e hipervolémia, que há muito tempo são utilizados indistintamente para explicar a pato-etiologia da síndrome TURP. Embora corretos em princípio, cada um destes mecanismos não conseguiu, individualmente, explicar de forma satisfatória o complicado mecanismo patológico e o bizarro quadro clínico da síndrome da TURP. Este facto deu origem às teorias tóxicas acima referidas e causou muita confusão no que diz respeito ao diagnóstico e ao tratamento.

A sobrecarga de fluidos sem sódio, quer absorvidos quer infundidos, causa HN dilucional entre outras anomalias bioquímicas. Além disso, a sobrecarga de fluidos implica intoxicação por água e hipervolémia. O quadro da síndrome TURP afasta-se do quadro clássico de intoxicação aguda por água. Os efeitos patológicos da hipervolémia não são, de modo algum, claros ou totalmente compreendidos. As perguntas: "Que quantidade de líquido, de que tipo, quando e como induziria o seguinte quadro bizarro da síndrome TURP?" são o objetivo desta revisão. Para além disso, será feita uma discussão sobre o quadro clínico.

Quadro clínico

O quadro clínico da síndrome da TURP reflecte a disfunção de vários sistemas. Os órgãos vitais são afectados isoladamente ou em combinações (Marks e Orkin 1962, Bird 1982). O sistema nervoso central (Hinderson e Midleton 1980), o sistema cardiovascular (Osbon et al 1980, Charlton 1980) e o sistema respiratório (Jackobson 1965) são afectados. A anúria, que é resistente aos diuréticos, é uma caraterística (Oester e Masden 1969, Bird et al 1982). Podem também ocorrer perturbações da coagulação (Colapinto et al 1973) e disfunção hepática (Wakim 1971).

As caraterísticas cerebrais:

As manifestações do sistema nervoso cerebral são reconhecidas precocemente no paciente consciente que recebeu anestesia regional (Still e Model 1973). Sinais ligeiros, como confusão, desorientação, inquietação, apreensão, ardor por todo o corpo, irritabilidade, letargia, dor de cabeça, espasmos musculares, náuseas e vómitos são caraterísticas precoces frequentemente observadas. Também foram registadas perturbações visuais e cegueira transitória (Cicarelli et al 1961, Norris et al 1973, Kay et al 1985, Sadaba et al 2006).

O doente pode evoluir para sinais graves como convulsão, coma com pupilas dilatadas fixas e tipos bizarros de paralisia que imitam enfartes cerebrais-vasculares. O coma e a paralisia podem ser os sinais de apresentação em doentes que foram submetidos a anestesia geral e dos quais não recuperam. Podem ser iniciadas investigações intensivas, o que provoca um atraso no tratamento. Não raramente, o diagnóstico pode não ser feito, levando a danos cerebrais permanentes ou à morte (Arieff 1986).

As caraterísticas cardiovasculares:

As manifestações cardiovasculares incluem uma fase transitória de hipertensão e bradicardia que é seguida de hipotensão e bradicardia (Logie et al 1980). A hipotensão pode também estar associada a taquicardia - uma situação confusa que imita o choque hipovolémico e pode levar a uma tentativa errada de administrar mais fluidos isotónicos e transfusões de sangue (Whitefield e Hendry 1985).

Podem ocorrer outros tipos de disritmia cardíaca. As alterações electrocardiográficas (ECG) podem sugerir isquémia ou enfarte. Estas incluem um complexo QRS largo de amplitude aumentada, segmento S-T deprimido, inversão da onda T e disritmias (Sellevold et al, Berg et al 1962). Foram registadas enzimas cardíacas elevadas, na ausência de isquemia vascular, durante um procedimento de TURP de rotina e na síndrome de TURP (Charlton 1980, Strom 1984, Evans et al 1992). Curiosamente, os mesmos resultados foram encontrados em cães sobrecarregados com citrato (Berg et al., 1962).

Ocorre um aumento precoce e uma diminuição posterior da PVC, da pressão capilar pulmonar e do débito cardíaco (Sellevold et al., 1983). A paragem cardíaca pode ocorrer inesperadamente (Charlton 1980).

A hipertensão e a bradicardia transitórias aparecem primeiro no doente anestesiado. Quando estas alterações são ignoradas durante o procedimento, o atraso na recuperação do anestésico pode progredir diretamente para convulsão, coma, paragem respiratória ou cardíaca (Henderson e Midleton 1980, Jackobson 1965).

As caraterísticas respiratórias:

As manifestações respiratórias da síndrome TURP são as do edema pulmonar e da síndrome de dificuldade respiratória do adulto (SDRA) (Sellevold et al., 1983). O aumento da água nos pulmões foi confirmado pela diminuição da impedância eléctrica torácica e cardíaca (Casthely et al., 1981). A crepitação pulmonar basal, o borbulhar grosseiro, o espumar à volta da boca, a cianose e a diminuição do oxigénio arterial, apesar de uma boa oxigenação, podem evoluir para paragem respiratória ou insuficiência respiratória prolongada (Jackobson 1965, Castheley 1981).

As caraterísticas renais:

A anúria é uma caraterística da insuficiência renal aguda que ocorre na síndrome da TURP e é resistente aos diuréticos (Bird et al. 1982, Ghanem et al. 1987). No entanto, a anúria pode ser mascarada com a irrigação do cateter. A ureia e a creatinina séricas aumentam mais tarde (Harrison III et al 1956).

Outras caraterísticas sistémicas:

Foram registados derrames peritoneais e pleurais maciços na síndrome TURP (Rhymer et al 1985, Lessels et al 1982). Pode ocorrer dor abdominal na ausência de perfurações da bexiga, bem como íleo do intestino delgado e grosso (Norris et al 1973). A hemorragia venosa das veias prostáticas pode ocorrer no final do procedimento e pode ser difícil de controlar. Neste tipo de hemorragia não são detectadas anomalias da coagulação (Norris et al 1973). Deve-se ao ingurgitamento venoso precoce devido a hipervolémia (Whitefield e Hendry 1985). Outras síndromes hemorrágicas devidas a anomalias da coagulação ou à coagulação intravascular disseminada podem ocorrer mais tarde (Friedman et al 1969, Editorial JAMA 1969).

ANOMALIAS BIOQUÍMICAS

Electrólitos séricos

A alteração bioquímica mais consistente da síndrome TURP é a HN aguda (Harrison III et al 1956, Rhymer et al 1985). Uma queda no sódio sérico de >20 mmol/l ou um nível <120 mmol/l caracteriza a síndrome TURP (Desmond 1970, Still e Modell 1973). Pensa-se que a HN resulta do efeito de diluição do fluido absorvido, em vez da perda de sódio na urina (Harrison III et al 1956, Ceccarelli 1961). Uma quantidade mínima de sódio pode ser perdida na urina durante o procedimento de TURP. Por outras palavras, a HN da síndrome TURP é dilucional e o sódio corporal total é normal.

A concentração de outros constituintes do plasma é reduzida (Ghanem e Ward 1990), como o cálcio, o cloreto, o magnésio, o fósforo, os bicarbonatos, as proteínas totais e a albumina, bem como o hematócrito e a hemoglobina (Colapinto et al 1973, Norris et al 1973, Wakim 1971, Desmond 1970). A alteração do pH, da pO^2 e da pCo^2 pode seguir as linhas da SDRA e do choque, particularmente numa fase mais avançada, apesar da ventilação assistida. O potássio e a glucose séricos podem permanecer inalterados ou aumentar (Wakim 1971). A concentração de ureia sérica está invariavelmente elevada nos casos de síndroma de TURP.

Osmolalidade sérica

Existem poucos relatos sobre as alterações da osmolalidade na síndrome da TURP. As provas documentadas são tão variáveis que parecem contraditórias. As alterações da osmolalidade durante o procedimento TURP foram estudadas prospectivamente por Sellivold et al (1983), mas não se registaram alterações da osmolalidade nem casos de síndrome TURP. Vários autores referiram que a osmolalidade sérica pode apresentar poucas alterações. A osmolalidade pode não ser afetada após uma absorção maciça de fluidos, apesar de uma queda notável no sódio sérico e nos electrólitos (Desmond 1970, Norris et al 1973, Sellevold et al 1983). Outros autores referiram um aumento da osmolalidade sérica quando o líquido absorvido é constituído por substâncias osmoticamente activas, como o manitol ou a glucose.

Desmond (1970) e Norris et al (1973) observaram que uma queda na osmolalidade sérica após a absorção de glicina se correlaciona bem com a gravidade e a fatalidade da síndrome TURP. Wright e Gann (1962) demonstraram que uma redução do sódio sérico para 120 mmol/l é assintomática quando a osmolalidade é mantida. Kirschenbaum (1979) relatou um doente em que o sódio caiu para 99 mmol/l após a absorção de manitol a 3% durante o procedimento de TURP, que permaneceu assintomático e recuperou totalmente. O autor atribuiu a sua recuperação ao facto de a sua osmolalidade sérica ser normal apesar da sua HN grave. Ghanem (1985, 1987, 1988) e Ghanem e Ward (1990) referiram que a hipo-osmolalidade ocorre após 24 horas em doentes que sobrevivem à síndrome da TURP e está bem correlacionada com a gravidade da morbilidade cerebral.

Investigações

Determinação do volume de glicina a 1,5% absorvido:

Vários autores utilizaram técnicas indirectas para avaliar o volume de glicina absorvido. Foram utilizados métodos volumétricos, radio-isotópicos e iso-gravimétricos (Griffin 1955, Taylor 1958, Oester e Masden 1969). Hahn utilizou o método de exalação de álcool para monitorizar a absorção (1990, 1993). O volume de fluido absorvido que precipita o caso grave da síndrome TURP é de 35 L. Assim, o método mais simples de medir o fluido absorvido é através da alteração do peso corporal ou da medição do défice de fluido de irrigação de glicina após a operação (Ghanem e Ward 1990).

Dificuldades na investigação da síndrome da TURP:

Apesar das extensas investigações realizadas nos últimos 70 anos, a patogénese da síndrome TURP permanece incerta e não se registaram progressos reais para melhorar o nosso conhecimento da sua etiologia, patogénese e gestão (Emmitt et al 1969, O'Donnel 1983). Isto deve-se talvez às seguintes dificuldades encontradas na investigação da síndrome da TURP:

1. Dificuldades técnicas em manter um equilíbrio exato dos fluidos durante e após o procedimento TURP devido à utilização e ao derrame inevitável de um grande volume de fluido de irrigação.
2. Dificuldades na estimativa da perda de sangue e da excreção de urina. A perda de sangue é avaliada subjetivamente pelo cirurgião, o que pode ser bastante enganador (Whitefield e Hendry 1985, Ghanem e Ward 1990).
3. Dificuldade em diferenciar clinicamente a síndrome TURP de outros tipos de choques reconhecidos, como hemorrágico, cardiogénico, hipovolémico e sético (Bird et al 1982, Ghanem 2016, 2017, 2018).
4. Falta de critérios pré-determinados para identificar os doentes susceptíveis (Norris et al 1973). Um doente idoso e frágil pode escapar à doença se for absorvido pouco líquido de irrigação, enquanto um doente jovem e em boa forma pode sucumbir súbita e inesperadamente à doença quando é absorvido um grande volume de líquido.
5. A maioria dos doentes submetidos ao procedimento de TURP absorve um pequeno volume de fluido que varia entre 0-1200 ml, com uma média de 300 ml (Sellevold et al., 1983). Agrupar a minoria que ganha um grande volume com a maioria que absorve pouco volume pode dar origem a conclusões estatísticas enganadoras em ensaios clínicos prospectivos.
6. O corpo humano é abençoado com esse grau de tolerância e resiliência, mediado por poderosos mecanismos hemostáticos que podem lidar adequadamente com uma grande sobrecarga de volume. No entanto, existe uma limitação. É também tão dinâmico que as técnicas estatísticas disponíveis são incapazes de detetar a causa da infração.
7. Em contraste com o vasto conhecimento atual sobre os efeitos patológicos da hipovolémia e da desidratação, pouco se sabe sobre a hipervolémia, a sobre-hidratação e as alterações hipo-osmóticas que podem ocorrer quando a via oral é contornada e que podem ser prejudiciais em doentes na linha de fronteira da decomposição. Este facto é agravado pelas dificuldades na investigação e compreensão das forças fisiológicas que regulam a transferência de fluidos e a mudança osmótica através da membrana capilar e celular (Ghanem 1985, 1987, 2001, 2016). Defendo que é necessária uma avaliação crítica da lei fisiológica, nomeadamente a lei de Starling para a transferência de fluido intersticial capilar, que está subjacente aos princípios de gestão de fluidos e electrólitos em doentes cirúrgicos.

GESTÃO

A gestão da síndrome TURP, tal como a HN aguda induzida por uma substituição inadequada de fluidos, é difícil e problemática. Apesar de se concordar que a síndrome TURP é precipitada pela absorção de glicina de irrigação, é difícil fazer um diagnóstico correto e atempado. Quando se concorda com o diagnóstico exato, há desacordo sobre a melhor forma de o tratar devido à falta de um diagnóstico exato. Ghanem (2016, 2017, 2018) mudou tudo isso ao definir o papel dos choques de sobrecarga volumétrica na etiologia patológica da síndrome TURP e da HN aguda e ao afirmar que o NaCl a 5% é um tratamento fenomenalmente bem-sucedido.

Medidas preventivas Local:

Foi dada atenção a medidas locais para evitar ou minimizar a absorção de fluido de irrigação durante o procedimento TURP. Estas incluem:

1) Manutenção de uma pressão de irrigação baixa utilizando um ressectoscópio de sucção contínua, baixando a altura do reservatório de fluido de irrigação para 60 cm acima da bexiga (Madsen e Naber 1973, Reuter e Reuter 1978) e evitando a distensão excessiva da bexiga (Whitefield e Hendry 1985).
2) Limitar o tempo operatório a 1 hora, empregando uma boa técnica de ressecção operatória rápida e cuidadosa por um cirurgião experiente (Iverson Hanson et al 1978).
3) Reconhecimento precoce da perfuração da cápsula prostática ou da bexiga e abandono do procedimento para minimizar a absorção de fluidos (Marmer e Allen 1970).
4) Evitar a abertura dos seios venosos, deixando um rebordo de tecido prostático a revestir a cápsula. Controlo imediato da hemorragia por tapenade de cateter (Whitefield e Hendry 1985).

   A aplicação destas medidas preventivas locais deveria, teoricamente, ter erradicado a síndrome da TURP. Na prática, a síndrome da TURP continua a atacar quando menos se espera. Embora as medidas locais tenham tornado a síndrome da TURP ainda mais rara nas mãos de alguns cirurgiões, esta não foi eliminada (Wakim 1971).

   Foram acumuladas provas que demonstram que a síndrome TURP pode ocorrer quando o tempo operatório é tão curto como 15 minutos e quando o peso da próstata ressecada é inferior a 10 gramas (Norris et al., 1973). Além disso, foi referido que o volume de absorção de fluidos não está relacionado com o tipo de sistema de irrigação utilizado (contínuo ou intermitente), nem com a idade do doente, nem com o seu estado de aptidão física pré-operatória (Rhymer 1985).

Sistémico

As provas indicam que, para além dos factores locais, outros factores sistémicos desempenham um papel na precipitação da síndrome da TURP. O volume de fluidos infundidos por via intravenosa aumenta o volume de fluido absorvido. A sobrecarga de volume combinada contribuída pela glicina absorvida e pelo fluido infundido por via intravenosa pode sobrecarregar o mecanismo hemostático do corpo e causar a síndrome TURP (Ghanem e Ward 1990).

Gale e Notley (1985) acreditam que a síndrome da TURP pode ser evitada desidratando o paciente, evitando o gotejamento intravenoso e a irrigação pós-operatória para minimizar a sobrecarga de fluidos e a HN dilucional. No entanto, outros autores recomendam um grande bólus de infusão de fluido intravenoso utilizando glucose a 5% durante o procedimento da TURP para promover a diérese e evitar a retenção de coágulos no pós-operatório. Esta é uma política geralmente adoptada no tratamento de doentes submetidos ao procedimento de TURP.

Tratamento:

Tal como a NH aguda, o tratamento da síndrome da TURP é altamente controverso. Existem duas escolas quase opostas. A abordagem conservadora foi predominante até 1988. Baseia-se na restrição de fluidos e na administração de diuréticos em doses elevadas. Pode ser adoptada uma correção lenta do sódio sérico utilizando soluções salinas isotónicas e/ou uma inatividade magistral (Swales 1986). Os líderes desta abordagem conservadora também acreditam que a administração de sódio hipertónico e a correção rápida da HN estão contra-indicadas, uma vez que causam complicações cerebrais (Arief 1976, Stern et al 1986, Swales 1987). No entanto, os diuréticos podem ser totalmente ineficazes (Bird et al 1982) e, apesar do tratamento sintomático e de suporte na UCI, o resultado é totalmente aterrador, uma vez que pode causar a morte ou lesões cerebrais graves (Arieff 1986).

A abordagem conservadora baseia-se na experiência com a HN crónica e induzida por fármacos, que pode ser diferente da observada na síndrome da TURP. Além disso, as provas de que o sódio hipertónico pode causar complicações cerebrais derivam de um pequeno grupo de doentes com HN que sofrem de desnutrição alcoólica.

O segundo grupo recomenda a utilização de terapia de sódio hipertónico (HST) e afirma que os resultados são excelentes. Esta tem sido até agora a escola da minoria. Consideram que a HN aguda é uma emergência terrível que requer uma correção imediata e rápida através da infusão de HST (Harrison III et al 1956, Worthley e Thomas 1985, Ayos et al 1987, Ghanem 1987, 1990, 2017, 2018). Existem vários relatos de casos sobre a utilização de HST no tratamento da NH aguda numa concentração de 1,8%, 3%, 5% e até 30% (Worthley e Thomas 1985).

Harrison III et al (1956) foram pioneiros na utilização de NaCl a 5% no tratamento da síndroma da TURP. Norris et al (1973) desaconselharam a utilização de HST no tratamento da síndrome TURP. Utilizaram NaCl a 3% no tratamento de 2 doentes em que o sódio sérico desceu para 93 e 90 mmol/l. Também ignoraram o seu próprio conselho de evitar mais sobrecarga de volume e infundiram aos seus doentes um grande volume de sangue e fluidos isotónicos antes da utilização da HST. Pensa-se que estes dois doentes sofreram choque hipovolémico apesar da sobrecarga maciça de volume. Este paradoxo foi destacado por Ghanem (2016, 2017, 2018) ao reconhecer o choque de sobrecarga volumétrica (VOS).

Com base num estudo prospetivo que incluiu 33 doentes que sofreram a síndrome da TURP e uma substituição inadequada de fluidos, a correção rápida da HN sérica utilizando HST de NaCl a 5% foi considerada segura e eficaz (Ayos et al 1987). Este foi o primeiro estudo prospetivo disponível sobre este assunto, o que constitui um apoio notável e bem-vindo por parte de uma equipa médica chefiada pelo Professor Arief, que é um dos líderes mundiais em matéria de HN. Passou do tratamento conservador para a HST no espaço de um ano (Arieff 1986, Ayus et al 1987). A terapia de sódio hipertónico de NaCl a 5% é agora considerada o tratamento de eleição para a síndrome TURP e a HN dilucional aguda.

O papel da intoxicação por água, da HN e da hipervolémia na patogénese da síndrome da TURP: Reconhecer os choques de sobrecarga volumétrica.

Sobre esta parte da revisão:

A absorção de glicina é responsável pela etiologia do síndroma da TURP, em que o choque, a intoxicação celular generalizada e a disfunção de órgãos vitais são as caraterísticas mais marcantes. A intoxicação hídrica, a HN e a hipervolémia são considerados os mecanismos patológicos mais aceites. Como actuam e como podem intoxicar as células é aqui apresentado?

Embora estes 3 mecanismos estejam intimamente inter-relacionados, é feita uma tentativa de identificar o seu significado exato e o papel individual que desempenham na indução da toxicidade celular. Embora o quadro clínico da intoxicação aguda por água e da HN aguda seja bem conhecido, a apresentação da síndrome TURP afasta-se de tal forma deste quadro que pode ser incorretamente incriminado um mecanismo tóxico ou um tipo de choque conhecido, como o choque hemorrágico, hipovolémico e septicémico.

São apontadas outras síndromes clínicas precipitadas por um mecanismo semelhante. O marcador sérico de HN induzido por sobrecarga de fluido sem sódio pode ser útil na identificação de sobrecarga volumétrica induzida por soro fisiológico que não tenha esse marcador. Dois novos tipos de choques de sobrecarga volumétrica foram reconhecidos e são resumidos aqui.

Introdução

Os perigos da sobrecarga de fluidos são bem conhecidos, mas a fronteira entre o normal e a sobre-hidratação, particularmente num doente cirúrgico, está longe de ser clara. A sobre-hidratação pode ser um diagnóstico fácil de fazer retrospetivamente, quando o seu quadro patológico e clínico, como o edema pulmonar e a insuficiência cardíaca, se torna evidente. No entanto, a transição de um estado normal para um estado hipervolumétrico num doente anestesiado pode ocorrer sem que se observem quaisquer alterações nos parâmetros cardiovasculares e respiratórios bem monitorizados. A sobrecarga volumétrica com fluidos sem sódio tem a HN como marcador bioquímico, mas a sobrecarga com solução salina isotónica não tem esse marcador. A questão de saber se estes tipos de sobrecarga volumétrica podem causar toxicidade celular e choques vasculares é aqui apresentada.

De um ponto de vista clínico, uma vez que o trato gastrointestinal normal é contornado, sujeitamos o doente a um fornecimento excessivo ou insuficiente de volume de fluidos, electrólitos, carga osmótica e ingestão calórica. Dependemos da sabedoria do organismo para corrigir os nossos erros através do mecanismo de compensação renal, mas este pode ser o "golpe de misericórdia" para o doente em estado crítico. Em contraste com o abundante conhecimento atual sobre o efeito patológico da hipovolémia e da desidratação, os efeitos patológicos da sobrecarga volumétrica e do excesso de hidratação são vagos e confusos. A síndrome TURP oferece um exemplo clínico único para estudar a sobrecarga volumétrica.

Intoxicação por água:

A descrição clássica da intoxicação aguda por água foi registada por Rowntree (1923). É caracterizada por hemólise intravascular e hemoglobinémia (Creevy, 1947 Berg et al 1962). Um aumento inicial da pressão arterial é seguido de convulsão, coma, cianose e espuma na boca. A paragem respiratória e cardíaca leva à morte instantânea. Este quadro foi observado nos primeiros casos da síndrome TURP quando a água foi utilizada como fluido de irrigação (Creevy 1947, McLaughlin 1947), mas é raramente observado na prática clínica atual.

A intoxicação por água foi induzida em 20 cães através da infusão intravenosa de água que reduziu o sódio sérico para 115 mmol/l. Este facto provocou uma hemoglobinemia acentuada em todos os animais, oito dos quais morreram e 12 sobreviveram (Berg et al. 1962). Este facto provocou uma hemoglobinemia acentuada em todos os animais, dos quais oito morreram e 12 sobreviveram (Berg et al 1962). Noutro grupo de cães, um volume semelhante de citrato induziu uma HN <100 mmol/l. Todos os cães sobreviveram e não se registou qualquer hemoglobinemia. Todos os cães sobreviveram e não houve hemoglobinemia nem queda na osmolalidade sérica. Os autores atribuíram a morbidade e a mortalidade à queda da osmolalidade sérica e não à hemoglobinemia ou à HN. Wright e Gann 1962) chegaram a uma conclusão semelhante com base num estudo clínico. A água causa toxicidade celular devido à hipoosmolalidade que induz. A utilização de fluidos isotónicos permitiu a tolerância de um maior volume e também modificou o quadro clínico da síndrome da TURP.

Hiponatrémia (HN):

Definição e tipos

A hiponatrémia é definida como uma redução da concentração de sódio sérico para menos de 130 mmol/l (Chung et al 1986). Pode ser aguda ou crónica e pode ou não ser sintomática. A hiponatrémia pode ser devida à perda de sódio na urina por fármacos como os diuréticos ou à diluição por sobrecarga de fluidos. A HN crónica está normalmente associada à síndrome da hormona antidiurética inapropriada e à síndrome das células doentes (Arieff 1976, Sterns 1986).

Incidência e prevalência

A hiponatrémia, em que o sódio sérico é <130 mmol/l, é uma das anomalias bioquímicas mais frequentemente encontradas na prática clínica (Devane et al 1983). A maioria dos casos é assintomática. Batuman et al (1984) verificaram que a HN afecta 33% dos doentes que recebem nutrição parentérica (intervalo 114129 mmol/l). Num estudo prospetivo que envolveu doentes cirúrgicos, Chung et al (1986) verificaram que a NH pós-operatória afectava 23,1% dos doentes com doenças cardiovasculares, 18,9% dos doentes com doenças gastrointestinais e biliares e 92% dos doentes com transplante renal. Anderson et al (1985) verificaram que 1-2,5% dos doentes hospitalizados tinham HN e que esta estava associada a um aumento de 60 vezes na fatalidade.

A morbilidade e a mortalidade da HN aguda dependem do nível para o qual o sódio sérico desce e da velocidade dessa descida. Uma redução aguda da concentração de sódio sérico de >20 mmol/l ou para um nível inferior a 120 mmol/l é normalmente sintomática, mas pode ser assintomática se for dado tempo para adaptação (Swales 1986) ou se a osmolalidade for mantida

Hiponatrémia da síndrome TURP

A hiponatrémia da síndrome TURP é dilucional devido à absorção excessiva da solução de fluido de irrigação de glicina a 1,5%. O citrato e o manitol induzem a síndrome da TURP e a infusão excessiva de glucose pode contribuir para a mesma. A perda de sódio na urina durante a prostatectomia por TURP foi medida por Ciccarelli e Mantel (1971) e não tem uma contribuição significativa. Por outras palavras, não existe um défice no sódio corporal total.

Choque hiponatrémico

O conceito de choque HN como causa da síndroma da TURP foi introduzido por Harrison III et al (1956) e foi relatado anteriormente em cães (Danowski et al 1946). Como marcador bioquímico, a HN foi aceite como caraterística de diagnóstico. No entanto, uma redução grave da concentração de sódio sérico pode ser assintomática, exceto se associada a uma queda da osmolalidade (Ghanem e Ward 1990).

A questão acima referida foi investigada em animais (Berg et al 1962, Wakim 1971, Melton e Nattie 1983) e em seres humanos (Wright e Gann 1962, Norris 1973, Sellevold et al 1983, respetivamente. Foram utilizados glucose, glicina, citrato, manitol e água destilada para induzir a NH. Os fluidos foram infundidos por via intravenosa (Berg et al 1962, Wright e Gann 1962) ou instalados por via intra-peritoneal (Melton e Nattie 1983). Foi possível induzir uma queda na concentração de sódio sérico para 120 mmol/l em voluntários humanos utilizando uma solução de glucose a 5%, após o que os doentes permaneceram assintomáticos. A HN assintomática não causava alterações na osmolalidade sérica e era auto-corretiva (Wright e Gann 1962). Estes autores concluíram que: "O conceito de HN como causa de choque após a síndrome TURP não é sustentável".

Melton e Nattie (1983) estudaram e compararam os efeitos da HN hipoosmótica e iso-osmótica induzida nas células cerebrais e no líquido cefalorraquidiano de ratos. Um grupo foi injetado intraperitonealmente com água e o segundo grupo com manitol isotónico, obtendo-se o mesmo grau de HN (103-109 mmol/l) em ambos os grupos. Durante a HN hipo-osmótica, a osmolalidade sérica e a concentração de sódio, bem como as do líquido cérebro-espinal, diminuíram como esperado: as células cerebrais mostraram um inchaço passivo. Os ratos que sofreram HN iso-osmótica tinham água cerebral total normal sem edema celular, apesar da redução significativa do conteúdo eletrolítico das células. Kerschenbaum (1979) relatou um caso notável em que o sódio sérico desceu de 133 para 99 mmol/l após a TURP, utilizando manitol a 3% como fluido de irrigação, em que a osmolalidade sérica era normal e o doente recuperou.

Hipervolémia:

Definição

Hipervolémia significa um aumento do volume do fluido intra-vascular. Odema refere-se a um aumento do volume do líquido intersticial e edema celular refere-se a um aumento do volume celular. O termo sobrecarga de fluidos é vago e sugere uma ou mais das situações acima referidas para descrever um "estado hipervolumétrico" do qual se presume que a hipervolémia seja um componente.

Volume e pressões intravasculares após sobrecarga de fluidos.

Nos casos que sofrem da síndrome TURP, pode ocorrer um aumento inicial da pressão arterial (PA) e da pressão venosa central (PVC), mas é transitório. Tanto a PA como a PVC descem mais tarde, apesar da sobrecarga volumétrica maciça (Sellevold et al 1983, Mommsen et al 1977). O volume intravascular real em doentes que sofrem da síndrome TURP não foi medido. A perda de sangue durante o procedimento de TURP é, em média, de 300 ml, com um máximo de 1,3 L (Redick e Walton 1973, Henderson e Midleton 1980, Ghanem e Ward 1990).

A hipertensão e a bradicardia iniciais não são consistentes e podem passar despercebidas. A hipotensão e a CVP baixa que ocorrem mais tarde, apesar da sobrecarga volumétrica, são normalmente atribuídas à perda de sangue ou ao choque sético, embora sejam muito desproporcionadas em relação à perda de sangue real, que é normalmente reposta. Este estado clínico de choque pode, de forma enganadora, exigir mais infusões de fluidos e sangue, com consequências desastrosas para o resultado da síndrome da TURP (Whitefield e Hendry 1985).

Berg et al (1967) mediram as pressões arterial e venosa e as alterações do volume sanguíneo em cães sobrecarregados com cital. Registou-se uma subida inicial seguida de uma descida das pressões e do volume sanguíneo. Nestas experiências, não ocorreu choque sético nem hemorrágico.

Não existiam estudos clínicos e experimentais que correlacionassem o efeito da sobrecarga de fluidos em termos de volume e tonicidade com as alterações osmóticas, volumétricas e cardiovasculares séricas resultantes e as suas sequelas clínicas, até que Ghanem e Ward relataram o seu estudo prospetivo (1990).

Compartimentos de fluidos corporais:

Um homem de 70 kg tem um volume de plasma de 3,5 L (5% do peso corporal), um volume de líquido intersticial de 11,5 L (15%) e um volume de líquido celular de 25 L (40%). Os volumes de fluido vascular e intersticial são designados por fluido extracelular (ECF) (Gamble 1949). O movimento da água através da membrana celular é controlado por forças osmóticas que são afectadas principalmente pela distribuição dos iões sódio e potássio. Todos estes compartimentos estão em equilíbrio iso-osmótico.

O volume de fluido absorvido durante o procedimento TURP

O volume de fluido absorvido durante o procedimento TURP de rotina varia entre 0-1,3 L, com uma média de 0,3 litros (Sellevold et al.). Este volume é provavelmente insignificante. Foi frequentemente referido que um volume de 4-7,5 L de fluido sem sódio precipita a síndrome TURP (Norris et al., 1973, Logie et al., 1980). Foi relatado que um volume equivalente de sobrecarga de fluidos, principalmente dextrose a 5%, precipitava uma síndrome idêntica em doentes cirúrgicos (Arieff 1986). Outras síndromes semelhantes precipitadas por infusões excessivas de glucose a 5% não são invulgares em doentes médicos, cirúrgicos e obstétricos

(Ghanem 1987).

A sobrecarga de fluidos sem sódio pode ser induzida por soluções de manitol, glucose, cital e glicina e induzir um grau proporcional de HN (Norris et al 1973). De um ponto de vista volumétrico, 5 L não podem ser adicionados e acomodados num espaço intravascular limitado e passam para o FEC diluído. A água pode também deslocar-se para o espaço intracelular para restaurar o equilíbrio osmótico entre o FEC e o fluido intracelular (Swales 1986).

A síndrome TURP, na qual a paragem cardíaca ocorre durante ou imediatamente após a operação, foi registada com a absorção maciça de glicina (Jackobson 1965, Charlton 1980, Osborn 1980) e com manitol a 3% (Still e Modell 1973, Maluf et al 1956, Allen et al 1981, Hutlen et al 1983). O volume de fluido absorvido é normalmente desconhecido aquando do diagnóstico. Perante o choque circulatório, são administradas mais infusões intravenosas com resultados desastrosos.

Sobrecarga salina

O efeito patológico da sobrecarga salina é mais difícil de detetar, pois carece de marcadores serológicos, embora os seus efeitos patológicos estejam descritos em animais (deWarner et al 1961). O diagnóstico clínico do edema pulmonar e da insuficiência cardíaca é geralmente feito de forma retrospetiva e subjectiva. Os parâmetros clínicos e cardiovasculares de pressão, que servem de base à infusão de fluidos, raramente permitem alertar precocemente para a sobrecarga, sobretudo num doente anestesiado.

Para além disso, o volume de soro fisiológico que pode ser tolerado é 2-3 vezes superior ao volume de líquido sem sódio. Quando síndromes como o edema pulmonar, a síndrome de dificuldade respiratória do adulto (SDRA) e a falência múltipla de órgãos complicam uma cirurgia de grande porte, embora a sobrecarga de volume seja habitualmente referida, a associação raramente é considerada como uma causa possível. Foi registada uma sobrecarga de fluidos de até 10 L com tais síndromes (Ashbaugh et al 1967, Apple e Showmaker 1981, Tranbaugh e Lewis 1982).

Nesta situação, os parâmetros de pressão intravascular, como a PVC, tornam-se inúteis para decidir se o doente deve ser mantido no lado "seco ou húmido" (Apple e Shoemaker 1981). Na minha opinião, o problema aqui reside na lei de Starling para a troca capilar: segundo a qual é aconselhada uma maior expansão do volume para manter a pressão vascular elevada e manter a perfusão dos tecidos. Por outro lado, é clinicamente óbvio que já existe uma sobrecarga de fluidos e que devem ser evitadas mais infusões. Esta lei fisiológica, que dita os princípios subjacentes à decisão sobre a gestão de fluidos e electrólitos, necessita de ser reavaliada (Ghanem1987). Atualmente, estão disponíveis evidências clínicas e experimentais que provam que a lei de Starling está errada, ao mesmo tempo que fornecem uma alternativa (Ghanem 2001, 2016, 2017, Pindoria 2017).

Síndromes semelhantes

As síndromes clínicas reconhecidas que contribuem, isoladamente ou em combinação, para a síndrome TURP e que foram descritas como partes do seu quadro clínico incluem 1) Edema cerebral que causa coma, convulsões e paralisia, imitando acidentes vasculares cerebrais (Still e

Model 1973, Hinderson e Midleton 1980). 2) Edema pulmonar (Jackobson 1965, Norris et al 1973, Sellevold et al 1983) e ARDS (Appel e Showmaker 1981). 3) Disrritmia, paragem e insuficiência cardíaca (Charlton 1980, Evans et al 1992). 4) Insuficiência renal aguda (Allen et al 1981, Jackobson 1965). 5) Ileus paralítico. 6) Perturbação dos electrólitos e da água (Mommsen et al 1977, Beirne et al 1965). 7) Coagulação intravascular disseminada (Friedman et al 1969, Editorial JAMA (1969). 8) Edema e insuficiência hepática
(Wakim 1971). 9) Síndromes de choque, tais como choques septicémicos, hipovolémicos e cardiogénicos (Bertrand et al 1981, Spencer Hoyt et al 1958, Charlton 1980). Foi relatada uma síndrome idêntica denominada hiponatrémia hipoalbuminémica (Dandonna et al 1985). Clinicamente, a apresentação da síndrome TURP é idêntica a qualquer tipo de choque (Mofat et al 1985). Uma associação de HN aguda e uma ou mais das caraterísticas clínicas acima referidas caracteriza a síndrome TURP.

Várias outras síndromes, que tal como a síndrome TURP, são caracterizadas por HN induzida por sobrecarga de fluidos. Estas incluem: Síndrome hipoalbuminémico hiponatrémico (Dandonna et al 1985). A síndrome de dextrose -vasopressina é conhecida em doentes obstétricos (Heytens e Camu 1984), síndrome de desequilíbrio de diálise (Wakim 1971). É relatada a condição que afectou 15 mulheres após a cirurgia (Arieff 1986), e a condição que complica a nutrição parentérica (Watters et al 1984). O TURS foi relatado em mulheres submetidas a cirurgia endometrial trans-cervical (Arief 1993, Ister et al 1994).

As síndromes que estão associadas à sobrecarga de volume mas que não têm a HN como marcador incluem: Pulmão em choque,
ARDS (Ashbaugh et al 1967, Apple e Shoemaker 1981), síndroma de transfusão excessiva ou múltipla, falência de múltiplos órgãos e vários outros síndromas pós-cirúrgicos (Pichlmayr e Kock 1980). A sobrecarga de volume é comum, mas raramente é incriminada. Estas síndromes afectam apenas doentes hospitalizados e são iatrogénicas.

Choques de sobrecarga volumétrica (VOS):

Atualmente, com a mudança para a utilização de solução salina normal como solução de irrigação, a síndrome da TURP caracterizada por HN dilucional aguda desapareceu da urologia. Esteja preparado para enfrentar a nova versão de uma síndrome que imita a SDRA. Por isso, é importante familiarizar-se com a VOS.

O Choque de Sobrecarga Volumétrica (VOS) é uma condição causada por infusões maciças de fluidos num curto espaço de tempo (Ghanem 2016, 2017, 2017) e é de dois tipos: Tipo um (VOS1) e Tipo dois (VOS2). O VOS1 é induzido por um ganho de fluido sem sódio de 3,5-5 L numa hora, como glicina, glicose, manitol e sorbitol. É conhecida como a síndrome TURP ou choque hiponatrémico (Harrison III et al 1956) que foi previamente induzido em cães (Danowski et al 1946). O VOS2 é induzido pela infusão maciça de fluidos à base de sódio, como soro fisiológico normal, Ringer, Hartmann, plasma, substitutos do plasma e transfusões de sangue, que podem complicar a terapia do VOS1. O VOS2 também complica a fluidoterapia em doentes críticos que sofrem de outros choques conhecidos, como choques hipovolémicos, hemorrágicos e sépticos, e que apresentam SDRA (Ashbaugh et al 1967, Boutcher e Foster 1984, Apple e Shoemaker 1981). O VOS2 é induzido pelo ganho de

12-14 L de fluidos à base de sódio quando relatado na SDRA. A ocorrência de edema maciço do tecido intersticial com congestão de órgãos vitais, derrames pleurais e peritoneais, na presença de choque hipotensivo, lançou dúvidas sobre a lei de Starling! Estas questões foram investigadas nas frentes clínica e fisiológica/física (Ghanem 2016, 2017, Pindoria et al 2017).

Foram efectuados dois estudos clínicos com o objetivo de compreender a síndrome da TURP e reconhecer o VOS. Um estudo clínico prospetivo em 100 doentes consecutivos com TURP, dos quais a condição de síndrome TURP afectou 10 doentes com hipotensão e bradicardia graves e HN de diluição aguda grave <120 mmol/l. A sobrecarga volumétrica foi o único fator significativo na causa do quadro.

O segundo estudo clínico envolveu uma série de casos de 23 casos da síndrome TURP que se manifestou como VOS1. A quantidade e o tipo de sobrecarga volumétrica são apresentados na *(Figura 1)*. Os primeiros 3 casos morreram por terem sido diagnosticados e tratados erradamente como um dos choques reconhecidos e tratados com mais expansão de volume. Os restantes 20 doentes foram corretamente diagnosticados como VOS1 e tratados com terapêutica hipertónica de sódio (HST) com cloreto de sódio a 5% ou bicarbonato de sódio a 8,4%. Cada doente eliminou 4-5 L de urina, seguindo-se a recuperação do choque e do coma. Este tratamento foi bem-sucedido na cura de todos os doentes, trazendo-os de volta da morte (Ghanem et al 2016, 2017, 2017).

A investigação física envolveu estudos da hidrodinâmica do tubo de orifício poroso (G), comparando-a com a do tubo de Poiseuille. Milhares de medições experimentais de pressões em várias partes de um sistema circulatório que incorpora o tubo G numa câmara para imitar o compartimento de fluido capilar-intersticial (Ghanem 2001, 2017). O efeito da alteração das pressões proximal (arterial), distal (venosa) e do diâmetro da entrada na pressão lateral do tubo G e na pressão da câmara, bem como o campo magnético dinâmico, como a circulação de fluido em torno do tubo G. É notável como este modelo circulatório imita o sistema circulatório na saúde e na doença. Este campo magnético dinâmico, tal como a circulação do fluido à volta do tubo G e à sua volta na câmara C, substitui adequadamente a lei de Starling. O equivalente fisiológico deste estudo físico foi efectuado nos membros posteriores de ovelhas (Ghanem 2017). Demonstrou que a pressão arterial provoca sucção e não filtração devido ao esfíncter pré-capilar. Esta é a única explicação possível para o facto de a pressão do tecido intersticial ser negativa de -7 cm de água (Guyton e Coleman 1968). A pressão venosa aumenta a filtração e a formação de edema ou hidropisia.

O choque é uma perturbação a nível celular capilar que prejudica a transferência de fluido capilar-intersticial: dificulta o fornecimento de oxigénio e a remoção de produtos residuais. O processo também é regido pela lei de Starling (1886). Nesta lei, a pressão arterial é considerada a força que provoca a filtração capilar! Se isto é verdade, como é que a hipertensão arterial, embora bastante comum, nunca causa edema? Starling baseou a sua hipótese no trabalho de Poiseuille em tubos de latão estreitos e uniformes. No entanto, provas posteriores demonstraram que o capilar é um tubo poroso de orifício estreito (G), uma vez que possui um esfíncter pré-capilar (Rhoden 1967) e poros que permitem a passagem de proteínas plasmáticas (Karnoveski 1967). Uma vez que os poros capilares permitem a passagem de moléculas plasmáticas, anulando a pressão osmótica das proteínas plasmáticas, ou seja, a pressão oncótica não existe, foi anteriormente feito um apelo à reconsideração da hipótese de Starling, mas não havia alternativa na altura (Renkin 1986). Esta substituição veio a lume quando se descobriu a hidrodinâmica do tubo G.

A hidrodinâmica do tubo G (Ghanem 2001, 2016, 2017) (Figura 2) demonstrou que a pressão proximal (arterial) induz um gradiente de pressão lateral negativa na parede do tubo G, causando sucção mais proeminente na metade proximal e transformando-se em pressão positiva na metade distal. A incorporação do tubo G numa câmara (C), que representa o espaço intersticial que rodeia um capilar, demonstrou uma rápida circulação dinâmica de fluido, semelhante a um campo magnético, entre C e o lúmen do tubo G. Trata-se de um motor de mistura entre C e G que efectua uma irrigação rápida sob pressão negativa, ou seja, sem inundação, edema ou formação de hidropisia. Incorporação do tubo G e do C num modelo circulatório acionado por uma bomba eléctrica que induz uma pressão proximal semelhante à pressão arterial: provocando a sucção do C para o lúmen do tubo G. A pressão distal (venosa) aumenta a filtração. Isto prova que a pressão arterial provoca sucção e não filtração na circulação do fluido intersticial capilar, pelo que a lei de Starling está errada. A hidrodinâmica relatada do tubo G fornece um mecanismo adequado para a circulação do fluido intersticial capilar.

Conflito de interesses: Nenhum declarado.

Referências

Allen PR, Hughes RG, Goldie DJ e Kennedy RH. (1981) Absorption during TUR. Br Med Jour: 232-240.

Anderson RJ, Chung HM, Kluge R, Scherier RW. (1985) Hyponatraemia: a prospective analysis of its epidemiology and the pathogenic role of vasopressin. Ann Intern Med: 102: 164-8.

Appel PI, Shoemaker WC. (1981) Avaliação da fluidoterapia na doença respiratória do adulto. Critical Care Medicine 1981: 9 862-9.

Arief AI, Llach F e Massry SG. (1976) Manifestação neurológica e morbilidade da hiponatrémia: correlação com a água e os electrólitos cerebrais. Medicine: 55: 121-9.

Arief AI. (1986) Hyponatraemia, convulsão, paragem respiratória e danos cerebrais permanentes após cirurgia electiva em mulheres saudáveis. N Eng Jour Med: 314: 1529-35.

Arieff AI. Ayus JC. (1993) Ablação endometrial complicada por encefalopatia hiponatrémica fatal. JAMA: 270: 1230-2

Arieff AI. (1992) Hyponatraemia and death or permanent brain damage in healthy children. Br Med Jour: 304: 1218-22

Arieff AI. (1993) Management of hyponatraemia. Br Med Jour: 307: 305-8

Ashbaugh DG, Bigelow DB, Petty TL, Levine BE. (1967) Acute respiratory distress in adults. Lancet: ii: 319-23.

Ayus JC, Arieff AI. (1999) Chronic Hyponatraemic Encephalopathy in Postmenopausal Women: Association of Therapies With Morbidity and Mortality. JAMA Médio Oriente: Volume IX No 10: 58-63. Reimpressão de (JAMA 1999: 281: 2299-2304)

Ayus JC, Arieff AI. (1997) Postoperative hyponatremia. Ann Intern Med. Jun 15: 126(12): 1005-6.

Ayos JC, Krothapalli RK e Arief AI. (1987) Treatment of symptomatic hyponatraemia and its relation to brain damage. N Eng Jour Med: 317: 1190-5.

Batuman V, Dreisbach A, Maesaka JK, Rothkopf M e Ross E. (1984) Renal and electrolyte effects of total parentral nutrition. Jour of Parentral and Entral Nutrition: 8: 546-51.

Bear RA e Neal GN. (1983) A clinical Approach to common electrolyte problems: 1. Hiponatrémia. Can Med Assoc J: 128: 1171-4.
Beirne GN, Madsen PO, Burns RO. (1965) Alterações dos electrólitos séricos e da osmolalidade após ressecção transuretral da próstata. Br Jour Uro: 93: 83-86.
Berg G, Fedor EJ, Fisher B. (1962) Physiologic observations related to the transurethral resection reaction (Observações fisiológicas relacionadas com a reação de ressecção transuretral). J Urol: 87: 4, 596-600.
Bertrand J., Gambini A, Cazalaa JB, at al. (1981) Le syndrome de resection de la prostate (TURP) syndrome, mythe oy realite? Jornal de Urologia: 87: 1-4
Bird D, Slade N, Feneley RCL. (1982) Intravascular complication of transurethral prostatectomy (Complicação intravascular da prostatectomia transuretral). Br J Uro: 54: 564-5.
Cicarelli FE e Mantell LK. (1961) Studies on fluid and electrolyte alteration during transurethral prostatectomy. J Urol: 85: 75-82.
Charlton AJ. (1980) Paragem cardíaca durante cirurgia transuretral após absorção de glicina a 1,5%. Anaesth: 35: 804-7
Chilton CP, Morgan RJ, England HR, Paris AMI e Blandy JP. (1978) A critical evaluation of the results of transurethral resection of the prostate (Uma avaliação crítica dos resultados da ressecção transuretral da próstata). Br J Urol: 50: 542-6.
Chung CP, Kluge R, Scherier RW e Anderson RJ (1986) Postoperative hyponatraemia. Um estudo prospetivo. Arch Intern Med: 146: 333-6.
Colapinto V, Armstrong DJ e Finlayson DC. (1973) Red cell mass and plasma volume changes during TURP. The Canadian Journal of Surgery: 16: 143-151.
Creevy CD. (1947) Uma reação hemolítica fatal durante uma ressecçao prostática transuretral. Cirurgia: 21: 56-66
Creevy CD. (1947) Haemolytic reactions during transurethral prostatic resection (Reacções hemolíticas durante a ressecção prostática transuretral). J Urol: 58: 125.
Creevy CD. (1951) The mortality of transurethral resection of the prostate (A mortalidade da ressecção transuretral da próstata). J Urol: 65: 87683.
Dandonna P, Fonseca V e Baron. (1985) Hypoalbuminaemic hyponatraemia: a new syndrome? Br Med Jour: 291: 1253-5.
Danowski TS, Winkler AW, Elkington JR. (1946) The treatment of shock due to salt depression: comparison of isotonic, of hypertonic saline and of isotonic glucose solutions. J. Clin. Invest.: 25: 130.
Desmond J. (1970) Serum osmolality and plasma electrolytes in patients who develop dilutional hyponatraemia during transurethral resection. Can Jour Surg: 13: 116-121.
Editorial. (1969) Coagulação intravascular disseminada. JAMA: 210: 338-9.
Editorial. (1980) Second best prostatectomy. Br Med Jour: 280: 90
Emmett JL, Gilbough JH e McLean. (1969) Fluid absorption during transurethral resection: Comparação da mortalidade e morbilidade após irrigação com água e soluções não hemolíticas. J Urol: 101: 884-9.
Evans JWH, Singer M, Chapple CR. et al. (1992) Hemodynamic evidence for cardiac stress during transurethral surgery Br Med Jour: 304: 666-71.
Friedman NJ, Hoag MS, Robinson AJ e Aggeler PM. (1969) Haemorrhagic syndromes following transurethral resection for benign adenoma. Arch Intern Med: 124: 341-9.
Gale D, Nottley RG. (1985) TURP sem síndroma TURP. Br J Uro: 57: 708-10
Gamble JL (1949) Chemical Anatomy, Physiology and Pathology of Extra-cellular Fluid (Anatomia química, fisiologia e patologia do fluido extracelular).
Cambridge, Massachusetts, Harvard University Press.
Ghanem AN, Ward JP. (1988) Fluid absorption during urological surgery. Br J Uro.: 61: 1689.

Ghanem AN, Ward JP. (1990) Osmotic and metabolic sequelae of volumetric overload in relation to the TURP syndrome. Br J Uro: 66: 71-78

Ghanem AN, Wojtlewski JA, Penney MD. (1987) Dangers in treating hyponatraemia. Br Med Jour: 294: 837.

Ghanem AN. (1985) Hypoalbuminaemic hyponatraemia: a new syndrome. Br Med. Jour.: 29:1502

Ghanem AN. (1988) Hyponatraemia and hypo-osmolality. Lancet: ii: 572

Ghanem, A.N. e Ghanem, S.A. (2016) Choques de Sobrecarga Volumétrica: Porque é que a lei de Starling para a transferência de fluido intersticial capilar está errada? A hidrodinâmica de um tubo de orifício poroso como alternativa. Surgical Science: 7: 245-249. http://dx.doi.org/10.4236/ss.2016.76035

Ghanem AN. (2001) Circulação de fluido semelhante a um campo magnético num tubo de orifício poroso e sua relevância para a circulação de fluido capilar-intersticial: relatório preliminar. Hipóteses Médicas: 56(3): 325-334.

Ghanem AN. (2000) Monitoring the critically ill patient. J R Coll Surg Edinb: 45 (2): 138-9.

45. Ghanem AN. (1987) Serum osmolality gap. Lancet: ii: 223-4

Ghanem AN. Wojtulewski JA, Penney MD. (1987) Dangers in treating hyponatraemia. Br Med J.: 294: 837.

Ghanem KA e Ghanem AN. (2017) A prova e as razões de que a lei de Starling para a transferência de fluido capilar-intersticial está errada, avançando a hidrodinâmica de um tubo de orifício poroso (G) como o mecanismo real. Blood, Heart and *Circ,* Volume 1(1): 1-7. doi: 10.15761/BHC.1000102 Disponível online.

Ghanem SA, Ghanem KA, Ghanem A N. (2017) Choques de Sobrecarga Volumétrica na Patologia da Síndrome da Ressecção Transuretral da Próstata (TURP) e Hiponatrémia de Diluição Aguda: The Clinical Evidence Based on Prospective Clinical Study of 100 Consecutive TURP Patients. Surg Med Open Access J.: 1(1):1-7

Ghanem KA e Ghanem AN. (2017) Choques de sobrecarga volumétrica na pato-etiologia da síndrome de prostatectomia de ressecção transuretral e hiponatremia de diluição aguda: A evidência clínica baseada em 23 séries de casos. Basic Research Journal of Medicine and Clinical Sciences ISSN 2315-6864 Vol. 6(4): pp. 35-43 abril

Ghanem KG, Ghanem AN. (2017) A prova fisiológica de que a lei de Starling para a transferência de fluidos capilar-intersticial está errada: Avançando o Fenómeno do Tubo de Orifício Poroso (G) como Substituição. Open Acc Res Anatomy. 1(2). OARA.000508. 2017.

Goodwin WE, Cason JF e Scott WW. (1951) Hemoglobinémia e nefrose do nefrónio inferior após cirurgia prostática transuretral. J Urol: 65:1075-91. Griffin M, Dobson L e Weaver JC. (1955) Volume de transferência de fluido de irrigação durante a prostatectomia transuretral, estudos com radioisótopos. J Urol: 74: 646-51.

Guyton AC e Coleman TG. (1968) Regulation of interstitial fluid volume and pressure. Annals of Newyork Academy of Science: 150: 537-47.

Hagstrom RS. (1955) Studies on fluid absorption during transurethral prostatic resection (Estudos sobre a absorção de fluidos durante a ressecção prostática transuretral). J Urol: 73: 852-9.

Hahn GH, Zhang W, Rajs J. (1996) Pathology of the heart after overhydration with glycine solution in the mouse. APMIS: 104: 915-20.

Hahn RG, Berlin T, Lewnhaupt A. (1987) Factores que influenciam a osmolalidade e a concentração de hemoglobina e electrólitos no sangue durante a ressecção transuretral da próstata. Ata Anaesthiol Scan: 31: 601-7

Hahn RG, Nennesmo I, Rajs J, et al. (1996) Morphological and X-ray Micro-analytical Changes in Mammalian Tissue after Overhydration with Irrigating Fluids. Eur Uro: 29: 355-61

Hahn RG, Nilsson H, Carlstrom H, Hjelmqvist H, Zhang W, Rundergreen M. (1996) Renal function during intravenous infusion of urological irrigating fluids in the sheep. Ata Anaesthiol Scand: 40: 671-683

Hahn RG, Sahdfeldt L, Nymen. (1998) Estudo aleatório duplamente cego dos sintomas associados à absorção de glicina 1,5% ou manitol 3% durante a ressecção transuretral da próstata. J Urol: 160: 397-401.

Hahn RG, Stalberg HP, Carlstrom H, Hjelmqvist H, Ulman J, Rundergreen M. (1994) Plasma Atrial Natriuretic Peptide concentration and Renin ActIVIty during Overhydration with 1.5% Glycine Solution in Conscious Sheep. The Prostate: 24: 55-61

Hahn RG. Ekergreen JC. (1993) Pattern of irrigating fluid absorption during transurethral resection of the prostate as indicated by ethanol. J Urol: 149: 502-6

Hahn RG. (1990) Fluid and electrolyte dynamics during development of the TURP syndrome. Br J Uro. Jul: 66(1):79-84.

Hahn RG. (1997) Fluidos de irrigação em cirurgia endoscópica. Br J Uro:: 79: 669-80

Hahn RG. (1996) Total fluid balance during transurethral resection of the prostate. Int Uro Nephrol.: 28 (5): 665-71

Halberthal M, Halperin Ml, e Bohn D. (2001) **'Lesson of the week': Hiponatrémia aguda em crianças internadas no hospital: análise retrospetiva dos factores que contribuem para o seu desenvolvimento e resolução**. Br Med Jour: 322: 780-782

Harrison III RH, Boren JS, Robinson JR. (1956) Choque hiponatrémico dilucional: outro conceito de reação prostática transuretral. J Urol.: 75 (1): 95-110.

Henderson DJ e Middleton RG. (1980) Coma por hiponatremia da ressecção transuretral da próstata. Urology: XV (3): 267-271

Heytens L, Camu F. (1984) Edema pulmonar durante a cesariana relacionado com o uso de fármacos de ocitocina. Ata Anaesthesiologica Belgica: 35: 155-64.

Hoekstra Pt, Kahnoski R, McCamish MA, Bergen W, Heetderks DR. (1983) Síndrome da ressecção prostática transuretral - uma nova perspetiva: Encefalopatia com hiperamonemia associada. J Uro: 130: 704-7 [ver também Comentários do Editor].

Istre O, Bjoennes J, Naes R et al. (1994) Postoperative cerebral oedema after Transcervical Endometrial Resection and Uterine Irrigation with 1.5% Glycine. Lancet: 344: 1187-9.

Iverson Hansen R Iverson H e Chrstiansen B. (1978) Intravesical pressure during transurethral resection using Iglesias resectoscope with continous irrigation and sucction. Scand J Urol Nephrol:12: 223-5.

Jacobson J. (1965) Insuficiência respiratória prolongada após ressecção transuretral da próstata. Anaesth.: 20: 329-33

Karnovesky M. J. (1967) The ultra-structural basis of capillary permeability studied with peroxidase as a tracer. J Cell Biol: 35: 213-236.

Kay MC, Kay J, Begun F, Yeung JE. (1985) Vision loss following transurethral resection of the prostate (Perda de visão após ressecção transuretral da próstata). J Clin Neuroophthalmol. Dez:5(4):273-6.

Kirshenbaum MA (1979) Sever mannitol induced hyponatraemia complicating transurethral prostatic resection J Uro: 121: 686-8

Lessels AM, Honan RP, Haboubi NY, Ali HH e Greene MJ. (1982) Death during prostatectomy. J Clin Path: 35: 117.

Logie JRC, Keenan RA, Whiting PH, Steyn JH. (1980) Fluid absorption during prostatectomy. Br J Uro: 52: 526-8.

Madsen PO e Naber KG. (1973) The importance of pressure in the prostatic fossa and absorption of irrigating fluid during transurethral resection of the prostate. J Urol: 109: 44652.

Maluf NSR, Boren JS e Brandes GE. (1956) Absorção da solução de irrigação e alterações associadas após a ressecção transuretral da próstata. J Urol: 75: 824-36.

Marmar JL e Allen SD. (1970) The transurethral reaction secondary to intraperitoneal extravasation of the irrigating solution. J Urol: 104: 457-8.

Marx GF e Orkin LR. (1962) Complicações associadas à cirurgia transuretral. Anesthiology: 23: 802-12.

McLaughlin WL, Holyoke JB Bowler JP (1947) Oligúria durante a ressecção transuretral da próstata. J

Urol: 58: 47-60.
Melton JE e Nattie EE. (1983) Brain and CSF water and ions during dilutional and isoosmotic hyponatraemia in the rat. The American Physiological Society: 724-732.
Mitchell JP. Transurethral resection. Br Med Jour 1970: 3: 241-6.
Moffat, Hamilton DN e Ledingham IMcA. (1985) A history of surgical shock. Journal of the Royal College of Surgeons of Edinburgh: 30:73-9.
Mommsen S, Genster HG e Moller J. (1977) Alterações na concentração sérica de sódio, potássio e hemoglobina livre durante a TURP - Partes da síndrome TUR? Urological Research: 5: 201-5.
Narins RG. (1986) Therapy of hyponatraemia. N Engl J Med: 314, 1573-4.
Nesbit RM e Glickman SI. (1948) The use of glycine as an irrigating medium during transurethral resection (A utilização da glicina como meio de irrigação durante a ressecção transuretral). J Urol: 59: 1212-7.
Norris HT, Aashem GM, Sherrard DJ e Tremann JA. (1973) Symptomatology, pathophysiology, and treatment of the transurethral resection of the prostate syndrome. Br J Uro: 45: 420-7.
O'Donnel DE. (1983) Elevação da fosfatase ácida sérica com síndrome de ressecção transuretral. Br J Uro: XXII, 4: 388-390.
Oester A e Madsen PO. (1969) Determinação da absorção do líquido de irrigação durante a ressecção transuretral da próstata por meio de radioisótopos. J Urol: 102: 714-9.
Osborn DE, Rao PN, Greene MJ, Barnard RJ (1980) Fluid absorption during transurethral surgery. Br Med Jour: 28: 1549-50.
Pichlmayr R e Kock MLS. (1979) Síndrome pós-cirúrgico agudo. Clínicas em Gastroentrologia: 2: 249-71
Pindoria N, Ghanem SA, Ghanem KA e Ghanem AN, (2017) Choques de sobrecarga volumétrica na pato-etiologia da síndrome de prostatectomia de ressecção transuretral e hiponatremia de diluição aguda. *Integr Mol Med,* doi: 10.15761/IMM.1000279 Disponível online
Rao PN. (1987) Fluid absorption during urological surgery. Br J Uro.: 60: 93-9.
Reddick LF e Walton KN. Physiologic Changes during transurethral resection of the prostate (Alterações fisiológicas durante a ressecção transuretral da próstata).
Anaesthesis and Analgesia 1967:46, 5: 618-23.
Renkin E. M. (1986) Algumas consequências da permeabilidade capilar às macromoléculas: A hipótese de Starling reconsiderada. Am J Physiol (Heart Circ Physiol): 250, 19: H706-H710.
Rhodin J. A. (1967) The ultra-structure of mammalian arterioles and precapillary sphincters. J Ultrastructure Research: 18: 181-222.
Rhymer JC, Bell TJ, Perry KC, Ward JP. (1985) Hyponatraemia following transurethral resection of the prostate. Br J Uro: 57: 450-2.
Roesch R P, Stoelting R K, Lingman J E, et al. (19830 toxicidade hiperamonémica resultante da absorção de glicina durante a TURP. Anesthesiology 1983: 58: 577-9.
Rowntree LO. (1923) Water Intoxication. A.M.A . Arch. Int. Med.: 32: 157.
Ryder K, Olsen J, Richard O, kanoski RJ, Karen RC e Oie TO. (1984) Hyperammonaemia after transurethral resection of the prostate: A report of two cases. J Urol: 132: 995-7.
Sadaba[1] LM ¾ Garcia-Layana[1] AI Ξ, Maldonado[1] MJ E3 e Berian[2] JM Ξ, (2006) Neuropatia ótica isquémica bilateral após ressecção prostática transuretral: um relato de caso. BMC Ophthalmology, 6:32 doi:10.1186/1471-2415-6-32
Sellevold O, Brevic H, Tveter K. (1983) Changes in oncotic pressure, osmolality and electrolytes following transurethral resection of the prostate using glycine as irrigating fluid. Scand J Uro Nephrol: 17: 31-36.
Shepard RI, Crous SE, Babyan RK aand Siroky MB. (1986) The role of ammonia toxicity in the post transurethral prostatectomy syndrome. Br J Urol: 60: 149-51.
Spencer Hoyt H, Goebel J L, Lee HI, Schoenbrod J. (1958) Types of shock reaction during transurethral resection and relation to acute renal failure. J Uro: 79: 500-7.
Starling EH. Factores envolvidos na causa da hidropisia. (1886) Lancet: ii: 1266-70, 1330-34, 140610.

Sterns RH, Riggs JE e Schochet SS. (1986) Osmotic demyelination syndrome following correction of hyponatraemia. N Eng J Med: 314: 1535-42.

Still JA e Modell JH. (1973) Intoxicação aguda por água durante a TURP utilizando solução de glicina para irrigação. Anaesthiology: 39: 567.

Strom S. (1984) Cardiac enzymes after transurethral resection of the prostate. Scand J Urol Nephrol: 18: 289-92.

Swales JD. (1987) Dangers in treating hyponatraemia. Br Med Jour: 294: 261-2.

Taylor RO, Maxson ES, Carter FDH, Bethard WF e Prentiss RJ. (1958) Volumetric, gravimetric and radioisotopic determination of fluid transfer in transurethral prostatectomy (Determinação volumétrica, gravimétrica e radioisotópica da transferência de fluidos na prostatectomia transuretral). J Urol: 79: 490-9.

Thomas D e Hales P. (1984) Overhydration during transurethral resection of the prostate using glycine as an irrigating solution. Anaesth Inten Care: 12:366-9.

Tranbaugh RF e Lewis FR. (1982) Insuficiência respiratória. Simpósio sobre trauma. Clínica Cirúrgica da América do Norte: 62:, 1: 121-32.

Wakim KG. (1971) The pathophysiologic basis for the clinical manifestations and complications of transurethral prostatic resection (A base fisiopatológica das manifestações clínicas e complicações da ressecção prostática transuretral). J Urol: 106: 719-28.

Watters DAK, ChaMr.oonkul MA, Eastwood MA, et al. (1984) Changes in liver function associated with parentral nutrition. J Roy Coll Surg Edin: 29: 339-44

Whitfield HN, Mills VA. Percutaneous nephrolithotomy. Br J Uro: 1985: 603-4

Worthley LIG Thomas PD. (1986) The treatment of hyponatraemic seizure with intravenous 29.2% Saline. Br Med Jour: 292: 168-70.

Wright HK e Gann DS. (1962) Severe postperative hyponatraemia without symptoms of water intoxication. Surg Gyn & Obst: novembro: 553-6.

Zhang W. Hahn RG. (1996) o Dupla toxicidade o da solução de glicina no rato. Br J Uro: 77: 2036

Zhang W. Hahn RG. (1995) Water and solute excretion after intravenous infusion of new irrigating fluids in the rabbit. Scand J Uro Nephrol: 29: 241-7

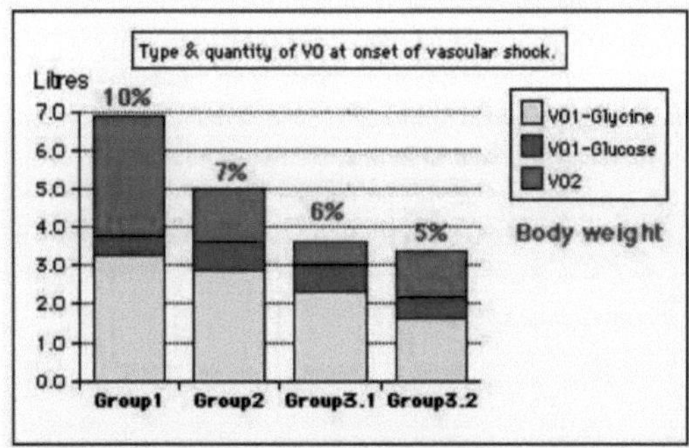

A Figura 1 mostra a quantidade de sobrecarga volumétrica (VO) (em L e em percentagem do peso corporal) e os tipos de fluidos. O grupo 1 foi constituído pelos 3 pacientes que morreram na série de casos, pois foram erroneamente diagnosticados como um dos choques previamente conhecidos e tratados com mais expansão de volume.

O Grupo 2 foi constituído por 10 doentes da série que foram corretamente diagnosticados como choque de sobrecarga volumétrica e tratados com terapêutica com sódio hipertónico (HST). O Grupo 3 era constituído por 10 doentes que foram observados no estudo prospetivo e subdivididos em 2 grupos: Grupo 3.1 de 5 pacientes tratados com HST e Grupo 3.2 de 5 pacientes que foram tratados com expansão guardada de volume usando solução salina isotónica. (Reproduzido com permissão de Ghanem [2017])

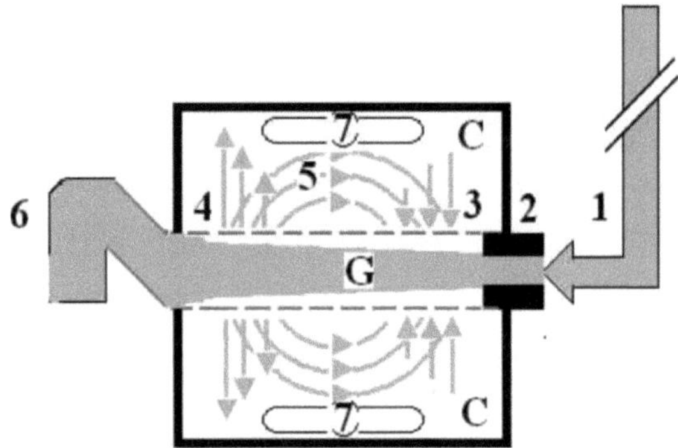

Figura 2: mostra o diagrama do tubo de orifício poroso (G) encerrado na câmara (C) com base em várias fotografias que demonstram o fenómeno de circulação G-C semelhante a um campo magnético

.

A pressão de entrada proximal (arterial) (1) empurra o fluido através do orifício (2), criando um jato de fluido no lúmen do tubo G. O jato de fluido cria um gradiente de pressão lateral negativo que provoca um máximo de sucção na metade proximal do tubo G perto da entrada (3), que aspira o fluido para o lúmen. O gradiente de pressão lateral torna-se positivo, empurrando o fluido para fora do lúmen ao longo da metade distal, no máximo, perto da saída (4). Assim, o fluido à volta do tubo G no interior de C move-se num campo magnético - como a circulação do fluido (5), tomando uma direção oposta ao fluxo do lúmen do tubo G. A pressão de entrada (arterial) (1) e o orifício (2) induzem a energia de pressão lateral negativa, criando o fenómeno de circulação dinâmica G-C, que é rápido, autónomo e eficiente na deslocação do fluido para fora do lúmen do tubo G (4), irrigando C (5) e, em seguida, sugando-o novamente (3), mantendo a pressão de energia negativa líquida (7) no interior de C. A pressão de saída distal (venosa) (6) aumenta o fluxo de saída em (4) e sua elevação pode transformar a pressão de energia negativa (7) dentro de C em positiva, aumentando o volume e a pressão dentro da câmara C. (Reproduzido com permissão de Ghanem [2017])

CAPÍTULO 12

CHOQUES DE SOBRECARGA VOLUMÉTRICA CAUSAM A SÍNDROME DO DESCONFORTO RESPIRATÓRIO AGUDO: A EVIDÊNCIA PLENÁRIA SOBRE A ETIOLOGIA PATOLÓGICA E A TERAPIA

Resumo

A síndrome de dificuldade respiratória aguda (SDRA) foi registada em 1967. A sobrecarga volumétrica (VO) de 12-14 litros (L) foi registada em todos os casos. Embora ensaios prospectivos tenham relatado 3-10 L de líquido retido em doentes sobreviventes de SDRA, a VO não foi incriminada. A SDRA é atribuída à sépsis, tem uma elevada morbilidade, custo e mortalidade, sem uma terapia específica eficaz. O papel exato da VO na etiologia patológica e uma terapia específica eficaz permanecem desconhecidos. Aqui mostro que a VO complica a fluidoterapia induzindo choque (VOS) de dois tipos: VOS 1 e VOS 2, dependendo do tipo de fluido. A hiponatremia caracteriza o VOS 1, que é confundido com um choque reconhecido e erradamente tratado com mais expansão de volume, complicando para o VOS 2, causando SDRA secundária. É conhecida em urologia como síndrome da ressecção transuretral da próstata (TURP) ou choque hiponatrémico.

A fluidoterapia com fluidos cristalóides e coloides à base de sódio também induz a VOS 2, causando SDRA primária. Ambos os tipos de SDRA apresentam a síndrome de disfunção de múltiplos órgãos (MODS). As caraterísticas cerebrais de coma, convulsões e paralisia predominam no VOS 1 ou na SDRA secundária. O VOS 2 provoca uma SDRA primária em que predomina a lesão renal aguda (LRA). Ocorre também edema do tronco, coagulopatia e hemorragia excessiva. Muitos erros e ideias erradas sobre a fluidoterapia levam os médicos a administrar demasiados fluidos na reanimação do choque que causa a SDRA. A lei de Starling está subjacente a todos os erros e dita as regras incorrectas sobre a fluidoterapia, utilizando um regime de fluidos liberal e conservador. Aqui demonstro como a VO induz a VOS causando SDRA. É prescrita uma nova terapia.

A síndrome de dificuldade respiratória aguda (SDRA) foi relatada pela primeira vez em 1967 [1]. A sobrecarga volumétrica (VO) de 12-14 (L) foi registada em todos os casos, mas não foi incriminada na etiologia patológica [16]. Embora se tenha suspeitado de fluidoterapia2-6 e ensaios prospectivos tenham relatado 3-10 L de líquido retido em doentes sobreviventes de SDRA, a VO não foi incriminada [7,8]. A SDRA é atribuída à sépsis [9-11], tem uma elevada morbilidade, custo e mortalidade, sem uma terapêutica específica eficaz [2-11]. O papel exato da VO na etiologia patológica da SDRA e uma terapia específica eficaz permanecem desconhecidos. Aqui eu mostro que a VO complica a fluidoterapia induzindo choque (VOS) [1215] de dois tipos: VOS 1 e VOS 2, dependendo do tipo de fluido, livre de sódio e à base de sódio, respetivamente. A hiponatremia caracteriza o VOS 1, que é confundido com um choque reconhecido e erroneamente tratado com mais expansão de volume, complicando para o VOS 2, causando SDRA secundária [16-19]. É conhecida em urologia como síndrome da ressecção transuretral da próstata (RTUP) [20] ou choque hiponatrémico por diluição [21].

É induzida pela absorção de glicina a 1,5% e/ou infusão de glicose a 5%, para as quais a terapia com sódio hipertónico salva vidas [21,22]. A terapia com fluidos cristalóides e coloides à base de sódio também induz a VOS 2, causando SDRA primária [17-19]. Ambos os tipos de SDRA apresentam a síndrome de disfunção de múltiplos órgãos (MODS), incluindo disfunção cardiovascular, respiratória, cerebral, renal e hepática [12-15]. As caraterísticas cerebrais de coma, convulsões e paralisia predominam no VOS 1 ou na SDRA secundária. O VOS 2 causa SDRA primária, na qual predominam a lesão pulmonar aguda e a lesão renal aguda (LRA). Também ocorrem edema de tronco, coagulopatia e hemorragia excessiva [12-15]. Muitos erros e concepções erróneas sobre a fluidoterapia [17] induzem os médicos a administrar demasiados fluidos na reanimação do choque que causa a SDRA [23]. A lei de Starling [23-26] está subjacente a todos os erros e dita as regras erradas da fluidoterapia [16-19], utilizando um regime de fluidos liberal e conservador [3-6,27]. Aqui demonstro como a VO induz a VOS causando SDRA. É prescrita uma nova terapia.

Identificar e precisar o papel da sobrecarga volumétrica (VO) na patologia da síndrome de dificuldade respiratória aguda (SDRA) é uma investigação que se estende ao longo dos últimos 39 anos. Começou com a participação no exame post-mortem (PM) de 3 doentes que morreram devido à síndrome da ressecção transuretral da próstata (TURP) em 1981. Concluí e comuniquei 4 estudos relevantes que investigam a hidrodinâmica do tubo de orifício poroso (G) [16,24,25], um estudo prospetivo em 100 doentes com TURP14, uma série de casos de 23

Pacientes [15] que sofriam da síndrome da TURP e estudo fisiológico no membro posterior de ovelhas [26]. Isto foi acompanhado por uma revisão crítica e analítica da literatura sobre todas as questões relacionadas. Isto resultou em muitas novas descobertas na física, medicina e fisiologia [28].

A minha investigação em Física sobre a hidrodinâmica do tubo G [16,24,25] e investigação fisiológica [26] teve como objetivo verificar e provar que a lei de Starling está errada, relatada em 200124 e confirmada em 2017[25] e finalizada em 202016. O meu estudo clínico prospetivo de 100 doentes, entre os quais 10 desenvolveram a síndrome TURP como VO complicando a fluidoterapia (FT), relatado na tese de doutoramento (1988) e no artigo em 1990 (ver Estatísticas em métodos). Este relatório avança o conceito de VO ao longo do tempo induzindo VOS [12-15] causando a síndrome TURP, ARDS, lesão renal aguda (AKI) e outras disfunções que formam a síndrome de disfunção de múltiplos órgãos (MODS) (Tabela 1).

Cerebral	Cardiovascular	Respiratory	Renal	Hepatic & GIT
Numbness	Hypotension	Cyanosis.	Oliguria	Dysfunction:
Tingling	Bradycardia	FAM4	Annuria8	Bilirubin↑
SBB1	Dysrhythmia	APO)5	Renal failure or	SGOT↑
COC2	CV Shock*	RA6	AKI9	Alkaline Phosphatase↑.
Convulsions	Cardiac Arrest	Arrest	Urea ↑	GIT symptoms.
Coma	Sudden Death	CPA7	Creatinine ↑	DGR10
PMBCI 3		Shock lung		Paralytic ileus
		ARDS$		Nausea & Vomiting.

Tabela 1: *apresenta as manifestações de VOS 1 da síndrome TURP para comparação com manifestações de SDRA induzidas por VOS 2.*

SBB: cegueira bilateral súbita; COC: turvação da consciência; PMBCI: Paralisia que imita enfartes cerebrais bizarros, mas é recuperável com a utilização imediata de HST de NaCl a 5% e/ou NaCo3, o mesmo acontecendo com o coma e a IRA; FAM: espuma na boca; APO: Edema Pulmonar Agudo; AR: Parada Respiratória; PCR: Parada Cardiopulmonar; SDRA: Ocorre mais tarde na UTI; LRA: Lesão Renal Aguda; RDG: Recuperação Intestinal Retardada; Choque CV: Choque Cardiovascular de VOS relatado aqui como VOS 1 e VOS 2; Anúria: Não responde a diuréticos, mas responde a HST de 5%Ncl e/ou 8.4% NaCo3; LRA: Lesão renal aguda Também ocorre a hemorragia excessiva no local da cirurgia e a leucocitose na ausência de sépsis e choque sético. O facto de a lei de Starling estar errada deu origem a muitos erros e equívocos na terapia com fluidos durante cirurgias prolongadas e na reanimação de doentes em estado de choque e doentes agudos. Este facto leva os médicos a administrarem demasiados fluidos23 que induzem a VOS [12-16] que causa a SDRA [16-19]. A sobrecarga volumétrica (VO) pode apresentar-se com paragem cardíaca ou respiratória, ou ambas, "paragem cardiopulmonar" imediatamente no teatro de operações ou SDRA mais tarde [16]. O VOS é de dois tipos, dependendo do tipo de fluido que induz o choque de VO: o VOS 1 é induzido por fluido sem sódio, como a glucose a 5% e/ou glicina a 1,5%, utilizado como fluido de irrigação durante a cirurgia de ressecção transuretral da próstata (TURP). É conhecido em urologia como a síndrome TURP [20] ou choque hiponatrémico [21].

Choque de sobrecarga volumétrica de tipo 1 (VOS 1)

Este VOS 1 é induzido pela absorção de glicina a 1,5% e/ou infusão de glucose a 5% de cerca de 3,55 L (>5% do peso corporal (PC)) causando um estado grave caracterizado por hiponatremia de diluição aguda (HN) [21,22,29-33]. A hiponatremia tem 2 nadires e 2 paradoxos [29], o que a torna dinâmica e ilusória [30]. Os dois nadires são: O primeiro nadir é a queda imediata do nível de sódio sérico como resultado da diluição do fluido extracelular que ocorre durante ou imediatamente após a cirurgia. O segundo nadir é aquele que ocorre mais tarde, dentro de 24 horas, após a transferência de água para o compartimento intracelular, causando a elevação espontânea do nível de sódio sérico para o normal. No entanto, o quadro clínico agrava-se devido ao edema celular generalizado que se manifesta com MODS **(Tabela 1).** Também a utilização de soluções cristalóides e coloides à base de sódio para o tratamento da VOS 1 pode aparentemente corrigir o nível de sódio sérico, mas piora a VO induzindo a VOS2 e causando SDRA secundária. Os paradoxos são: Um VO patológico induz choque hipotensivo de VOS [12-15] e LRA [34], o que é paradoxal à resposta fisiológica de reposição de volume que trata o choque hipotensivo conhecido e induz diurese [12-16]. O VOS 1 tem atualmente como terapêutica de salvação a terapêutica com sódio hipertónico (HST) a 5% de NaCl ou 8,4% de NaCo3 [12-15,22]. Pode apresentar-se com paragem cardíaca ou pulmonar ou uma ou mais das outras manifestações de MODS - nova designação da SDRA. As manifestações clínicas incluem, além das caraterísticas cardíacas e respiratórias: coma com convulsões e paralisia, LRA32 e disfunção hepática. Também provoca coagulopatias e sangramento excessivo no sítio cirúrgico **(Tabela 1).** A análise de regressão múltipla no nosso estudo prospetivo [20] demonstrou que a VO é o fator mais significativo em relação à morbilidade da síndrome da TURP (p=0,0007) **(Figura 1** e análise estatística em Métodos). No estudo de série de casos, >5 L (7%) e >7 L (10% BW) são significativos para a morbilidade e mortalidade graves, respetivamente **(Figura 2, Tabela 2).**

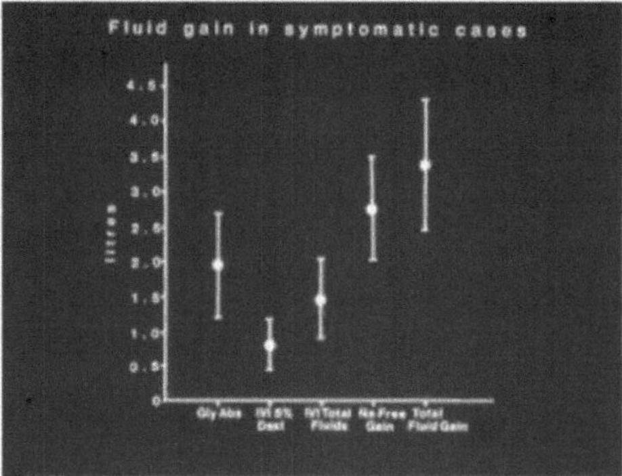

Figura 1: *mostra as médias e os desvios-padrão da sobrecarga volumétrica em 10 doentes sintomáticos que apresentam choque e hiponatremia entre 100 doentes consecutivos durante um estudo prospetivo de coorte sobre a ressecção transuretral da próstata. Os fluidos ganhos foram a glicina absorvida (Gly abs), a dextrose a 5% infundida por via intravenosa (IVI Dext), o total de fluidos IVI, o total de fluidos sem sódio ganhos (Na Free Gain) e o total de fluidos ganhos em litros. Uma média de 3,5 (p=0,0007) litros de VO ocorreu em pacientes sintomáticos que apresentaram choque hipotensivo, reconhecido como VOS1.*

A VOS 1 também afecta as mulheres durante a ressecção trans-cervical do endométrio devido à absorção de glicina a 1,5%, e durante a cesariana devido à infusão excessiva de glicose a 5% [31]. O VOS é sempre confundido com um dos choques reconhecidos, como os choques hemorrágico e sético, sendo assim erroneamente tratado com expansão adicional de volume usando fluidos isotónicos à base de sódio. Isso induz VOS 2 e parada cardiopulmonar que não tem marcadores séricos de HN e causa SDRA secundária em pacientes que sobrevivem um pouco mais.

Choque de sobrecarga volumétrica tipo 2 (VOS 2)

Este VOS 2[12-15] é induzido pela infusão maciça de fluidos à base de sódio (cristalóides e colóides), como solução salina normal, Hartmann, plasma, substitutos do plasma e sangue, em qualquer combinação [35,36]. O VOS 2 pode complicar o VOS 1 (VOS 2 secundário) ou é induzido por fluidos à base de sódio durante a FT para reanimação do choque (VOS 2 primário) e em doentes críticos e cirurgias prolongadas, apresentando posteriormente SDRA. O ganho volumétrico de 12-14L de fluidos à base de sódio foi relatado no primeiro artigo sobre SDRA1. A descoberta do VOS resolveu os enigmas de três condições, nomeadamente: a síndrome TURP, a HN e a SDRA[19]. As patologias exactas foram identificadas e foi encontrada uma terapia curativa. Estes são verdadeiros assassinos em série de centenas de milhares de doentes cirúrgicos e médicos todos os anos em todo o mundo. Não só estas doenças mais graves são evitáveis, como também podem ser curadas quando ocorrem inadvertidamente e são tratadas de imediato.

Ética e estatística

O estudo pragmático de coorte prospetivo foi realizado durante o período de dezembro de 1985 a dezembro de 1988, quando trabalhei como bolseiro de investigação. O estudo foi efectuado durante o ano de 1986-7. O objetivo do estudo e da tese de doutoramento era tentar "compreender a síndrome da TURP";

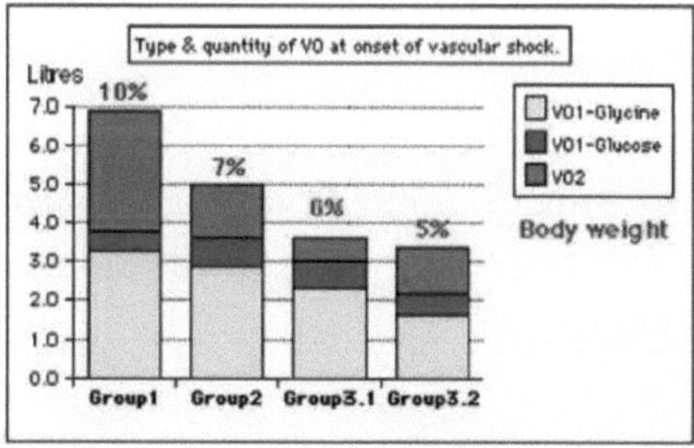

Figura 2: mostra a quantidade de sobrecarga volumétrica (VO) (em litros e como percentagem do peso corporal) e os tipos de fluidos. O Grupo 1 foi constituído pelos 3 doentes que morreram na série de casos, uma vez que foram incorretamente diagnosticados como um dos choques previamente conhecidos e tratados com expansão de volume adicional com base na abordagem conservadora. Apresentavam o quadro clínico de VOS 2 e SDRA. O grupo 2 era constituído por 10 doentes da série que foram corretamente diagnosticados como choque de sobrecarga volumétrica (VOS 1) e tratados com terapêutica com sódio hipertónico (HST). O Grupo 3 era constituído por 10 doentes que foram observados no estudo prospetivo e subdivididos em 2 subgrupos; Grupo 3.1 de 5 doentes tratados com HST e Grupo 3.2 de 5 doentes que foram tratados com expansão de volume "guardada" utilizando cristalóides isotónicos/plasma/sangue da abordagem conservadora padrão mas com muito menos volume - sendo "Guardada".

Um paciente do grupo 3.2, tratado conservadoramente, desenvolveu SDRA com coma, convulsões e paralisia bizarra no segundo dia de pós-operatório. Foi visto por um neurologista e diagnosticado como acidente vascular cerebral. Recuperou-se total e imediatamente da SDRA, coma e paralisia após tratamento tardio com HST usando NaCl a 5% e NaCo3 a 8,4%. Após a HST, o doente recuperou totalmente da IRA, da SDRA, do coma e da paralisia. A recuperação da IRA que não respondia aos diuréticos de ansa ocorreu com a infusão de HST após a eliminação de 4,5 litros de urina. Os grupos 2 e 3.1 responderam de forma semelhante à HST. (Reproduzido com a permissão do autor de uma revista de acesso livre)

	A	B	C	D	E	F	G	H
1		Gr 1	Gr 2	Gr 3	Gr 3.1	Gr 3.2	Normal	units
2	Number of patients	3	10	10	5	5	Mean	
3	Age	71	70	75	72	78	72	Year
4	Body Weight (BW)	69	70	68	71	65	69	kg
5	Postoperative Serum Solute Concentrations: -						Preoperative	
6	Os molality	271	234	276	282	271	292	mosm/l
7	Na+	110	108	120	119	121	139	mmol/l
8	Ca++	1.69	1.79	1.85	1.84	1.86	2.22	mmol/l
9	K+ (P<0.5)	5.6	4.8	5	4.9	5	4.46	mmol/l
10	Co2 (P=0.002)	23	23	25.5	24	26.4	27.3	mmol/l
11	Glucose	13.2	17.3	16.4	15.9	16.9	6.2	mmol/l
12	Urea (P=0.0726)	26.5	9	6.6	6.8	6.4	6.7	mmol/l
13	Bilirubin (P<0.05)	19	16	8	6	9	7	mmol/l
14	AST	124	32	20	18	21	20	mmol/l
15	Protein	43	52	48	44	52	62	g/l
16	Albumin	23	30	30	28	32	39	mmol/l
17	Hb (P=0.0018)	119.3	127.9	114.5	105.2	123.8	138.8	mmol/l
18	WCC (P<0.005)	18.9	16.2	7.5	7.8	7.2	8	Per HPF
19	Glycine			10499			293	µmol/l
20	Therapy	CT	HST	Random	HST	CT@		
21	Outcome	Death	Full rec		Full rec	Morb.@		

***A Tabela 2** mostra os dados dos 23 doentes do estudo de série de casos [11]; o segundo estudo clínico em que este artigo se baseia. As alterações significativas dos teores de solutos séricos são mostradas em fonte careca com o correspondente valor de p. A maioria dos pacientes apresentou manifestação de SDRA (Tabela 1), da qual predominou a manifestação cerebral, sendo na apresentação inicial (Anestesia Regional) e representação do VOS 1 (Anestesia Geral).*

No entanto, a maioria dos doentes recebeu um grande volume de solução salina que elevou o sódio sérico para valores próximos do normal, enquanto o quadro clínico se agravava. Eles sofreram VOS2 que causou SDRA. A VO dos doentes a que estes dados pertencem é mostrada na (Figura 3). Note-se que a elevação da ureia e da anúria do Grupo 1, que faleceu, indicou LRA. As elevações da bilirrubina e da A AST indicou disfunções hepáticas. A elevação da contagem de glóbulos brancos (WCC) indicou
uma resposta inflamatória de VOS 2 em ARDS ou SIRS na ausência de sépsis.

O estudo foi publicado há 30 anos, em 1990, no British Journal of Urology (BJU) e atualmente no International (BJUI) [20]. Foi realizado no District General Hospital, Eastbourne, Reino Unido, onde trabalhei anteriormente como Senior House Officer (SHO). O ensaio teve início após a aprovação do Comité de Ética Médica. Foi obtido o consentimento informado de todos os doentes participantes. O estudo foi exploratório, pragmático e sem interferência. A cirurgia foi efectuada de forma rotineira, como na prática clínica normal. A cirurgia de TURP foi efectuada por dois eminentes e experientes consultores urologistas, o falecido Sr. K. C. Perry e o Sr. John P. Ward, que realizaram o procedimento ao mais alto nível. A anestesia e a fluidoterapia foram efectuadas por anestesistas consultores, de acordo com a prática habitual. O meu papel como bolseiro de investigação limitou-se a obter o consentimento informado dos doentes e a recolher todos os dados relevantes dos doentes registados nos registos estéticos, teatrais e hospitalares. A investigação e o artigo ganharam o prémio Princess Alice Memorial Award 1988.

Terapia da SDRA

Prevenção

Com base na discussão anterior, a SDRA é uma complicação iatrogénica da fluidoterapia no hospital, nunca na comunidade, que é negligenciada e subestimada. Sendo iatrogénica, significa que é evitável. A fim de prevenir a SOP e a SDRA, deve ser acordado um limite para a quantidade máxima de fluidos utilizados durante a reanimação por choque ou cirurgia de grande porte. O Professor Hahn [37] descobriu que a infusão de 2 L de soro fisiológico em voluntários humanos produz sintomas. A infusão de >3 L é patológica. Mais de 5 L está associado a morbilidade deletéria [38,39] Assim, o volume máximo de fluidos que pode ser infundido com segurança a um doente adulto é de 3 L, que é a necessidade diária de fluidos, e não é administrado mais nenhum tipo de fluido durante 24 horas, exceto para repor a perda real, que não inclui a perda de urina. O doente deve ser colocado numa balança todos os dias, desde a admissão hospitalar até à alta ou à morte. Qualquer volume de fluido retido acima do seu peso corporal na admissão é patológico. Ao utilizar a PVC para monitorizar a fluidoterapia, não insista em elevar a PVC para níveis superiores a 12 e até 18-22 cm de solução salina. Esta é uma das principais causas de indução de VO e VOS e de SDRA durante a reanimação por choque, particularmente no choque sético [40]. Em qualquer livro de fisiologia, a PVC normal é 0 e oscila entre -7 e +7 cm de soro fisiológico, que é o nível que deve ser visado na monitorização da reposição de fluidos no choque da sépsis, trauma e hemorragia, em doentes agudos e durante a cirurgia. A elevação da PVC não é sinónimo de elevação da pressão arterial.

Se a hipotensão se desenvolver mais tarde durante o internamento na UCI, devem ser utilizados fármacos inotrópicos, hidrocortisona 200 mg e HST. Esta última restabelece o tónus do esfíncter pré-capilar (resistência periférica) para que o capilar volte a funcionar como um tubo G normal16, mas NÃO infusões de cristaloides isotónicos ou coloides acima das necessidades diárias de fluidos. Se se mantiver o atual regime liberal de Terapia Precoce Dirigida por Objectivos (EGDT) e o regime conservador de FT em bolus, continuarão a ser publicados mais relatórios sobre a SDRA. Espera-se que os futuros autores tenham em consideração os dados acima mencionados relativos ao VO/Tempo, ou o VO de fluido retido no momento da indução da SDRA ou da morte ao relatarem novos ensaios ou relatos de casos.

Tratamento da SDRA

A terapia com sódio hipertónico de 5%NaCl e/ou 8,4%NaCo3 provou ser uma terapia que salva vidas na síndrome TURP e na HN de diluição aguda [21,22], bem como na VOS 2 secundária que complica a fluidoterapia da VOS 1, causando SDRA. Funciona através da indução de diurese maciça, sendo um potente supressor da hormona antidiurética. A minha experiência na sua utilização no tratamento da SDRA estabelecida com sépsis

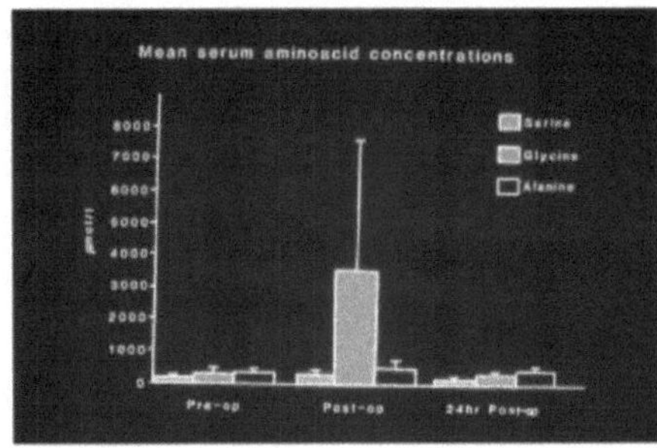

A ***Figura 3*** *mostra as concentrações séricas de serina, glicina e alanina no pré-operatório, pós-operatório e 24 horas de pós-operatório.*

A ***Tabela 3*** *mostra a análise de regressão múltipla do ganho total de fluidos no per-operatório, da queda na osmolalidade sérica medida (OsmM), do sódio, da albumina, da Hb e do aumento da glicina sérica que ocorrem imediatamente após a cirurgia em relação aos sinais da síndrome da TURP. O ganho volumétrico e a hipoosmolalidade são os únicos factores significativos. A tabela foi produzida num Apple® Mackintosh® utilizando o pacote estatístico Stat View® há 35 anos. (Reproduzida com a autorização dos autores e do editor da BJU Int. a partir da referência 20) Embora estes dados tenham mais de 38 anos, os resultados continuam a ser tão bons e tão válidos como hoje ou amanhã.*

P	T Value	Std. Value 0.773	Std. Err	Value	Parameter Intercept
0.0007	3.721	1.044	0.228	0.847	Fluid Gain (l)
0.0212	2.42	-0.375	0.014	0.033	Osmolality
0.0597	1.95	0.616	0.049	0.095	Na+ (C_B)
0.4809	0.713	0.239	0.087	0.062	Alb (C_B)
0.2587	1.149	-0.368	0.246	-0.282	Hb (C_B)
0.4112	0.832	-0.242	5.98E-05	-4.97E-05	Glycine (C_B)

e a VOS primária 2 que causa a SDRA não é testada. No entanto, as provas relativas à HST sugerem que será bem sucedida se for administrada precocemente, prontamente e de forma adequada a doentes com SDRA, abstendo-se de quaisquer infusões adicionais de fluidos cristalóides ou coloides isotónicos utilizando soro fisiológico, HES e/ou terapia de plasma - basta administrar as necessidades diárias normais de fluidos e nada mais. Depois de administrar HST durante mais de uma hora, utilizando o cateter CVP já inserido, o doente recupera da IRA e produz, através de um cateter urinário, uma quantidade maciça de urina de 4-5L, enquanto se observa. Esta produção de urina não deve ser substituída. Basta observar o doente a recuperar da IRA, do coma e da SDRA e a pedir uma bebida. Isto é feito para além do suporte cardiovascular, respiratório e renal na UCI. Nos doentes com LRA em diálise, o nefrologista responsável pelo tratamento deve ter como objetivo e regular a máquina para induzir um balanço negativo de fluidos.

A HST de 5%NaCl e/ou 8,4%NaCo3 é administrada em doses de 200 ml durante 10 minutos e repetida. Não foi necessário utilizar mais de 1000 ml durante o tratamento bem sucedido de 16 doentes. Não é recomendada qualquer outra concentração hipertónica de sódio. Pode ser administrada uma dose de diurético intravenoso, mas não funciona com o dobro ou o triplo da dose normal. Uma dose de 200 mg de hidrocortisona é mais útil. É administrada uma terapêutica antibiótica profiláctica em doses adequadas e suficientes para prevenir a sépsis e o choque sético. Não são administradas mais infusões de fluidos cristalóides, colóides ou sangue. A perda urinária não deve ser reposta, pois isso anula o objetivo do tratamento.

Eu recomendaria um pequeno estudo piloto de coorte prospetivo e controlado em 100 doentes para começar a experimentar a HST em casos de SDRA já estabelecidos, o que seria algo que se esperaria ler num relatório, esperemos que em breve. Não é necessário um ensaio multicêntrico ou despesas elevadas para o efeito. Também não é necessário muito tempo. Se não o conseguir fazer em cem doentes, provavelmente não o conseguirá (como o Sr. JP Ward me disse antes do início do nosso estudo prospetivo [20]. Posso garantir aos investigadores que os doentes não serão prejudicados. É uma vitória garantida; pode ganhar-se, mas não se perde nada. Na pior das hipóteses, o doente pode não responder devido à cronicidade da SDRA ou depois de a sépsis complicar a SDRA e provocar danos capilares. Como autor de todos os artigos auto-referenciados aqui, publicados em revistas de acesso livre, e como detentor dos direitos de autor, autorizo abertamente qualquer investigador interessado a utilizar qualquer um dos meus artigos como modelo, nomeadamente o artigo recomendado [16,20] e este relatório, após obter a devida autorização do editor.

Resumo

A VOS causa SDRA. Pode apresentar-se com paragem cardiorrespiratória no teatro e SDRA mais tarde. Trata-se de uma complicação iatrogénica da fluidoterapia nos hospitais que é negligenciada e subestimada. A VOS é de dois tipos: VOS 1 e VOS2. O VOS 1 é induzido por 3,5-5 litros de fluido sem sódio e é caracterizado por uma HN de diluição que tem 2 nadires e 2 paradoxos, é mais dinâmico e ilusório e tem atualmente uma terapia de HST que salva vidas. A VOS2 pode complicar a VOS 1 ou pode surgir de novo, complicando a fluidoterapia à base de sódio durante a reanimação de doentes em estado de choque, doentes agudos e cirurgia prolongada. Não tem marcadores serológicos óbvios ou nenhum. Muitos erros e equívocos induzem os médicos a administrar demasiados fluidos durante a reanimação devido a regras incorrectas sobre a fluidoterapia ditadas pela lei de Starling errada que induz VOS2 causando SDRA. O substituto correto para esta lei é a hidrodinâmica do tubo G. A descoberta da VOS resolveu os enigmas da Síndrome TURP, da HN e da SDRA. Recomenda-se uma nova terapia para a SDRA utilizando HST de 5%NaCl e/ou 8,4%NaCo3.

Agradecimentos

Agradeço ao falecido Professor GD Chisholm, Editor do British Journal of Urology, por ter publicado o meu artigo [19] e por uma simpática carta de encorajamento. Muito obrigado também ao falecido Dr. David Horrobin, fisiologista que foi o editor-chefe da revista Medical Hypotheses e fundador em 1975 até à sua morte em 2003, por ter aceite o meu artigo [23] gratuitamente. Muito obrigado ao falecido Dr. Eric Neil, fisiologista, autor do Samson Write Textbook of Physiology, por uma simpática carta de encorajamento. Os meus agradecimentos vão também para o Designer Engineer Peter Holder, de Eastbourne, que forneceu gratuitamente um fornecimento interminável de tubos G antes de 1985. Agradeço a Khaled A Ghanem, MBChB, pelo seu contributo na edição deste artigo, por me ter comprado um novo computador portátil e o Office 365. Agradeço a Salma A Ghanem, MBChB, pela ajuda na construção do **Quadro 2** e pelo pagamento de 200 dólares em meu nome aos burlões que me roubaram o dinheiro fazendo-se passar por organizadores de conferências.

Agradeço ao Sr. Brian J. Stoodley e ao Sr. Peter Brooks, cirurgiões consultores, por me terem oferecido o lugar de conservador em 1983 sem comparecer à entrevista, estando na altura a fazer o exame FRCSE, e por me terem ensinado toda a cirurgia que sei. Muito obrigado ao Sr. JP Ward e ao Sr. KC Perry, Urologistas Consultores, District General Hospital, Eastbourne, Reino Unido, por me terem ensinado a Urologia que sei e por me terem oferecido o lugar de investigador sem uma entrevista para fazer o estudo prospetivo [19].

Também gostaria de agradecer às pessoas da Internet, ao Google pelos seus programas mágicos Chrome® e Google Scholar®, e às pessoas por detrás dos maravilhosos PubMed, NLM e NCBI por terem sido muito úteis ao longo dos anos, colocando uma enorme quantidade de informação nas pontas dos dedos dos investigadores. Gostaria de agradecer à Apple® Computers por ter inventado o Macintosh® antes de 1985 e o pacote estatístico Stat View® 512+; ambos tornaram a análise dos dados do estudo prospetivo absolutamente divertida antes de 1988. Agradeço também ao Picasa 3 por guardar e recuperar as minhas fotografias. Agora utilizo o computador portátil e o Microsoft Office 365, que me foram oferecidos em 2019/2020 pelo meu filho Khaled [40].

Métodos

Ética e estatística

A investigação foi também aprovada pela Universidade de Mansoura, Faculdade de Medicina, e pelo Instituto de Urologia e Centro de Nefrologia, Mansoura, Egito, para ser apresentada como Tese de Doutoramento sob a supervisão do Professor M. A. Ghoneim do Egito e do Sr. . J. P. Ward do Reino Unido. Consultei dois estatísticos; um do Reino Unido, que veio de Londres especialmente para me ver, antes do início do estudo, e outro do Egito, antes de analisar os dados. Antes do início do estudo, a revisão exaustiva da literatura [41] demonstrou uma incidência da síndrome da TURP de 1724%, com uma mortalidade de 0,5-1,5%. Um estudo anterior semelhante, efectuado também sob a supervisão dos dois consultores supramencionados, mas com um investigador diferente (Rhymer et al. BJU. 1985), relatou uma incidência de 7% e uma mortalidade de 1% de síndrome TURP entre os 100 doentes estudados [42]. Dos estatísticos consultados, nenhum expressou qualquer preocupação, comentário ou observação. O pacote estatístico utilizado para a análise estatística também não se queixou.

O estudo foi iniciado e reuni os dados atempadamente, armazenei-os e analisei-os no meu computador "(Mackintosh SE, Apple computer Ltd) utilizando o Microsoft office" Excel® e o pacote estatístico Stat View 512+, Brain Power Inc". Eis o que escrevi na altura sob o título "Doentes e métodos, bem como Análise estatística" deste artigo, utilizando um simples copiar e colar, reproduzido da referência 20. O nosso estudo prospetivo tinha o objetivo claro de identificar o papel da sobrecarga volumétrica (VO) na patologia da síndrome do CHOQUE da TURP, com base nos resultados do exame post-mortem de 3 doentes que morreram após a TURP, anteriormente **(Figura 3, Tabela 2).**

Estavam literalmente afogados internamente com 3 litros de fluidos na cavidade peritoneal, volume semelhante de ambas as pleuras e órgãos congestionados e inchados com edema grosseiro do tronco. Foi então que, silenciosamente, me comprometi perante os doentes mortos a descobrir como e porquê ocorria tal sobrecarga volumétrica (VO) e qual o seu papel na patologia da síndrome da TURP? Mais tarde, apercebi-me da ligação da VO entre a síndrome da TURP e a SDRA, aqui identificada como VOS. Segui e investiguei essa ligação ao longo dos anos. Esta VO foi expressa tanto no título da tese de doutoramento como no artigo20. O número de 100 doentes foi escolhido com base no ensaio anterior efectuado no mesmo Departamento de Urologia e hospital (Rhymer et al BJU 1985) [42].

Análise estatística e poder estatístico de 100 pacientes!

Os dados foram analisados estatisticamente utilizando um computador Apple (Macintosh SE) com uma base de dados e pacotes estatísticos disponíveis no mercado (Stat View 512+, Brain Power Inc.). Os doentes serviram de controlo através da comparação dos seus resultados pré e pós-operatórios. Os dados são apresentados como média e desvio padrão (DP). O teste t de Student, a análise de regressão múltipla e os testes x2 foram utilizados para a análise estatística comparativa."

O leitor deve observar o seguinte:

O objetivo final do nosso ensaio para a tese de doutoramento e o artigo era tentar "compreender a síndrome da TURP", identificando o papel da VO na patogénese do choque da síndrome da TURP. Isto foi claramente demonstrado nos títulos da tese de doutoramento e do artigo [20]. A sépsis e o choque sético, bem como os choques hemorrágicos, foram excluídos através de culturas de urina negativas em todos os doentes e culturas de sangue negativas nos casos sintomáticos - excluindo assim a sépsis e o choque sético. A perda de sangue recuperada pelo Cell Saver Mark IV foi <1 unidade de sangue nos casos sintomáticos de síndroma de TURP - excluindo assim o choque hemorrágico. O VO preciso foi medido e o tipo de fluido foi registado. Os doentes apresentaram-se em choque aos anestesistas e cirurgiões na sala de operações e em coma encefálico no dia seguinte aos médicos, entre as caraterísticas clínicas do MODS **(Tabela 1).** O choque cardiovascular (CVS) da síndrome TURP é VOS 1 e o CVS encontrava-se num estado de hipervolémia durante o choque - frequentemente relatado por Hahn, mas atribuído a um dos choques reconhecidos ou à toxicidade da glicina.

A escolha de 100 doentes baseou-se no facto de ser o mesmo número de doentes no estudo realizado no mesmo departamento, anteriormente [42]: Por favor, compare os pacientes e métodos e a análise estatística do estudo de 100 pacientes com o estudo de Hahn de

12 doentes [43] relatados lado a lado com o nosso estudo prospetivo [20]. Nos dois estudos acima referidos, Hahn estudou 12 doentes, dos quais 10 (83,3%) desenvolveram a síndrome da TURP. Rhymer relatou 100 doentes entre os quais se registou 7% de morbilidade e 1% de mortalidade da síndrome da TURP, enquanto Ghanem e Ward relataram 100 doentes dos quais 10 (10%) desenvolveram a morbilidade da síndrome da TURP sem mortalidade - um doente foi salvo de uma morte certa. Hahn não mencionou a incidência de mortalidade na referência acima. Será isto suficiente para calcular o poder da estatística?

Se isto não for suficiente, por favor leia as auto-referências, a tese de doutoramento e/ou o livro sobre VOS, se não o conseguir encontrar, por favor avise-me - da última vez que tive notícias do editor, ele disse que foi traduzido para 8 línguas [44]: Se os dados acima referidos se revelarem insuficientes e se quiserem desesperadamente os dados em bruto, talvez se justifique uma visita ao Mackintosh de 35 anos que está debaixo da minha cama. O resultado dos ensaios acima referidos (Rhymer1985 e Hahn 1990) fez-me pensar: Qual é o papel da VO que pode complicar a fluidoterapia na patogénese da SDRA?

Entretanto, os resultados do estudo do tubo G foram concluídos e comunicados em 2001. A busca começou nessa altura e continuou até hoje pelo papel da VO na pato-etiologia da ARDS. Demorei 38 anos a resolver o puzzle da SDRA, esperando pacientemente que outros comunicassem os seus resultados de VO e que esses resultados fossem publicados numa revista médica de renome que estivesse listada na PubMed. Apesar de me ter esforçado o mais possível, os meus artigos foram repetidamente rejeitados e, enquanto escrevo, ainda não cheguei lá! Nunca mais comuniquei com Robert Hahn desde o nosso encontro de "OLÁ" no CAIRO, em 1990, até há cerca de 6 semanas atrás. Desde que ele começou a fazer reportagens sobre a Volume Kinetics, eu disse para mim próprio: "já é altura de o lembrar da VO e do tubo G?" Perguntei-me então o que é que ele pensaria do conceito de VO e dos resultados do tubo G. Tendo percebido que ele não estava ciente das minhas contribuições com base na pesquisa negativa no PubMed, enviei-lhe uma amostra selecionada de artigos para ler e toda a minha lista de referências para escolher. A resposta dele foi: "Estou impressionado". Eu também retribuo.

Entretanto, tentei também publicar o artigo sobre o tubo G [16] numa revista de fisiologia. Foi repetidamente rejeitado. Agora foi publicado [4]. A comunicação com um editor de uma revista de fisiologia para relatar uma carta ao editor sobre "Porque é que a lei de Starling está errada? " também foi rejeitada.

O autor não declara nenhuma.

Estou agora reformado desde 2010 da prática clínica e de tudo o resto, vivendo no Egito com uma pequena mas adequada pensão do Reino Unido. Desisti de todos os bens materiais, incluindo propriedades e dinheiro, entregando tudo à minha mulher Nannah Abdullatif Kamel, que tem mais juízo do que eu em questões financeiras e continua a cuidar bem de mim. Atualmente, estou a viver como Mahatma Gandhi. Já não lido com dinheiro, nem dou nem recebo e também não tenho cartões de débito ou de crédito. Estou feliz e contente com o meu prato de comida, muito chá e cigarros, tudo fornecido pela minha mulher, que assumiu o controlo e a responsabilidade da situação financeira da família. Vi e obtive tudo o que queria da vida. Uma vez por semana, à sexta-feira, saio durante duas horas para me encontrar com amigos num clube social local.

O único interesse que pratico e continuarei a praticar, se continuar vivo e capaz, é a leitura e a escrita científica médica no meu computador portátil ligado à Internet, que me mantém ocupado. Isto é feito apenas com o objetivo de servir a comunidade médica científica, fornecendo-lhe conhecimentos que, na minha opinião, ajudarão os médicos a praticar uma medicina mais precisa e, acima de tudo, para salvar a vida dos doentes ou aliviar a dor e a miséria dos outros, bem como para orientar a investigação futura. Quando um artigo meu tem um formato aceitável, envio-o para uma das melhores revistas fisiológicas, médicas e/ou cirúrgicas, uma após a outra. Quando o artigo é rejeitado, tento outro, mas todos rejeitaram as minhas múltiplas submissões, alegando que só podem aceitar 1015% dos artigos que recebem, ou que, na sua opinião, o artigo não interessa aos leitores. Em seguida, o artigo é enviado para uma revista de acesso livre sem qualquer edição adicional.

Todos os meus artigos escritos até agora foram aceites por várias revistas de acesso livre; 53 artigos no total, incluindo 3 no prelo. Também recebo dezenas de convites de revistas genuínas para submeter um manuscrito livre de APC, mas não o posso fazer porque não tenho artigos suficientes para o fazer. Todas as revistas de acesso livre que aceitaram os meus artigos fazem-no, embora eu não lhes pague quaisquer taxas. Isto deve-se, por um lado, ao facto de não ter meios para o fazer e, por outro, para evitar futuras acusações de ter sido publicado através do pagamento de dinheiro, o que pode representar um conflito de interesses. O único problema das revistas de acesso livre de que me devo queixar é o facto de, até agora, não estarem listadas na PubMed. Na minha última pesquisa na PubMed, dos 50 artigos publicados em revistas de acesso livre, a PubMed apresentou (0). Esta é a razão pela qual as nossas publicações não são conhecidas pelos pares, autores e outros investigadores que dependem da PubMed. Apelo à NBCI e à PubMed para que registem rapidamente estas revistas ou, pelo menos, registem as minhas publicações. quando este artigo foi publicado por esta revista.

Conferências, congressos e cimeiras Também recebo dezenas de convites por correio eletrónico para participar em conferências, congressos e cimeiras. Depois de aceitarem os resumos e de me pedirem para me inscrever, explico que não tenho dinheiro para participar, a menos que seja totalmente patrocinado para cobrir os custos da viagem, do hotel e da inscrição. Depois, oferecem um desconto pensando que estou a negociar com eles, mas não estou a negociar. Peço desculpa por não ter ido e o assunto fica por aqui. Participei numa conferência sobre doenças cardiovasculares em Londres, em março de 2017, quando fui apadrinhado pela minha mulher Nana e pela minha filha Salma. Havia 6 pessoas na sala de audiências. Foi uma melhoria em relação ao que tive de enfrentar em 1990 numa conferência urológica no Cairo, quando havia 3 pessoas na sala de audiências! Paguei aos organizadores 1200 dólares, o que era muito dinheiro naquela altura. A assistência foi de 3 pessoas que eu convidei pessoalmente. Portanto, a Conferência de Londres foi uma melhoria! Relativamente à minha apresentação no Cairo. A apresentação do Robert foi sobre o síndroma da TURP na sala principal, com uma plateia cheia. A minha apresentação foi sobre o VOS numa sala lateral, com apenas 3 amigos meus que convidei pessoalmente para assistir.

Por vergonha e durante a apresentação, a minha mente congelou e continuei a falar descontroladamente para conseguir terminar. O tempo esgotou-se e não consegui ouvir o presidente a dizer-me para parar. O Presidente, o Comité e o público saíram da sala ainda a falar. Fui para o meu quarto de hotel e chorei. Foi assim que ganhei imunidade contra qualquer outra rejeição. Nessa reunião, tentei falar ao Robert sobre o tubo G, mas ele rejeitou-o na altura. Esta foi a única vez que me encontrei com o Professor Robert Hahn e, desde então, nunca mais o vi ou comuniquei com ele. Há cerca de um mês, enviei-lhe uma amostra dos meus relatórios em formato pdf e a lista completa dos meus artigos publicados. Hahn e eu tornámo-nos amigos, mas não consegui interessá-lo a ver o tubo G, que foi mencionado na discussão do meu artigo colocado lado a lado com o artigo de Hahn.

"Depois de uma conferência bem sucedida em 2019 em Tóquio, Japão, com grande vaidade e honra gostaríamos de anunciar a "Scholars World Heart Summit" realizada por conferências de académicos durante 13-14 de julho de 2020 em Londres, Reino Unido. "Esta é a última conferência a que assistirei a expensas da minha família: a "Scholars World Heart Summit", organizada por conferências académicas em Londres, de 13 a 14 de julho de 2020, na qual farei duas apresentações sobre os temas VOS e tubo G. Após negociações, pagarei também as taxas de inscrição de 200 dólares apenas à chegada ao evento e não antes. Isto porque já me roubaram 200 dólares, pagos com o cartão de crédito da minha filha Salma, por profissionais fraudulentos que se faziam passar por organizadores de conferências com um sítio Web e tudo, e eu paguei o dinheiro com a promessa de que eles pagariam tudo o resto, incluindo os bilhetes de avião.

Roubaram o dinheiro e desapareceram sem deixar rasto. A minha mulher disse-me repetidamente, desde o início, que se tratava de uma burla, mas eu não imaginava que eles viessem para a área da ciência médica. Peço às autoridades de Londres que os persigam, destruam o seu sítio Web na Internet, recuperem os 200 dólares de Salma e os levem a tribunal. Isto é mencionado para avisar os colegas oradores da Conferência. No entanto, se, no futuro, me convidarem para fazer uma apresentação e os organizadores concordarem em patrocinar-me na totalidade, aceitarei de bom grado e farei a apresentação, uma vez que não há qualquer conflito de interesses em fazê-lo. As viagens, por si só, têm um efeito bastante desgastante para a minha saúde, mas eu aguento. O mesmo se aplica ao meu filho, que também recebe convites. Sou membro da direção e revisor de muitas revistas e editor sénior de uma revista.

Limitações do estudo

O autor não declara nenhuma.

A evidência fornecida neste artigo parece heterogénea e desarticulada, mas apenas à primeira vista. Quando o leitor terminar de ler a discussão, compreenderá que essa evidência heterogénea é obrigatória para provar os objectivos expressos no título; VOS causam ARDS. O estudo prospetivo é parte da evidência apresentada necessária para provar os objectivos do artigo. Outra limitação deve-se talvez ao facto de se basear num ensaio clínico prospetivo realizado há mais de 33 anos. O ensaio foi um estudo prospetivo pragmático exploratório não invasivo realizado com o objetivo de "compreender a síndrome da TURP" e todas as condições relacionadas com complicações da fluidoterapia em hospitais. A discussão aborda esta questão e muito mais. As referências actualizadas foram selecionadas de entre um grande número de referências sobre a SDRA, com base nas preocupações e críticas de um revisor de outra revista relativamente a uma versão anterior do artigo aqui apresentado e numa pesquisa actualizada no PubMed e no Google Scholars.

O ensaio prospetivo pode ser reproduzido por qualquer investigador interessado que trabalhe em qualquer hospital geral ou centro de investigação que utilize glicina a 1,5% como fluido de irrigação para o procedimento TURP. No entanto, é necessário familiarizar-se com as ideias, os conceitos e as descobertas). Para os centros que passaram a utilizar TUR em soro fisiológico (TURIS) como solução de irrigação para qualquer cirurgia endoscópica, o marcador sérico de hipernatremia deixará de ocorrer, mas é preciso estar atento a uma nova fonte de casos clássicos de SDRA induzidos por cristalóides quando o líquido salino de irrigação é absorvido em grande volume. Outra exceção em que um investigador pode não ser capaz de reproduzir os resultados do estudo prospetivo é quando a cirurgia de TURP é realizada por um urologista altamente especializado e rápido na realização da operação de ressecção num curto espaço de tempo! Um professor de Londres relatou este resultado negativo na BJUI. Quando perguntei porque é que isso aconteceu e porque é que abortaram o estudo após o 36º doente? A resposta foi: "Ele é um cirurgião urologista tão brilhante e um especialista em ressecção tão inteligente que a sua tesoura e o seu ressectoscópio têm olhos que podem ver"! Concordo, mas ele não conseguiu ver a importância da síndrome da TURP.

O poder do estudo não foi calculado antes do início do ensaio. Nenhum dos 3 estatísticos que foram consultados na altura, um de Londres antes do início do estudo, um do Egito após a conclusão do estudo e antes de analisar os dados, e o estatístico da revista BJUI após submeter o artigo ao Editor da BJU [11]. Levantámos esta questão. O Stat View 512+ no Apple Mackintosh também não reclamou e apresentou resultados estatísticos com alta significância (Resultados abaixo com **Figuras e Tabelas 2 e 3** e (p=0,0007). Talvez um dos estatísticos contemporâneos, como o desta revista, possa calcular o poder estatístico deste ou de um futuro estudo semelhante a partir dos dados aqui apresentados. Se for necessário reexaminar novamente os dados em bruto, talvez se justifique uma visita ao Mackintosh de 35 anos que está debaixo da cama. Quando este artigo com o ensaio prospetivo for aprovado estatisticamente, deverá estabelecer o padrão para os ensaios com melhor relação custo-eficácia no futuro, que produzam resultados rapidamente a um custo mínimo.

Contribuição dos autores

Há apenas um autor para este artigo.

Declaração de interesses concorrentes Nenhum declarado pelo autor.

Poder estatístico

Doentes e métodos

Este é o texto sobre a análise estatística e ética do estudo prospetivo de Ghanem e Ward relatado na BJU 199020. "Foi realizado um estudo prospetivo de 100 doentes submetidos a TURP com a aprovação do Comité de Ética Médica. Foi realizado um procedimento padrão, utilizando um ressectoscópio irrigador (Storz), líquido irrigador de glicina a 1,5% (a uma altura de 80 cm acima do coração) e drenagem por sucção (Haemonetics Cell saver Mark IV), que mediu a perda de sangue. O volume absorvido de glicina 1,5% foi a diferença entre o volume utilizado e o devolvido. Foi administrada bumetanida 1 mg no final do procedimento. Foram registados o volume e o tipo de fluidos intravenosos infundidos durante e 24 horas após o procedimento. Foram efectuadas culturas urinárias pré e pós-operatórias em todos os doentes e hemoculturas nos que apresentavam sinais de choque circulatório pós-operatório. Os electrólitos sanguíneos, a osmolalidade sérica, a glicina, a alanina e os aminoácidos da serina foram medidos à entrada no hospital*, após a indução anestésica, no final do procedimento e na primeira manhã pós-operatória. Foram efectuadas medições adicionais em doentes sintomáticos, que foram aleatorizados entre cloreto de sódio hipertónico a 5% e tratamento conservador. A osmolalidade dos fluidos utilizados neste estudo foi a seguinte Glicina 1,5% 196, Hartmann 257, solução salina normal 287 e dextrose 5% 297 mOsm/kg.

Foi registado que:

- A absorção de glicina a 1,5% apresentou um aumento significativo no pós-operatório (p=0,0007) em comparação com o nível normal pré-operatório e regressou ao normal na manhã seguinte, sem a utilização de quaisquer medidas específicas para a reduzir (Figura abaixo). A glicina não alcançou significância na análise de regressão múltipla"
- Ignoramos assim a Hipótese Tóxica da Glicina (e a toxicidade do amoníaco) que foi persistentemente, mas irremediavelmente, perseguida por Robert Hahn.
- Excluindo a hipótese tóxica da glicina, a sépsis e o choque sético e o choque hemorrágico em 1990.

Fundos recebidos

Não recebi fundos de nenhuma fonte para nenhum dos meus estudos ou relatórios de investigação. Candidatei-me a uma bolsa para o ensaio20 e o pedido foi rejeitado. Desde então, nunca mais me dei ao trabalho de me candidatar a qualquer outra bolsa ou apoio financeiro para a minha investigação. Toda a minha investigação e redação foram autofinanciadas. A tese de doutoramento foi aprovada em novembro de 1988 e o artigo foi publicado em 1990 no BJU Int. O editor da BJU nessa altura era o falecido professor GD Chisholm, que Deus abençoe a sua alma, que enviou o artigo a um revisor estatístico que aprovou as estatísticas. Também me enviou uma autorização escrita para reproduzir material do artigo mais tarde. Tudo isto aconteceu antes da chegada da Internet aos computadores pessoais. Os dados completos da investigação ainda estão disponíveis no meu Apple Mackintosh de 35 anos, que ainda está a funcionar, mas em completo isolamento, guardado debaixo da minha cama. Não consigo retirar os dados do Mackintosh para os colocar no meu atual computador portátil ou na Internet, uma vez que o Mackintosh não tem qualquer ligação ou CD ou memória Flash que funcione em qualquer outro computador ou portátil.

O livro da tese de doutoramento e o artigo continuam disponíveis. Muitos artigos publicados recentemente, auto-referenciados aqui, e um livro [45] sobre VOS também estão disponíveis. Além disso, todos os dados deste estudo prospetivo estão agora disponíveis em artigos publicados em várias revistas de acesso livre, alguns dos quais auto-referenciados aqui. Os artigos não aparecem no motor de busca PubMed porque este ainda não listou as revistas de acesso livre. Apenas alguns dos meus artigos apareceram no motor de busca Google Scholar na primeira pesquisa, mas mais tarde todos eles com citações foram mostrados. Por conseguinte, os meus colegas investigadores e médicos continuam a não ter conhecimento das minhas contribuições nos 53 artigos que publiquei, dos quais 3 estão na imprensa. Além disso, os dados recolhidos em 100 doentes com TURP estudados, dos quais 10 (10%) eram sintomáticos, revelaram-se adequados para que o programa Stat View no computador Apple Mackintosh apresentasse resultados significativos; VO (p = 0,0007) e osmolalidade (p = 0,02), enquanto outras alterações do conteúdo sérico e dos electrólitos foram insignificantes **(Tabela 3).**

O Dr. Penney fez-me as medições da concentração de aminoácidos no plasma, uma vez que, na altura, estávamos a falar de hiponatremia. Também experimentou HST de 5%NaCl e/ou 8,4NaCo3 que salvou a vida de um doente seu dizendo: "foi como Lázaro que regressou dos mortos". Escrevemos uma carta ao editor do BMJ sobre um editorial relativo aos perigos da HST no tratamento da hiponatremia em 198745.

Referências

1. Ashbaugh DG, Bigelow DB, Petty TL, Levine BE (1967) Acute respiratory distress in adults. The Lancet.

2. Montgomery AB, Stager MA, Carrico CJ, Hudson LD (1985) Causes of mortality in patients with the adult respiratory distress syndrome. Am Rev Respir Dis 132(3):485-489.
3. Schuller D, Mitchell JP, Calandrino FS, Schuster DP (1991) Fluid balance during pulmonary oedema. O ganho de fluidos é um marcador ou uma causa de mau resultado? Chest 100(4): 10681075.
4. Wioedemann HP (2006) Comparison of Two Fluid-Management Strategies in Acute Lung Injury. The National Heart, Lung, and Blood Institute Acute Respiratory Distress Syndrome (ARDS) Clinical Trials Network FACCT Trial* N Engl J Med 354: 2564-2575.
5. Wheeler AP, Bernard GR (2007) Acute lung injury and the acute respiratory distress syndrome: a clinical review. Lancet. 369(9572): 1553-1564.
6. Jacob M, Chappell D, Rehm M (2007) Clinical update: perioperative fluid management. Lancet 369(9578): 19841986.
7. Rowan KM, Angus DC (2017) PRISM Investigators, Early, Goal-Direted Therapy for Septic Shock - A Patient-Level Meta-Analysis. N Engl J Med 376(23): 2223-2234.
8. Huang DT, Angus DC (2013) Process/Arise/Promise Methodology Writing Committee, Harmonizing international trials of early goal-direted resuscitation for severe sepsis and septic shock: methodology of Process, ARISE, and Promise. Intensive Care Med 39(10): 1760-1775.
9. Rivers E, Nguyen B, Havstad S (2001) Early goal-direted therapy in the treatment of severe sepsis and septic shock. N Engl J Med 345(19): 1368-1377.
10. Rivers EP, Katranji M, Jaehne KA (2012) Early interventions in severe sepsis and septic shock: a review of the evidence one decade later. Minerva Anestesiol 78(6): 712724.
11. Angus DC, Vander Poll T (2013) Severe sepsis and septic shock [a correção publicada aparece no N Engl J Med. N Engl J Med 369(9): 840-851.
12. Ghanem AN, Ghanem SA (2016) Volumetric Overload Shocks (Choques de sobrecarga volumétrica): Porque é que a lei de Starling para a transferência de fluido intersticial capilar está errada? A hidrodinâmica de um tubo de orifício poroso como alternativa. Ciência Cirúrgica 7: 245-249.
13. Pindoria N, Ghanem SA, Ghanem KA, Ghanem AN (2017) Choques de sobrecarga volumétrica na etiologia da síndrome de prostatectomia de ressecção transuretral e hiponatremia de diluição aguda.
14. Ghanem Salma A, Khalid A Ghanem, Ahmed N Ghanem (2017) Choques de sobrecarga volumétrica na patologia da Síndrome de Ressecção Transuretral da Próstata (TURP) e Hiponatremia de diluição aguda: A evidência clínica baseada num estudo clínico prospetivo de 100 doentes consecutivos com TURP. Biomed Res Clin Prac 2(3): 2-7.
15. Ghanem KA, Ghanem AN (2017) Choques de sobrecarga volumétrica na patologia da síndrome de prostatectomia de ressecção transuretral e hiponatremia de diluição aguda: A evidência clínica baseada em 23 séries de casos. Basic Research Journal of Medicine and Clinical Sciences 6: 4.
16. Ghanem AN (2020) A substituição correta da lei de Starling errada é a hidrodinâmica do tubo de orifício poroso (G): A Física Completa e a Evidência Fisiológica com Relevância e Significado Clínico. Artigo de pesquisa. Cardiologia: Open Access Cardio Open, 5(1): 1-9.

17. Ghanem AN (2018) The Adult Respiratory Distress Syndrome: Choques de Sobrecarga Volumétrica na Pato-etiologia, Corrigindo Erros e Equívocos na Fluidoterapia, Fisiologia Vascular e Capilar. Surg Med Open Acc. J 2: 2.

18. Ghanem AN (2019) Complicação da fluidoterapia que causa a síndrome da angústia respiratória aguda: Factos e Comentários. O Papel dos Choques de Sobrecarga Volumétrica na Pato-etiologia. Arquivos de Urologia 2(1): 21-31.

19. Essayed Yasmina Saad, Khalid A Ghanem, Salma A Ghanem, Nisha Pindoria e Ahmed N Ghanem (2019) Artigo de revisão. Choques de sobrecarga volumétrica (VOS) resolvendo o quebra-cabeça da síndrome da ressecção transuretral da próstata (TURP), hiponatremia de diluição (HN) e síndrome da angústia respiratória aguda (ARDS): o relatório da minoria! EC Cardiology 6(2): 109-122.

20. Ghanem AN, Ward JP (1990) Osmotic and metabolic sequelae of volumetric overload in relation to the TUR syndrome. Br J Urol 66(1): 71-78.

21. Harrison RH, Boren JS, Robison JR (1956) Choque hiponatrémico dilucional: outro conceito da reação de ressecção prostática transuretral. J Urol 75(1):95-110.

22. Ghanem AN (2018) Terapia da hiponatremia: Fim da era ou relatório minoritário? Biomed J Sci & Tech Res 11(4): 2018.

23. Ghanem AN (2020) O que está a induzir os médicos em erro ao darem demasiados fluidos durante a reanimação de choque e cirurgia que induzem ARDS e/ou AKI?" Revista Asploro de Relatórios de Casos Clínicos e Biomédicos 2020 (na imprensa)

24. Ghanem AN (2001) Circulação de fluido semelhante a um campo magnético num tubo de orifício poroso e sua relevância para a circulação de fluido capilar-intersticial: relatório preliminar. Med Hypotheses. 56(3): 325-334.

25. Ghanem KA, Ghanem AN (2017) A prova e as razões de que a lei de Starling para a transferência de fluido capilar-intersticial está errada, avançando a hidrodinâmica de um tubo de orifício poroso (G) como o mecanismo real. Blood, Heart and Circ 1(1): 1-7.

26. Ghanem KA, Ghanem AN (2017) A prova fisiológica de que a lei de Starling para a transferência de fluido capilar-intersticial está errada: Avançando o Fenómeno do Tubo de Orifício Poroso (G) como Substituição. Open Acc Res Anatomy 1: 2.

27. Woodcock TE, Woodcock TM (2012) Revised Starling equation and the glycocalyx model of trans-vascular fluid exchange: an improved paradigm for prescribing intravenous fluid therapy. British Journal of Anesthesia 108(3): 384-394.

28. Ghanem AN (2020) New Discoveries in Medicine and Physiology Originated in Urology. Surg Med Open Acc J 3: 3.

29. Ghanem AN (2018) Comunicação breve. Hiponatremia: Nadirs e Paradoxos da Sobrecarga Volumétrica Ausente. Revista de Acesso Aberto de Cirurgia 10: 2.

30. Ghanem AN, Salma A Ghanem, Khalid A Ghanem, Nisha Pindoria, Yasmina Saad Elsayed (2019) Nadirs dinâmicos ilusórios e máscaras de hiponatremia pós-operatória e a síndrome TURP: Conceito de sobrecarga volumétrica ao longo do tempo (VO/T) para resolver o seu puzzle. JOJ Urologia e Nefrologia. 6: 4.

31. Arieff AI (1986) Hyponatremia, convulsions, respiratory arrest, and permanent brain damage after elective surgery in healthy women. N Engl. J Med 314(24): 1529-1535.

32. Ghanem AN (2019) Post-Surgical Hyponatremia: Problemas de Gestão Resolvidos ao Revelar sua Relação com Choques de Sobrecarga Volumétrica". EC Cardiology 6: 8.

33. Ghanem AN (2019) "Hiponatremia de Diluição Pós-operatória e a Síndrome TURP: Revisão analítica crítica da literatura sobre etiologia e terapia do caminho". Medicina de

Emergência e Cuidados Críticos da CE 3(8): 507-514.
34. Ghanem AN (2019) Opinion. Prevenindo a insuficiência renal no paciente criticamente doente: Identificando os problemas e encontrando as soluções. EC Medicina de Emergência e Cuidados Críticos 3: 6.
35. Ghanem AN (2019) Ressuscitação com fluidos no choque: Mini revisão. Por que a lei de Starling está errada? Cirurgia e estudos de caso: Revista de acesso aberto.
36. Ghanem AN (2019) Comunicação breve. A base científica da ressuscitação de fluidos em choque: por que a lei de Starling está errada? Scholarly J Surg 2(1): 01-04.
37. Hahn RG (2017) Efeitos adversos dos fluidos cristalóides e coloides. Anaesthesiology. Intensive Ther 49(4): 303-308.
38. Jones DG, Nantais J, Rezende-Neto JB, Yazdani S, Vegas P, et al. (2018) Ressuscitação cristaloide em pacientes com trauma: efeito deletério de 5L ou mais nas primeiras 24h. BMC Surg 18(1): 93.
39. Hahn RG (2020) Artigo de revisão Compreendendo a cinética do volume. Ata Anaesthesiol Scand p. 1-9.
40. Ghanem AN (2019) O aumento da pressão venosa central (CVP) no tratamento de choque com fluidos induz choques de sobrecarga volumétrica (VOS)? Adv Card Res 1: 5.
41. Ghanem AN, Salma A. Ghanem, Khalid A. Ghanem, Nisha Pindoria (2018) Artigo de revisão. A síndrome da ressecção transuretral da próstata (TURP) e a hiponatremia dilucional aguda (HN): Uma revisão abrangente da literatura desde a primeira incidência em 1947 até o desaparecimento em 2018. Jornal Global de Urologia e Nefrologia 1: 7.
42. Rhymer JC, Bell TJ, Perry KC, Ward JP (1985) Hyponatremia following transurethral resection of the prostate. Br J Urol 57: 450-452.
43. Hahn RG (1990) Fluid and Electrolyte Dynamics during Development of the TURP Syndrome. British Journal of Urology 66: 79-84.
44. Ghanem AN (2019) Choque de Sobrecarga Volumétrica: Resolving the puzzles of TURP syndrome, HN and ARDS (Resolvendo os enigmas da síndrome TURP, HN e SDRA).
45. Ghanem AN. Wojtulewski JA, Penney MD (1987) Dangers in treating Hyponatremia. Br Med Jour 294: 837.

CAPÍTULO 13

CHOQUES DE SOBRECARGA VOLUMÉTRICA CAUSAM A SÍNDROME DO DESCONFORTO RESPIRATÓRIO AGUDO: CONSTRUINDO A PONTE ENTRE A FÍSICA, A FISIOLOGIA, A BIOQUÍMICA E A MEDICINA

Resumo

A síndroma de dificuldade respiratória aguda (SDRA) foi descrita pela primeira vez em 1967. A sobrecarga volumétrica (VO) de 12-14 L foi registada em todos os casos, mas não foi incriminada na sua patologia. Embora se tenha suspeitado de fluidoterapia e ensaios prospectivos tenham relatado VO de 3-10 L em doentes sobreviventes de SDRA, esta não foi incriminada. A SDRA é atribuída à sépsis, tem elevada morbilidade, custo e mortalidade. A forma como foi desvendado o papel exato do VO na patologia da SDRA e como foi construída a PONTE entre a física, a fisiologia, a bioquímica e a medicina permanece desconhecida. Aqui mostro como a VO complica a fluidoterapia induzindo o choque (VOS), desvendado através de uma revisão analítica crítica de artigos-chave, bem como da minha própria investigação, enquanto se constrói a PONTE entre as ciências básicas e a medicina. O novo VOS é de dois tipos: A hiponatrémia caracteriza o VOS 1, que é confundido com um choque reconhecido e erradamente tratado com mais expansão de volume, complicando para o VOS 2 e causando SDRA secundária. É conhecida em urologia como a síndrome da ressecção transuretral da próstata (TURP), induzida pela absorção de glicina a 1,5% e/ou infusão de glicose a 5%, para a qual a terapia hipertónica com sódio salva vidas. A terapia com fluidos cristalóides e coloides à base de sódio também induz a VOS 2, causando SDRA primária. Ambos os tipos de SDRA apresentam síndromes de disfunção de múltiplos órgãos (MODS). As caraterísticas cerebrais de coma, convulsões e paralisia predominam no VOS 1 ou na SDRA secundária. O VOS 2 primário causa SDRA em que predominam a lesão pulmonar aguda e a lesão renal aguda (LRA). Ocorre também edema do tronco, coagulopatia e hemorragia excessiva. Muitos erros na terapia de fluidos induzem os médicos em erro, levando-os a administrar demasiados fluidos na reanimação do choque que causa a SDRA. A lei defeituosa de Starling dita as regras defeituosas da fluidoterapia, utilizando um regime de fluidos liberal e conservador. Aqui demonstro como este culpado foi identificado na causa da SDRA, que permanece desconhecida. Aqui mostro como a VO complica a fluidoterapia e porque é que a lei de Starling incorrecta é a verdadeira culpada pela indução de VOS que causa SDRA.

Introdução

A síndroma de dificuldade respiratória aguda (SDRA) foi descrita pela primeira vez em 19671. A sobrecarga volumétrica (VO) de 12-14 L (L) foi registada em todos os casos, mas não foi incriminada na sua patologia. Embora se tenha suspeitado de fluidoterapia [1-8] e ensaios prospectivos tenham relatado VO de 310 L em doentes sobreviventes com SDRA7,8, esta não foi incriminada [2-8]. A SDRA é atribuída à sépsis [9-12], tem uma elevada morbilidade, custo e mortalidade [2-12]. A forma como o papel exato do VO na patologia da SDRA foi desvendado e a PONTE entre a física, a fisiologia, a bioquímica e a medicina foi construída, durante a ressuscitação por choque induzindo o novo choque (VOS) [13-20], foi desvendada através da revisão analítica crítica de artigos importantes, bem como da minha própria investigação, enquanto construía a PONTE entre as ciências básicas e a medicina. O novo VOS é de dois tipos: VOS 1 e VOS 2.

A hiponatremia caracteriza o VOS 1, que é confundido com um choque reconhecido e erroneamente tratado com mais expansão de volume, complicando para o VOS 2 e causando SDRA secundária17-20. É conhecida em urologia como a síndrome da ressecção transuretral da próstata (TURP) [21,22], induzida pela absorção de glicina a 1,5% e/ou infusão de glicose a 5%, para a qual a terapêutica com sódio hipertónico salva vidas [22,23]. A fluidoterapia com cristalóides e colóides à base de sódio também induz VOS 2, causando SDRA primária17-20. Ambos os tipos de SDRA apresentam a síndrome de disfunção de múltiplos órgãos (MODS) [13-17]. As caraterísticas cerebrais de coma, convulsões e paralisia predominam na SDRA VOS 1 ou secundária. O VOS 2 primário causa SDRA, na qual predominam a lesão pulmonar aguda e a lesão renal aguda (LRA). Também ocorrem edema de tronco, coagulopatia e sangramento excessivo [12-16]. Muitos erros na terapia com fluidos [18] induzem os médicos a administrar fluidos em excesso durante a ressuscitação do choque, causando SDRA [24]. A lei defeituosa de Starling dita as regras defeituosas da fluidoterapia [25-27], utilizando um regime de fluidos liberal e conservador [3-6,28]. Aqui demonstro como este culpado foi identificado na causa da SDRA.

Revisão crítica e analítica da literatura

Identificar e precisar o papel da sobrecarga volumétrica (VO) na pato-etiologia da síndrome de dificuldade respiratória aguda (SDRA) é uma investigação que se estende ao longo dos últimos 39 anos. Começou com a participação no exame post-mortem (PM) de 3 doentes que morreram devido à síndrome da ressecção transuretral da próstata (TURP) em 1981. Concluí e comuniquei 4 estudos, a saber: investigação da hidrodinâmica do tubo de orifício poroso (G) [17,25-27], estudo prospetivo em 100 doentes com TURP [21], uma série de casos de 23 doentes que sofreram a síndrome de TURP [16] e estudo fisiológico no membro posterior de ovinos [27]. Isto foi acompanhado por uma revisão crítica e analítica da literatura de todas as questões relacionadas. Isto resultou em muitas novas descobertas na física, medicina e fisiologia [29]. A revisão analítica da literatura é aqui apresentada. O estudo do tubo G é destacado para mostrar como foi construída a PONTE entre a física, a fisiologia, a bioquímica e a medicina. Uma revisão analítica crítica actualizada dos artigos de referência selecionados sobre a SDRA mostrou que os autores suspeitaram, de facto, do regime de reanimação "fluidoterapia liberal", mas nunca incriminaram a VO como causa da SDRA.

Rangel-Frausto [9] realizou um estudo prospetivo sobre a História Natural da Síndrome de Resposta Inflamatória Sistémica (SIRS) em 1995, e escreveu: "Números iguais de doentes que pareciam ter sépsis, sépsis grave e choque sético, mas que tinham culturas negativas. Foram-lhes prescritos antibióticos empíricos durante uma média de 3 dias. A causa da SIRS nestas populações de culturas negativas é desconhecida, mas elas tiveram taxas de morbidade e mortalidade semelhantes às das respectivas populações de culturas positivas". Isto é verdade. Assim, a sépsis ou não existe de todo em metade dos doentes com SDRA ou é controlada por antibióticos apropriados e adequados na outra metade. Isto sugere, de facto, que a sépsis e o choque sético na etiologia da SDRA são tão inocentes como o lobo na história de Josef! Sabemos com certeza que o lobo não comeu Josef. É verdade que a sépsis pode atacar o doente com ARDS mais tarde, fazendo o seu trabalho desagradável induzindo os marcadores de SIRS. Precisamos de olhar e procurar mais para reconhecer o culpado oculto, não só responsável por causar a SDRA no grupo de cultura negativa, mas também no grupo de cultura positiva. Existe um álibi para a ausência de sepsia na causa da SDRA? De facto, existe.

Quem melhor para o testemunhar do que Angus e van der Poll10 (2013)? Escreveram no parágrafo de introdução do artigo abrangente sobre sépsis grave e choque sético em apoio do álibi da ausência para a sépsis como na teoria de Josef e do lobo: "No entanto, com o advento dos antibióticos modernos, a teoria dos germes não explicou completamente a patogénese da sépsis: muitos doentes com sépsis morreram apesar da erradicação bem sucedida do agente patogénico incitante. Assim, os investigadores sugeriram que era o hospedeiro, e não o germe, que conduzia a patogénese da sépsis". Com isto em mente, particularmente porque confiamos que os antibióticos modernos estão a erradicar a sépsis, continuamos a nossa busca pelo verdadeiro culpado subjacente à causa da SDRA. Wioedemann et al. [4], no ensaio FACCT, concluíram que: "Embora não tenha havido diferença significativa no resultado primário de mortalidade aos 60 dias, a estratégia conservadora de gestão de fluidos melhorou a função pulmonar e encurtou a duração da ventilação mecânica e dos cuidados intensivos sem aumentar a falência de órgãos não pulmonares. Estes resultados apoiam a utilização de uma estratégia conservadora de gestão de fluidos em doentes com lesão pulmonar aguda." Este é, de facto, um bom conselho para apoiar a estratégia conservadora de FT, mas temos de identificar e reconhecer o culpado que causa a SDRA que está profundamente enraizada. O facto de não haver diferença significativa no resultado primário de mortalidade aos 60 dias entre os dois regimes de fluidos, quando deveria haver, sugere que o momento correto para detetar a diferença significativa na mortalidade é importante. Certamente, não é aos 60 ou 90 dias. É muito mais cedo do que isso, como será explicado mais adiante.

O papel das forças de Starling nesta situação é apenas sugerido por Sibbald et al. [30] e Rodney 2010 [31]. Estes autores estão a aproximar-se da resolução do puzzle da SDRA, mas só precisam de conhecer o meu trabalho que demonstra que a lei de Starling está errada [17]. Outros autores relataram descontentamento com a lei de Starling criticando-a de diferentes ângulos, como Alphonsus e Rodseth em 2014 [32] e Woodcock e Woodcock [28] excelentes revisões sobre o glicocálix endotelial. Destacam questões importantes que são de relevância aqui: a relação com as forças de Starling, a importância de uma superfície endotelial lisa para a função normal do leito capilar e vascular e o papel do estado hipervolémico na patogénese da SDRA. Robert Hahn publicou um artigo sobre os efeitos adversos dos fluidos cristalóides e coloides em 2017 [33] e sobre a compreensão da cinética do volume em 2020 [34]. Observei, há 38 anos, o efeito adverso da superfície interna irregular do tubo G na pressão lateral negativa e na pressão da câmara do fenómeno circulatório G-C, particularmente quando ligado a um sistema circulatório, bem como os efeitos da sobrecarga volumétrica do sistema (. Voltarei a discutir as forças de Starling mais tarde, mas, agora, o que parecia ser uma evidência heterogénea e desarticulada à primeira vista, a PONTE está a moldar-se e a fazer sentido.

Montegomery et al. [2] concluíram que: "A maioria das mortes nos primeiros 3 dias após a entrada no estudo pode ser atribuída à doença ou lesão subjacente. A maioria das mortes tardias estava relacionada à síndrome da sepse. Dos 22 pacientes com SDRA que morreram após 3 dias, 16 (73%) preencheram nossos critérios para síndrome de sepse. Houve um aumento de seis vezes na síndrome de sepsis após SDRA em comparação com o grupo de controlo (p < 0,001). Quando a síndrome de sepsis precedeu a SDRA, o abdómen foi a fonte predominante, mas quando a síndrome de sepsis ocorreu após o início da SDRA, a fonte foi geralmente pulmonar"

Com base nesta investigação sólida, devemos separar os doentes que morrem no prazo de 3 dias a partir da admissão hospitalar dos que morrem depois, a fim de mostrar a importância da mortalidade ao comparar outros subgrupos dos doentes estudados, como se verá mais adiante. Isto é importante para revelar o culpado pela causa da SDRA. Toda a ação e a maior parte da mortalidade da SDRA ocorrem no momento da reanimação com fluidos (o período de 6 horas da EGDT) e talvez até 3 dias, no máximo uma semana, quando pode ser detectada uma diferença significativa na morbilidade e mortalidade. É nesta altura que se deve procurar a causa da SDRA e o seu efeito significativo no parâmetro de mortalidade e não no parâmetro de 60 ou 90 dias. Mais adiante, abordarei o significado e a importância do tempo. A sépsis torna-se responsável pela mortalidade da SDRA após 3 dias do início ou da admissão hospitalar.

Schuller et al colocaram uma questão importante e excelente no título do seu relatório em 1991 [3]: "O equilíbrio de fluidos durante o edema pulmonar é um marcador ou uma causa de mau resultado? A resposta está na sua conclusão: "Estes dados apoiam o conceito de que o balanço positivo de fluidos é, por si só, pelo menos parcialmente responsável por um mau resultado em doentes com edema pulmonar e defendem a estratégia de tentar alcançar um balanço negativo de fluidos, se tolerado hemodinamicamente." Este é um conselho correto e muito útil, mas o que está a causar a SDRA? O Dr. Schuller está a dizer que o balanço positivo de fluidos per se, ou seja, a VO ou a hipervolémia, é pelo menos parcialmente responsável. Concordo e vou mais longe, talvez até possa ser totalmente responsável. Por favor, siga o seu conselho de "tentar alcançar um equilíbrio negativo de fluidos" e confie que a hemodinâmica do sistema cardiovascular (CVS) se resolverá espontaneamente e voltará ao normal.

A prevalência da infusão "liberal" de fluidos na ressuscitação de todos os tipos de choques, e não apenas do choque sético, na prática clínica em todo o mundo é atribuída a um artigo impactante de Rivers et al, publicado no The N Engl J Med 2001 [11]. A investigação do Dr. Rivers relatou a Terapia Precoce Dirigida por Objectivos (EGDT) no tratamento da sépsis grave e do choque sético. Neste estudo de um único centro, publicado há mais de 19 anos, que envolveu doentes que se apresentaram no serviço de urgência com sépsis grave e choque sético, a conclusão foi a seguinte "a mortalidade foi marcadamente mais baixa entre aqueles que foram tratados de acordo com um protocolo de 6 horas de EGDT, no qual fluidos intravenosos, vasopressores, inotrópicos e transfusões de sangue foram ajustados para atingir objectivos hemodinâmicos centrais, do que entre aqueles que receberam cuidados habituais". Há algo de muito errado com esta conclusão, mas não consigo perceber o que é? Ainda não. Vejamos primeiro o que outros investigadores autores disseram. A EGDT de infusão liberal de fluidos foi designada por alguns autores como "agressiva". No entanto, tem sido adoptada em todo o mundo, não só para a terapia do choque sético, mas também sempre que é necessária uma terapia com fluidos.

Num outro artigo do Dr. Rivers, 10 anos mais tarde, em 2012 [12], ele comparou a abordagem liberal com a conservadora, concluindo na sua última afirmação: "Em contraste com o que é verdade na política, na gestão de fluidos da lesão pulmonar aguda, não há problema em ser tanto liberal como conservador." Portanto, o Dr. Rivers diz que não há problema em ser liberal e conservador: "um para o fluxo e outro para o refluxo"! Lamento, senhor, mas discordo. Não é correto. Também não é política. Não, não se pode ter as duas coisas. A forma correta é apenas uma. A questão aqui é saber qual a quantidade de fluido que deve ser infundida durante a fase de refluxo do choque e se existe um limite máximo? Reponha a perda, mas não exagere. Uma vez que a capacidade máxima do CVS de um adulto é de 7 L e o volume normal de sangue é de 5 L, o volume máximo de fluido infundido deve ser limitado pela capacidade máxima do CVS. O que se espera quando se tenta colocar 10-15 L de fluido num recipiente com capacidade de 7 L? A física simples e o senso comum indicam que deve transbordar se o sistema for aberto ou rebentar se for fechado! O sistema cardiovascular não é exceção. O Dr. Rivers deveria reexaminar os seus próprios dados e dizer-nos onde e porque é que se enganou tanto.

O doente traumatizado com hemorragia, por exemplo, morre antes de chegar ao hospital se metade do volume de sangue se perder rapidamente. Na sépsis, sépsis grave e choque sético, não há qualquer perda de fluidos. Na abordagem "liberal" da EGDT, parece não haver limites para a quantidade de fluidos que deve ser infundida. Esta VO induz um estado hipervolémico que afoga internamente o doente inchado na UCI. Para resolver este enigma mais elusivo da SDRA, é necessário definir este volume máximo de fluidos infundidos, não só para a abordagem liberal mas também para a conservadora. Sei que há algumas situações em que este máximo tem de ser ultrapassado, como é o caso dos doentes queimados e dos doentes com hemorragias contínuas que não podem ser estancadas e, porventura, com insolação. Nestas situações, o conselho é: parar a hemorragia, repor as perdas, mas não exagerar.

Os investigadores do PRISM relataram o seu ensaio por Rowan et al no NEJM 20177 concluiu: "Nesta meta-análise de dados de pacientes individuais, a EGDT não resultou em melhores resultados do que os cuidados habituais e foi associada a custos de hospitalização mais altos em uma ampla gama de caraterísticas do paciente e do hospital." Obrigado, Dr. Rowan e colegas, pela excelente investigação e relatório. Esta é uma boa medicina baseada em evidências, mas é necessário mais, da vossa parte, e vocês têm os dados para o fornecer. Com base nesta conclusão, que está de acordo com outros ensaios multicêntricos, pergunto-me se será altura de dizer adeus ao Dr. Rivers? A abordagem liberal agressiva e deletéria da EGDT já não é desejada. Deve ser abandonada imediatamente. Mesmo quando a desagradável abordagem liberal desaparecer, esperemos que em breve, continua a ser suficientemente má com o regime conservador tal como está agora, que tem de ser resolvido! Pergunto-me o que o Dr. Rivers tem a dizer sobre isto, particularmente porque os autores de 3 outros grandes ensaios prospectivos multicêntricos do ProCESS/ARISE/ProMISe relataram uma conclusão semelhante de Huang et al. [8].

Qual é o ganho de realizar ensaios tão longos e dispendiosos se as suas conclusões e recomendações não forem implementadas imediatamente? O que é mais interessante, relevante e importante nos dados comunicados na secção de resultados do artigo de Rowan et al. 2017 [7] sobre o equilíbrio de fluidos em doentes com SDRA, que escreveu o seguinte: "Em cada dia de estudo, o grupo da estratégia liberal recebeu mais fluidos do que o grupo da estratégia conservadora e, nos dias 1 a 4, teve um débito urinário mais baixo, resultando num balanço de fluidos cumulativo mais elevado (Tabela 1). Durante o estudo, o balanço hídrico cumulativo de sete dias foi de -136±491 ml no grupo da estratégia conservadora, em comparação com 6992±502 ml no grupo da estratégia liberal (P<0,001) (Figuras 1 e 2 do Material Suplementar). Para os pacientes que estavam em choque na linha de base, o balanço cumulativo de fluidos em sete dias foi de 2904±1008 ml no grupo da estratégia conservadora e 10.138±922 ml no grupo da estratégia liberal (P<0,001). Para os pacientes que não estavam em choque na linha de base, o balanço cumulativo de fluidos foi de

-1576±519 ml no grupo da estratégia conservadora e 5287±576 ml no grupo da estratégia liberal (P<0,001)."

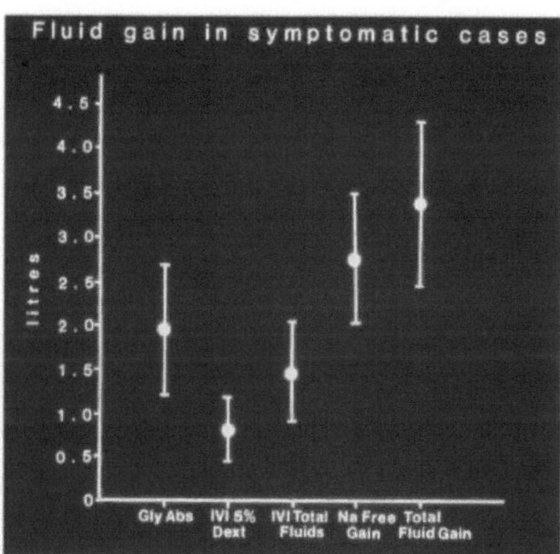

A Figura 1 mostra as médias e os desvios-padrão em doentes sintomáticos da glicina absorvida (Gly abs), da dextrose a 5% infundida intravenosamente (IVI Dext), do total de fluidos IVI, do total de fluidos sem sódio ganhos (Na Free Gain) e do total de fluidos ganhos em L (l)

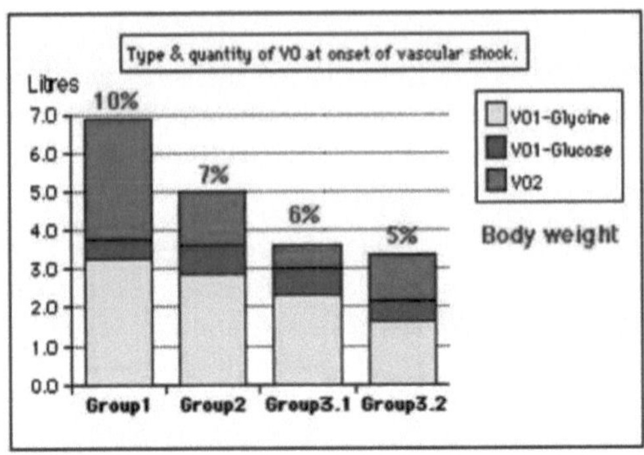

Figura 2: *Quantidade de sobrecarga volumétrica (VO) (em L e como percentagem do peso corporal) e tipos de fluidos. O Grupo 1 foi constituído pelos 3 doentes que morreram na série de casos, uma vez que foram incorretamente diagnosticados como um dos choques previamente conhecidos e tratados com mais expansão de volume com base na abordagem conservadora. Estes doentes apresentavam um quadro clínico de VOS 2 e SDRA. O grupo 2 era constituído por 10 doentes da série que foram corretamente diagnosticados como choque de sobrecarga volumétrica (VOS 1) e tratados com terapêutica com sódio hipertónico (HST). O Grupo 3 era constituído por 10 doentes que foram observados no estudo prospetivo e subdivididos em 2 subgrupos: Grupo 3.1 de 5 doentes tratados com HST e Grupo 3.2 de 5 doentes que foram tratados com expansão de volume "vigiada" utilizando cristalóides isotónicos/plasma/sangue da abordagem conservadora padrão, mas com muito menos volume - sendo "vigiados". Um doente do grupo 3.2 tratado de forma conservadora desenvolveu SDRA com coma, convulsões e paralisia bizarra no segundo dia de pós-operatório. Ele foi visto por um neurologista e diagnosticado como acidente vascular cerebral. Recuperou-se total e imediatamente da SDRA, coma e paralisia após tratamento tardio com HST usando NaCl a 5% e NaCo3 a 8,4%. Após a HST, o doente recuperou totalmente da IRA, da SDRA, do coma e da paralisia. A recuperação da IRA que não respondia aos diuréticos de ansa ocorreu com a infusão de HST após a eliminação de 4,5 litros de urina. Os grupos 2 e 3.1 responderam de forma semelhante à HST. (Reproduzido com a permissão do autor de uma revista de acesso livre).*

Tabela 1: As manifestações do VOS 1 da síndrome TURP para comparação com as manifestações de SDRA induzidas pelo VOS2.

Cerebral	Cardiovascular	Respiratory	Renal	Hepatic & GIT
Numbness Tingling SBB[1] COC2 Convulsions Coma PMBCI[3]	Hypotension Bradycardia Dysrhythmia CV Shock* Cardiac Arrest Sudden Death	Cyanosis FAM[4] (APO)[5] RA[6] Arrest CPA[7] Shock lung ARDS$	Oliguria Annuria[8] Renal failure or AKI[9] Urea ↑ Creatinine ↑	Dysfunction: Bilirubin ↑ SGOT ↑ Alkaline Phosph GIT symptoms DGR[10] Paralytic ileus Nausea & Vomiting.

Abreviaturas do quadro 1

SBB[1] Sudden bilateral blindness

COC[2] Clouding of consciousness

PMBCI[3] Paralysis mimicking bizarre cerebral infarctions, but is recoverable on instant use of HST of 5%NaCl and/or NaCo3 and so is coma and AKI

FAM[4]	Frothing around the mouth
APO[5]	Acute pulmonary oedema
RA[6]	Respiratory arrest
CPA[7]	Cardiopulmonary arrest
ARDS[$]	Acute respiratory distress syndrome, occurs on ICU later
AKI[9]	Acute kidney injury
DGR[10]	Delayed gut recovery
CV Shock*	Cardiovascular shock of VOS reported here as VOS 1 and VOS2.
Annuria[8]	That is unresponsive to diuretics but responds to HST of 5%Ncl and/or 8.4%NaCo3
AKI[8]	Acute kidney injury

Also occurs the excessive bleeding at the surgical site and

Leukocytosis occurred in the absence of sepsis and septic shock

Muito obrigado, de facto, à Kathryn por ter documentado estes dados. Obrigado também a Haung et al. [8] e a todos os autores dos ensaios ProCESS/ARISE/ProMISe por apresentarem resultados semelhantes. Tanto quanto sei, esta é a primeira vez que nos deparamos com um ensaio prospetivo sobre a SDRA que relata os dados de VO com tanta clareza, à exceção do primeiro relatório original sobre a SDRA de Ashboagh et al. [1]. No entanto, nenhum artigo incriminou a VO na pato-etiologia da SDRA, exceto os nossos relatórios mencionados em todas as auto-referências aqui apresentadas. Agora estamos a falar de negócios. Sublinhei as palavras-chave para que o leitor possa refletir mais profundamente sobre o assunto enquanto o comenta. Assim: A sobrecarga volumétrica cumulativa (VO) foi de -136±491 ml no grupo da estratégia conservadora, em comparação com 6992±502 ml no grupo da estratégia liberal (P<0,001). Para os pacientes que estavam em choque na linha de base, o VO cumulativo de sete dias foi de 2904±1008 ml no grupo da estratégia conservadora e 10.138±922 ml no grupo da estratégia liberal (P<0,001).

Para os pacientes que não estavam em choque na linha de base, o VO cumulativo foi de -1576±519 ml no grupo da estratégia conservadora e de 5287±576 ml no grupo da estratégia liberal (P<0,001). Em primeiro lugar, o sinal negativo (-) que indica um balanço de fluidos negativo apareceu nos dados acima e é especialmente importante. Caracteriza os doentes não sintomáticos do grupo da estratégia conservadora. Estes doentes devem ser utilizados como controlos para a análise estatística dos dados. Há 39 anos que estou à espera de ver estes resultados de VO. Continuo à espera de ver dados de VO com significado estatístico em doentes com mortalidade. Peço e exorto os respeitados autores dos principais ensaios aleatórios do FACCT, PRISM, ProCESS, ARISE e ProMISe a apresentarem estes dados, por favor, com base na análise estatística sugerida abaixo.

Antes de prosseguir, posso perguntar ao Dr. Rowan, onde estão os dados VO para os pacientes mortos, por favor? Angus e van der Poll (2013) [10] fizeram um artigo de revisão de meta-análise de pacientes individuais no NEJM e também concluíram que não há efeito significativo da terapia dirigida por objectivos precoce (EGDT) na mortalidade com aumento de custos e permanência na cama da UTI. Para além disso, se os programas de estatística pudessem falar, poderiam dizer: Estas quantidades de VO de >3 L, >5 L (7%) (P<0,001) e >10 L (cerca de 15%) de peso corporal (PC) (P<0,001) sublinhadas acima, retidas em todos os doentes sobreviventes com SDRA são relevantes e altamente significativas em relação à etiologia patológica da SDRA, bem como à sua morbilidade. Estes números representam uma VO cumulativa impressionante de líquido retido que, de facto, afoga internamente o doente inchado e causa morbilidade e mortalidade na SDRA.

Mais uma vez, faltaram os dados VO ou a quantidade de líquido retido na altura da morte. Se os tiver, por favor publique-os ou envie-os para mim. Não há nada a temer ou a envergonhar, pois isso acontece com todos os médicos envolvidos na terapia de fluidos em hospitais de todo o mundo. Portanto, parece normal, mas não é. Estou bem preparado para o defender de corpo e alma contra qualquer pessoa que se atreva a acusá-lo de sobrecarregar o seu doente com fluidos. Esta é a prática habitual de todos os médicos, cirurgiões, anestesistas e intensivistas em todos os hospitais do mundo, que utilizam não só o regime liberal da EGDT, mas também o regime conservador da Fluidoterapia em Bolus (BFT). Não há excepções. Para quem usa o termo ofensivo de acusação de sobrecarga de fluidos num doente, digo o seguinte: em que base científica assenta a vossa prática de fluidoterapia? E têm provas da vossa própria prática para mostrar que conseguem fazer melhor do que os vossos colegas? Se tem, deixe-nos examiná-las! Um volume retido de 10 L deve ser encontrado num doente com SDRA extremamente doente. Talvez o VO de >12-14 L relatado por Ashbaugh et al1 seja o VO que caracteriza os pacientes mortos. Mesmo o volume de 3 L de fluido que é a ingestão diária normal de fluido torna-se patológico quando infundido num adulto normal no espaço de uma hora. O Professor Robert Hahn, da Suécia, realizou muitas pesquisas infundindo vários tipos de fluidos utilizados na prática clínica em voluntários adultos normais e relatou mais de 340 artigos apenas sobre a síndrome TURP (PubMed 2017) e 506 artigos no total (pesquisa PubMed em 10/02/2020): Eis o que Robert Hahn, Professor de Anestesia e Diretor da National Fluid Academy (NFA), concluiu no resumo de um artigo de revisão recente em 2017 [33]: "As diretrizes para a fluidoterapia raramente têm em conta que os efeitos adversos ocorrem de forma dependente da dose. Os efeitos adversos dos fluidos cristalóides estão relacionados com a sua distribuição preferencial no interstício do subcutâneo, no intestino e nos pulmões. O tempo de recuperação gastrointestinal é prolongado em 2 dias quando são administrados mais de 2 L. A infusão de 6-7 L durante uma cirurgia abdominal aberta resulta numa má cicatrização da ferida, edema pulmonar e pneumonia. Existe também um risco de edema pulmonar pós-operatório fatal que pode desenvolver-se vários dias após a cirurgia. Quantidades ainda maiores causam disfunção orgânica ao romper a matriz intersticial e permitir a formação de lacunas de fluido na pele e em órgãos centrais, como o coração. Os efeitos adversos dos fluidos coloidais incluem reacções anafiláticas, que ocorrem em 1 em cada 500 infusões. A possibilidade de o hidroxietilamido causar lesões renais noutros doentes que não os com sépsis ainda não é clara. Tanto no caso dos fluidos cristalóides como dos fluidos coloides, a coagulação fica comprometida quando a hemodiluição induzida atinge os 40%. A coagulopatia é agravada pela hipotermia coexistente. Embora o edema possa ocorrer tanto com fluidos cristalóides como com fluidos coloides, estes diferem na fisiopatologia."

Obrigado, Professor Hahn, por um trabalho de facto impressionante. São desesperadamente necessárias novas diretrizes baseadas nos dados atualmente disponíveis sobre a fluidoterapia para a reanimação de doentes com sépsis, choque sético, trauma, doentes em estado crítico, SDRA e doentes submetidos a cirurgia de grande porte prolongada. O texto sublinhado é meu para discussão e o texto em branco é para reflexão do leitor.

O Professor Hahn é a testemunha especializada em terapia de fluidos.

Vejamos agora a importância do (Tempo) de ocorrência da VO. O relatório dos investigadores do PRISM, elaborado pelo Dr. Rowan [7], afirma que: "nossos pacientes receberam a primeira intervenção do protocolo uma média de 43 horas após a admissão na UTI e 24 horas após preencherem os critérios para lesão pulmonar aguda". O início da SDRA ocorre no momento da reanimação, que começa à chegada ao serviço de urgência para os doentes vítimas de traumatismo, durante a indução anestésica, no bloco operatório durante uma grande cirurgia prolongada e na UCI, afectando tanto os grupos liberais como os conservadores. No grupo conservador, é induzida pelo TFB e no grupo liberal é induzida pelo endpoint EGDT. Isto ocorre durante as primeiras 6 horas do período de EGDT ou BFT quando a maior parte da VO já ocorreu em ambos os grupos liberal e conservador. Esta é a razão pela qual não existe uma diferença significativa na mortalidade entre os dois grupos aos 60 e 90 dias, porque é demasiado tarde. No entanto, é possível detetar uma VO altamente significativa em relação à morbilidade e à mortalidade dos doentes com ARDS ao reanalisar os dados atualmente disponíveis de ensaios como o PRISM (2017) [7], o ProCESS, o ARISE e o ProMISe (2013) [8] e o FACCT (2006) [4].

Isto pode ser conseguido se cada um dos dois grupos de liberais e conservadores for subdividido em 3 subgrupos de assintomáticos (A), sintomáticos com morbilidades (B) e o subgrupo de mortos ou mortalidades (C). A média do VO para cada um dos subgrupos A, B e C é calculada e analisada estatisticamente: comparando os que têm morbilidade B e mortalidade C com o grupo A não sintomático que serve de controlo. O cálculo do VO do balanço de fluidos deve ser efectuado no final da reanimação, no final do período de 6 horas de EGDT ou após a cirurgia, 3 dias depois, e no final do período de 7 dias, e no dia da morte. Idealmente, deve ser efectuado diariamente, desde o dia da admissão no serviço de urgência até à morte ou à alta. A VO calculada de líquido retido deve ser aumentada pelas alterações diárias do peso corporal do doente que ocorrem durante o internamento. Assim, são disponibilizados os dados volumétricos e gravimétricos.

A investigação efectuada por Rowan7 começou um ou dois dias após o início da SDRA, pelo que os dados do período de 6 horas podem não estar disponíveis. Os dados no início do ensaio são suficientes para já. Espero um resultado altamente significativo que associe a VO tanto à morbilidade como à mortalidade da SDRA com um (P=0,0001), tal como a nossa investigação demonstrou no outro tipo de VO de fluido isento de sódio tipo 1 (VO1), como a glucose a 5% e/ou a glicina a 1,5%, que induz o choque VO tipo 1 (VOS 1). A análise de regressão múltipla no nosso estudo prospetivo provou que o VO é o fator mais significativo em relação ao quadro clínico e à etiologia patológica da síndrome TURP e da SDRA secundária (p=0,0001).

O VO e o tipo de fluido dos 10 pacientes sintomáticos entre os 100 pacientes do estudo prospetivo estão relatados [21]. Não houve mortalidade no nosso estudo prospetivo, mas houve morbilidade que afectou 10 (10%) doentes, um dos quais, no grupo tratado conservadoramente, desenvolveu os critérios de SDRA secundária e entrou em coma, no dia seguinte, com convulsões e paralisia, diagnosticada por um neurologista como acidente vascular cerebral. Foi transferido e tratado tardiamente com HST com cura completa. As morbidades da SDRA secundária são mostradas na Tabela 1. Os dados da série de 23 casos são mostrados na (Tabela 2). No nosso estudo, 10 pacientes sintomáticos ganharam um VO total médio de ±3,5 L. Esse ganho de ±3,5 L incluiu 0,5 L de glicose a 5% e 1 L de solução salina ou Hartmann e 2 L de glicina a 1,5% absorvidos durante a cirurgia de TURP. O ganho total de fluidos em doentes sintomáticos de 3,5 L em comparação com 1,36 L em doentes assintomáticos foi significativo (p=0,0001). O VO de 7 L (10% BW) da série de casos caracteriza pacientes mortos com SDRA que se apresentaram inicialmente com VOS 1 da síndrome da TURP e mais tarde com SDRA secundária (Tabela 2). O VO de 5 L

A Tabela 2 mostra os dados dos 23 doentes do estudo de série de casos [11]; o segundo estudo clínico em que este artigo se baseia. As alterações significativas dos teores de solutos séricos são mostradas em fonte careca com o correspondente valor de p. A maioria dos pacientes apresentou manifestação de SDRA (Tabela 1), da qual predominou a manifestação cerebral, sendo na apresentação inicial (Anestesia Regional) e representação do VOS 1 (Anestesia Geral). No entanto, a maioria dos pacientes recebeu grande volume de soro fisiológico que elevou o sódio sérico para próximo do normal, enquanto o quadro clínico se agravava. Eles sofreram VOS2 que causou SDRA. São apresentadas as VO dos doentes a que pertencem estes dados. Note-se que a elevação da ureia e do Grupo 1, que faleceu, indicou LRA. As elevações da bilirrubina e da AST indicam disfunções hepáticas. A elevação da contagem de glóbulos brancos (WCC) indica uma resposta inflamatória de VOS 2 na ARDS ou SIRS na ausência de sépsis.

	A	B	C	D	E	F	G	H
1		Gr 1	Gr 2	Gr 3	Gr 3.1	Gr 3.2	Normal	Units
2	Number of patients	3	10	10	5	5	Mean	
3	Age	71	70	75	72	78	72	Year
4	Body weight (BW)	69	70	68	71	65	69	kg
5	Postoperative serum solute concentrations:-						Preoperative	
6	Osmolality	271	234	276	282	271	292	mosm/l
7	Na+	110	108	120	119	121	139	mmol/l
8	Ca++	1.69	1.79	1.85	1.84	1.86	2.22	"
9	K+ (P<.05)	5.6	4.8	5.0	4.9	5.0	4.46	"
10	Co2 (P=.002)	23.0	23.0	25.5	24.0	26.4	27.30	"
11	Glucose	13.2	17.3	16.4	15.9	16.9	6.20	"
12	Urea (P=.0726)	26.5	9.0	6.6	6.8	6.4	6.7	"
13	Bilirubin (P<.05)	19	16	8	6	9	7	"
14	AST	124	32	20	18	21	20	"
15	Protein	43	52	48	44	52	62	g/l
16	Albumin	23	30	30	28	32	39	"
17	Hb (P=.0018)	119.3	127.9	114.5	105.2	123.8	138.8	"
18	WCC (P<.005)	18.9	16.2	7.5	7.8	7.2	8.0	per HPF
19	Glycine			10499			293	µmol/l
20	Therapy	CT	HST	Random:	HST	CT@		
21	Outcome	Death	Full Rec.		Full Rec.	Morb.@		

Felizmente, o síndroma da TURP é caracterizado por uma HN de diluição aguda. Este facto permitiu reconhecer o VOS 1 que, por sua vez, permitiu reconhecer o VOS 2, tanto do tipo secundário como primário. Estes doentes com VOS 1 apresentam-se na sala de operações com choque, que é geralmente confundido com choque sético ou hemorrágico e erradamente tratado com uma maior expansão de volume utilizando fluidos isotónicos à base de sódio (cristalóides ou colóides e/ou sangue) que eliminam a HN e transformam a síndrome TURP em SDRA secundária. O doente pode mesmo apresentar uma paragem cardíaca ou respiratória ou cardiopulmonar, quando são infundidos mais fluidos à base de sódio, pelo que o VOS 1 é transferido para o VOS 2 secundário, causando SDRA. Os primeiros 3 doentes do grupo 1 que preenchiam os critérios típicos de SDRA do VOS 2 secundário apresentaram choque na sala de operações, foram confundidos com um choque hemorrágico ou sético e foram erradamente tratados com mais expansão de volume, tendo depois desenvolvido SDRA e morrido. A sua autópsia foi assistida. Os órgãos vitais, pulmão, coração, cérebro e

fígado, estavam edematosos, o tronco do doente estava grosseiramente inchado e havia uma acumulação de 3 L de fluidos na cavidade peritoneal. O intestino estava carregado de líquido e havia um volume em ambos os espaços pleurais de 1,5 L cada. Quando o patologista, que estava a fazer o exame PM, foi questionado em 1981: "Porque é que não inclui este afogamento interno no seu relatório?" A sua resposta foi: "Porque ofende os médicos assistentes!"
O mesmo se passa com o rótulo de "sobrecarga de fluidos", que atribui a culpa ao médico assistente, mas que, na realidade, é o ponto final da EGDT na abordagem liberal, e a TFB baseada nas regras incorrectas da FT na abordagem conservadora! Subjacente a ambos está a culpada lei de Starling, que dita as regras incorrectas da fluidoterapia. Por isso, recomendo que o termo ofensivo "sobrecarga de fluidos" seja substituído por VO ou hipervolémia, ou pela cinética de volume proposta por Hahn. Não há dúvida de que a VOS e a SDRA são complicações iatrogénicas da fluidoterapia, mas não reconhecidas e subestimadas. Uma experiência adicional com 16 doentes do estudo de série de casos que se apresentaram primeiro com síndrome da TURP e mais tarde com SDRA secundária foram tratados com sucesso e salvos de uma morte certa através da terapia hipertónica com sódio (HST) de 5%NaCl e/ou infusão de 8,4%NaCo3. Os outros 4 doentes do grupo tratado de forma conservadora foram protegidos contra mais VO de terapia conservadora, mas tiveram morbilidades (Tabela 1). A recuperação da IRA e do coma da TURP ou da SDRA com HST foi imediata, com recuperação total imediata no final da infusão de HST de uma hora, produzindo 4-5 L de urina através do cateter urinário e acordando do coma a pedir uma bebida. Mais uma vez, essa perda urinária não deve ser substituída.

Estes 16 doentes regressaram literalmente dos mortos.

Nessa altura, pensava-se que a terapêutica com sódio hipertónico para a HN era contra-indicada, mas mais tarde foi rectificada pelas autoridades em HN, como o Professor Arieff dos EUA35. As provas anedóticas do sucesso da HST no tratamento da NH foram relatadas numa carta ao BMJ sobre um editorial relativo aos perigos do tratamento da NH nessa altura, em 1987, tal como foi documentado na íntegra ultimamente23. O efeito da HST na restauração do sódio sérico e da osmolalidade é relatado. O efeito da VO na diluição de todos os conteúdos séricos, comparando doentes sintomáticos, assintomáticos e todos os doentes, também está disponível [21]. Penso que a HST de 5%NaCl e/ou 8,4%NaCo3 funciona restaurando o tónus do esfíncter pré-capilar e induzindo a diurese. Isto eleva a pressão sanguínea da circulação arterial, por um lado, enquanto restaura a circulação capilar-ISF que suga todo o excesso de fluido do espaço ISF, por outro. Isto é demonstrado tão bem no estudo físico do tubo G com a sua circulação dinâmica de fluido semelhante a um campo magnético entre o fluido no interior do lúmen do tubo G e o fluido que o rodeia numa câmara (C). Chamei a este fenómeno a circulação G-C, semelhante à circulação capilar-ISF, ilustrada em [?].

Na revisão final deste artigo, adicionei mais figuras sobre o tubo G no sistema circulatório Figura de dados alargada) para maior clareza e compreensão da hidrodinâmica do tubo G. A teoria tóxica da glicina, a sépsis com choque sético e a hemorragia foram excluídas da pato-etiologia da síndrome TURP em 1988, na tese de doutoramento e no artigo de estudo prospetivo de 1990 [21], que se mantém válida em

2020. O tipo de fluido utilizado na reanimação durante os ensaios de SDRA é um fluido à base de sódio de cristalóides e colóides e/ou hidroxietilamido (HES), bem como sangue. Este é o VO tipo 2 que também induz o choque (VOS 2), causando a SDRA primária e a IRA36 como caraterísticas do MODS. O VOS 2 primário é induzido com fluidos cristalóides e colóides, tais como soro fisiológico, Hartmann, plasma, substitutos do plasma e sangue, em qualquer combinação. O VOS 2 primário não tem um marcador sérico claro como a HN, mas a hipoalbuminemia está presente com VO de cristalóides, mas não com colóides ou sangue. A VOS 2 primária é muito mais difícil de detetar e quase impossível de reconhecer.

O estado hipervolumétrico afecta não só o volume do FSI do edema subcutâneo e dos órgãos vitais edemaciados como o coração, o pulmão, o cérebro e o fígado, mas também o sistema cardiovascular que se encontrava num estado de hipervolémia37-39. A ocorrência de hipotensão com hipervolémia justifica que se chame a este choque de sobrecarga volumétrica tipo 2 (VOS 2), induzido por fluidos à base de soro fisiológico, como cristalóides e colóides. Isto significa ainda que a cinética aguda do volume, quer por diminuição, como a hemorragia grave e a desidratação, quer por aumento excessivo do volume vascular por VO, induz o VOS 2 primário e causa a SDRA primária. É evidente que este VOS 2 não deve ser tratado com mais expansão de volume. O objetivo da terapia aqui é otimizar o volume do CVS no VOS 2 da SDRA para restaurar a pressão arterial normal. Assim, o objetivo da terapia deve ser baixar o volume do CVS para o seu estado normal, ou mesmo ligeiramente abaixo, como indica o sinal negativo (-) relatado por Rowan nos resultados [7] e discutido aqui.

Para os doentes com LRA e que necessitam de diálise, a máquina deve ser regulada para um balanço negativo de fluidos para eliminar o volume excessivo de fluidos retidos nos órgãos vitais e no espaço subcutâneo do FSI. A par disto, o volume do CVS regressa ao estado normo-volémico. Isto contradiz o pensamento de todos os médicos sobre a fluidoterapia no choque. Pensem de novo. É bom repor a perda para dar um volume que aumente a pressão, mas o exagero pode transformar o choque hipovolémico em choque hipervolémico. A transição do choque hipo-volémico para o choque hiper-volémico é perfeita, sem quaisquer sinais de aviso. A lição foi aprendida com a experiência do tubo G, quando encerrado numa câmara envolvente (C) e ligado a um modelo circulatório. A pressão lateral negativa responsável pela sucção de fluido de C para o lúmen de G cria uma pressão negativa líquida em C. A sobrecarga do sistema circulatório transfere esta PC negativa para um aumento positivo do volume de fluido em C; o equivalente à formação de edema da FSI [27]. A hipotensão dificulta a força de sucção da pressão lateral que faz com que o edema ocorra. Para corrigir esta situação, é necessário aumentar a pressão arterial sem piorar a VO, para que não seja através de uma maior expansão do volume. Reduzir o estado CVS de hipervolémia através de diuréticos que normalmente não funcionam em dose dupla ou tripla da normal, inotrópicos, hidrocortisona 200 mg e o mais eficaz como diurético HST de 5%NaCl e/ou 8,4%NaCo3 e o doente recuperará precocemente da LRA e da SDRA.

O argumento secularmente debatido sobre a albumina versus soro fisiológico, e o HES como substituto do plasma, deve ser terminado com base nas provas dos ensaios SAFE40 e FLASH41 que demonstraram que nem a albumina nem o HES apresentam diferenças estatisticamente significativas em comparação com o soro fisiológico. Mais uma vez, que benefício há a ganhar com esses estudos, se não implementarmos a sua recomendação? O estudo fisiológico no membro posterior de ovelhas [27] utilizado aqui como parte da evidência também demonstrou que não há diferença entre a albumina e a solução salina, uma vez que ambas induzem edema ou acumulação de líquido sob a membrana aderente. Isto significa que nem a albumina nem o HES têm pressão oncótica no VIVO, o que significa ainda que a pressão oncótica, que é uma das duas forças da lei de Starling que representa metade da equação, está errada. Assim, do ponto de vista matemático, a equação completa também deve estar errada. A minha investigação física e fisiológica provou que a outra força da lei de Starling, a pressão hidrostática, também está errada17,25,26. Assim, a lei de Starling está errada em ambas as forças. As provas disponíveis tornam o argumento sobre a albumina versus soro fisiológico obsoleto [35-42] e não será mais discutido aqui.

O que é mais interessante é o resultado e a conclusão do estudo sobre o membro posterior do carneiro, que representa a prova fisiológica acima referida. Demonstra que tanto a albumina como a solução salina induzem edema do espaço ISF e acumulação de líquido sob a película aderente. Este edema ocorre apenas quando um dos dois fluidos é administrado através da veia, mas não através da artéria. A minha conclusão é que os capilares devem funcionar como tubo G e não como tubo de Poiseuille, mas podem funcionar como tubo de Poiseuille na sépsis e no choque sético O choque de sobrecarga volumétrica tipo 2 (VOS2) [13-16] que causa SDRA primária e/ou LRA de MODS é demonstrado neste relatório BRIDGE. A apresentação com choque ocorre no momento da reanimação de pacientes em choque e traumatizados ou no teatro durante uma cirurgia de grande porte prolongada para anestesistas e cirurgiões na sala de cirurgia e no departamento de acidentes e emergências e na unidade de terapia intensiva (UTI) [37-39] Os internistas e médicos se envolvem cerca de 24 horas depois. Assim, perdem o início das manifestações cardiopulmonares da SDRA de choque, mas têm de enfrentar as manifestações cerebrais de coma, convulsão e paralisia, LRA e SDRA mais tarde, embora um sistema de MODS possa predominar - dependendo do tipo de anestesia e do tipo de fluido. O quadro clínico do VOS 1 da síndrome da TURP e do VOS 2 secundário que causa SDRA é apresentado na Tabela 1 para comparação com o do VOS 2 primário que causa SDRA.

Apesar das diferenças entre o VOS 1 e o VOS2 no que diz respeito ao tipo de fluido e ao marcador sérico de HN, o VO de >7% e >10% de PB causando morbidade grave e mortalidade no VOS 1 é comparável ao VOS2 que tem VO de >5 L (7%) (P<0,001) e >10 L (15%) (P<0,001) como relatado por Rowan7 em pacientes sobreviventes de SDRA com morbidade moderada a grave. O VOS2 primário não tem um marcador sérico tão claro como a HN, mas tem hipoalbuminemia de salina ou cristalóides de VO à base de sódio. Assim, VO>5 L (7%) e >10 L (~15%) são os valores que induzem a VOS 2 primária que causa morbidade primária da SDRA. A mortalidade tem VO de 12-14 L. Isso pode ser estatisticamente comprovado em dados coletados imediatamente após a ressuscitação e no dia da morte. Sibbald et al. [30] e Rodney e Charles [31] mencionaram a lei de Starling na SDRA. Portanto, é relevante e importante discutir as forças de Starling aqui. Outros autores expressaram descontentamento com a lei de Starling, criticando-a de outros ângulos interessantes, como Alphonsus e Rodseth (2014) [32] e Woodcock e

Woodcock em 201228, em sua revisão sobre Glycocalyx. Também é mencionado por Hahn33,34 a necessidade de um paradigma revisto para corrigir as forças de Starling. A equação de Starling revista e o modelo do glicocálix da troca de fluidos trans-vasculares: um paradigma melhorado para a prescrição da fluidoterapia intravenosa.

O editor do The British Journal of Anesthesia 2012 comentou sobre este artigo: "O princípio clássico de Starling não se aplica à ressuscitação com fluidos em ambiente clínico." Acredito que esta lei está agora danificada para além da reparação, uma vez que está errada em ambas as suas forças pelas razões apresentadas acima neste relatório BRIDGE. Acredito que a lei de Starling é o culpado oculto que dita as regras erradas responsáveis por muitos erros e equívocos na terapia com fluidos [18], utilizando tanto a abordagem conservadora como a abordagem liberal [28]. Este facto leva os médicos a administrarem demasiados fluidos [24] durante a reanimação de todos os tipos de choques, traumatismos, doentes agudos e durante grandes cirurgias prolongadas. Agora que temos um substituto para a lei defeituosa, nomeadamente a hidrodinâmica do tubo de orifício poroso (G), esta deve ser posta de lado. A compreensão da hidrodinâmica do tubo G fornece as ferramentas necessárias que permitem normalizar a hemodinâmica circulatória do doente com SDRA, ou seja, a função do esfíncter pré-capilar que proporciona o orifício estreito do tubo G, mantendo a resistência periférica da circulação arterial que mantém a pressão arterial a um nível normal. O papel desempenhado pela PVC em relação à patogénese da VOS que causa a SDRA colocou a questão: "O aumento da pressão venosa central (PVC) no tratamento do choque com fluidos induz choques de sobrecarga volumétrica (VOS)? Esta pergunta foi respondida positivamente com um SIM [43].

Outras notas sobre a importância de o glicocálix fornecer uma superfície lisa para o endotélio vascular, caso o capilar seja incluído, são demonstradas por uma observação sobre o resultado do tubo G que pode aplicar-se à sépsis. A existência de uma superfície interna lisa do tubo G é essencial para o seu correto funcionamento. Quaisquer irregularidades nos poros da parede perturbam a pressão lateral negativa exercida na parede do tubo G. Penso que isto é semelhante ao que pode acontecer com as toxinas da sépsis na parede endotelial do capilar, mais o seu efeito no esfíncter pré-capilar, que perde o tónus e o dilata, transferindo-o assim do tubo G para o tubo de Poiseuille, causando hipotensão arterial, ou seja, choque hipotensivo, por um lado, e induzindo edema do FSI, por outro. Assim, o tubo capilar funciona como o tubo de Poiseuille na sépsis que induz o edema maciço da SDRA, afectando os órgãos vitais e o tecido subcutâneo. Outra observação sobre o tubo G incorporado num modelo circulatório é quando o sistema está sobrecarregado. Ver [?] Figuras) para uma melhor clareza e compreensão da hidrodinâmica do tubo G.

São necessárias, com urgência, novas diretrizes sobre a fluidoterapia. Agora que o Professor Robert Hahn, da Suécia, consentiu em mencionar o seu nome. Robert tem sido meu amigo mesmo antes do nosso encontro de despedida em 1990, quando nos encontrámos numa Conferência Urológica no Cairo pela primeira e última vez nos últimos 30 anos. Há 30 anos que estou à espera de ter notícias dele. É um prazer voltar a ouvi-lo, Robert, que me disse num e-mail que chegou hoje (17/02/2020), quando estou a dar o toque final a este artigo BRIDGE: "Já li os seus artigos. Vejo que leu criticamente muita literatura sobre a microcirculação e acrescentou-lhe as suas próprias experiências, o tubo de orifício poroso com orifícios que inventou e que faz com que a circulação para dentro e para fora do capilar siga o caminho oposto. Estou impressionado". Eu retribuo dizendo que também estou muito impressionado com os resultados do vosso trabalho de investigação.

Obrigado, Robert. Não conheço ninguém mais qualificado do que Robert Hahn para dirigir o Comité para a elaboração de novas orientações sobre a fluidoterapia. Robert Hahn foi Professor e Consultor de Anestesia e é atualmente o Diretor da National Fluid Academy (NFA). É também o editor-chefe de um livro didático sobre fluidoterapia.

Como já foi referido, ele é a testemunha especializada em terapia de fluidos. Mais uma vez, obrigado Robert pelos dois artigos em pdf que me enviou.

Os autores são citados por apontarem a importância do Glycocalyx na microcirculação e a necessidade de rever o princípio de Starling. Villar et al. [44] afirmam que: "O LUNG SAFE mostrou um fosso perturbadoramente grande entre a evidência científica e a prática médica. Todas estas afirmações exigem que questionemos as interpretações dos resultados do estudo." Um dos objectivos deste artigo BRIDGE, como objetivo secundário, é tentar colmatar o fosso entre a ciência básica e a prática médica, questionando simultaneamente a interpretação dos resultados dos estudos.

Pouco antes de submeter este artigo, verifiquei o grau de aproximação dos investigadores actuais às ideias, novos conceitos e descobertas acima referidos através dos motores de busca PubMed ® e Google Scholar®. Enquanto lá estava (02/12/2020), procurei os meus artigos relatados, como os que aqui se referem. O PubMed devolveu 0 e o Google Scholar inicialmente devolveu apenas alguns. A razão para isso é que as revistas de acesso aberto não estão listadas na PubMed. Esperamos que a NBCI rectifique em breve esta situação. Uma pesquisa posterior por "Ghanem AN" no Google Scholar devolveu todos os meus artigos com citações. Também procurei por fluid therapy e ARDS. De facto, existe um conjunto crescente de provas sobre a "sobrecarga de fluidos" em relação à SDRA, que demonstram a importância do conceito VO/Tempo na indução de VOS causando SDRA. Os autores mencionados abaixo também descobriram um efeito significativo da sobrecarga de cristalóides na mortalidade, uma vez que fizeram a investigação durante as primeiras 24-48 horas após a admissão hospitalar. Encontrei apenas um estudo sobre pacientes adultos vítimas de trauma, realizado por Jones et al. [45], e um estudo pediátrico realizado por Coons et al. [46] e um notável artigo de revisão de Schrier, publicado em 2010 [47,48], que incriminam a sobrecarga salina e recomendam o uso criterioso da infusão de fluidos durante a ressuscitação. O resumo do artigo de revisão de Schrier é o ponto de partida deste artigo BRIDGE. Nos doentes destes ensaios de trauma adulto e pediátrico não há sépsis envolvida e ambos foram realizados durante um período de 24 e 48 horas, respetivamente. Ambos os artigos detectaram uma relação significativa do VO com a morbilidade e mortalidade da SDRA.

Jones et al. [45] relataram: "A ressuscitação com grandes volumes de cristalóides está associada a um aumento da mortalidade e a um maior tempo de ventilação. Com base nesses dados, recomendamos o uso criterioso de cristalóides na ressuscitação de pacientes com trauma. A conclusão de Coons et al46 foi: "A administração precoce de grandes volumes de fluidos cristalóides, superiores a 60 ml/kg/dia, está significativamente correlacionada com complicações pulmonares, dias de NPO e tempo de internamento hospitalar. Estes resultados abrangem as primeiras 48 horas de internamento de um doente e devem encorajar os prestadores de cuidados cirúrgicos a fazer uma utilização criteriosa da administração de fluidos cristalóides na baía de trauma, na UCI e no piso". Agora, encerro esta discussão com o resumo do artigo de revisão de Schrier 201047. Finalmente, a PONTE entre a física (tubo G), a fisiologia (membro posterior da ovelha), a bioquímica (electrólitos plasmáticos e cinética do volume) e a medicina (VOS 1 e VOS 2 que induzem a síndrome da TURP e a SDRA) está totalmente construída e concluída. A abordagem "Early Goal-Direted Therapy" (EGDT). Estes estudos demonstraram um efeito benéfico na mortalidade intra-hospitalar com a EGDT. O estudo aleatório Saline versus Albumin Fluid Evaluation (SAFE) em doentes em estado crítico não demonstrou qualquer diferença na sobrevivência quando foram utilizadas soluções salinas versus soluções de albumina para a reanimação. No entanto, foi demonstrado um benefício da albumina num estudo aleatório sobre a função renal e a sobrevivência em doentes cirróticos com peritonite bacteriana espontânea. Por outro lado, estudos observacionais recentes demonstraram uma correlação entre a sobrecarga de fluidos e a mortalidade em doentes com LRA, quer necessitassem ou não de diálise. Além disso, a rede da Síndrome de Angústia Respiratória do Adulto (ARDS) realizou um estudo aleatório em doentes críticos para comparar a administração liberal versus conservadora de fluidos. O grupo de administração liberal de fluidos apresentou pior função pulmonar e nenhuma proteção da função renal. Foram observadas medições constantes da pressão venosa central (PVC) no intervalo de 12 mmHg no grupo de administração liberal de fluidos, apesar de um aumento médio de 7 L no balanço positivo de fluidos, o que sugere um aumento da acumulação de fluidos intersticiais que conduz à congestão pulmonar. A revisão aqui apresentada discute estes vários aspectos da administração de fluidos em doentes críticos, particularmente aqueles com LRA, e indica os potenciais efeitos deletérios da sobrecarga de fluidos na função pulmonar, cardíaca e renal que podem contribuir para o aumento da mortalidade.

Conflito de interesses

Nenhum declarado pelo autor.

Fundos recebidos para as investigações e relatórios: Nenhum declarado pelo autor.

Agradecimentos

Os meus agradecimentos vão para o engenheiro projetista Peter Holder, de Eastbourne, que forneceu gratuitamente um fornecimento interminável de tubos G antes de 1985. Agradeço a Khaled A Ghanem, MBChB, pelo seu contributo na edição deste artigo, por me ter comprado um novo computador portátil e o Office 365. Agradeço a Salma A Ghanem, MBChB, pela ajuda na construção da Tabela 2 e pelo pagamento de 200 dólares em meu nome aos burlões que me roubaram o dinheiro fazendo-se passar por organizadores de conferências. Agradeço ao Sr. Brian J. Stoodley e ao Sr. Peter Brooks, cirurgiões consultores, por me terem oferecido o lugar de conservador em 1983, sem ter ido à entrevista, estando na altura a fazer o exame FRCSE, e por me terem ensinado toda a cirurgia que sei. Muito obrigado ao Sr. JP Ward e ao Sr. KC Perry, Urologistas Consultores, District General Hospital, Eastbourne, Reino Unido, por me terem ensinado a Urologia que sei e por me terem oferecido o lugar de investigador sem entrevista para fazer o estudo prospetivo [19]. Também gostaria de agradecer às pessoas da Internet, à Google pelos seus programas mágicos Chrome® e Google Scholar®, e às pessoas por detrás dos maravilhosos PubMed, NLM & NCBI por terem sido muito úteis ao longo dos anos, colocando uma enorme quantidade de informação na ponta dos dedos dos investigadores. Gostaria de agradecer à Apple® Computers por ter inventado o Macintosh® antes de 1985 e o pacote estatístico Stat View® 512+; ambos tornaram a análise dos dados do estudo prospetivo absolutamente divertida em 1984-1988.

Referências

1. Ashbaugh DG, Bigelow DB, Petty TL, Levine BE (1967) Acute respiratory distress in adults. The Lancet Sábado, 12 de agosto.
2. Montgomery AB, Stager MA, Carrico CJ, Hudson LD (1985) Causes of mortality in patients with the adult respiratory distress syndrome. Am Rev Respir Dis 132(3): 485-489.
3. Schuller D, Mitchell JP, Calandrino FS, Schuster DP (1991) Fluid balance during pulmonary oedema. O ganho de fluidos é um marcador ou uma causa de mau resultado? Chest 100(4): 10681075.
4. Wioedemann HP (2006) Comparison of Two Fluid-Management Strategies in Acute Lung Injury (Comparação de duas estratégias de gestão de fluidos na lesão pulmonar aguda). The National Heart, Lung, and Blood Institute Acute Respiratory Distress Syndrome (ARDS). Clinical Trials Network FACCT Trial* N Engl J Med 354: 25642575.
5. Wheeler AP, Bernard GR (2007) Acute lung injury and the acute respiratory distress syndrome: A clinical review. Lancet 369(9572): 553-1564.
6. Jacob M, Chappell D, Rehm M (2007) Atualização clínica: fluido perioperatório gestão. Lancet 369(9578): 1984-1986.
7. Rowan KM, Angus DC (2017) PRISM Investigators, Early, Goal-Direted Therapy for Septic Shock - A Patient-Level Meta-Analysis. N Engl J Med 376(23): 2223-2234.
8. Huang DT, Angus DC, Amber Barnato, Scott R Gunn, John A Kellum, et al. (2013) ProCESS/ARISE/ProMISe Methodology Writing Committee, Harmonizing international trials of early goal-direted resuscitation for severe sepsis and septic shock: methodology of ProCESS, ARISE, and ProMISe. Intensive Care Med 39(10): 1760-1775.
9. Rangel-Frausto MS, Pittet D, Costigan M, Hwang T, Davis CS, et al. (1995) The natural history of the systemic inflammatory response syndrome (SIRS). Um estudo prospetivo. JAMA 273(2): 117-123.
10. Angus DC e van der Poll T (2013) Severe sepsis and septic shock. N Engl J Med 369(9): 840-851.
11. Rivers E, Nguyen B, Havstad S, Julie Ressler BS, Alexandria Muzzin, et al. (2001) Early goal-direted therapy in the treatment of severe sepsis and septic shock. N Engl J Med 345(19): 1368-1377.
12. Rivers EP, Katranji M, Jaehne KA, Samantha Brown (2012) Early interventions in

severe sepsis and septic shock: A review of the evidence one decade later. Minerva Anestesiol 78(6): 712-724.

13. Ghanem AN, Ghanem SA (2016) Volumetric Overload Shocks: Porque é que a lei de Starling para a transferência de fluido intersticial capilar está errada? A hidrodinâmica de um tubo de orifício poroso como alternativa. Ciência Cirúrgica 7: 245-249.

14. Pindoria N, Ghanem SA, Ghanem KA, Ghanem AN (2017) Choques de sobrecarga volumétrica na etiologia da síndrome de prostatectomia de ressecção transuretral e hiponatremia de diluição aguda. Integr Mol Med.

15. Ghanem Salma A, Khalid A Ghanem, Ahmed N, Ghanem (2017) Choques de sobrecarga volumétrica na pato-etiologia da Síndrome da Ressecção Transuretral da Próstata (TURP) e hiponatrémia de diluição aguda: A evidência clínica baseada num estudo clínico prospetivo de 100 pacientes TURP consecutivos. Biomed Res Clin Prac Volume 2(3): 2-7.

16. Ghanem KA, Ghanem AN (2017) Choques de sobrecarga volumétrica na etiologia patológica da síndrome de prostatectomia de ressecção transuretral e hiponatremia de diluição aguda: A evidência clínica baseada em 23 séries de casos. Basic Research Journal of Medicine and Clinical Sciences ISSN 2315-6864 6(4): pp. xx-xx.

17. Ghanem AN (2020) A substituição correta da lei de Starling errada é a hidrodinâmica do tubo de orifício poroso (G): A Física Completa e a Evidência Fisiológica com Relevância e Significado Clínico. Artigo de pesquisa. Cardiologia: Open Access Cardio Open 5(1): 1-9.

18. Ghanem AN (2018) A Síndrome da Angústia Respiratória do Adulto: Choques de Sobrecarga Volumétrica na Pato-Etiologia, Corrigindo Erros e Equívocos na Fluidoterapia, Fisiologia Vascular e Capilar. Surg. Med Open Acc J 2(2).

19. Ghanem AN (2019) Complicação da fluidoterapia que causa a síndrome da angústia respiratória aguda: Factos e Comentários. O Papel dos Choques de Sobrecarga Volumétrica na Pato-etiologia. Arquivos de Urologia 2(1): 21-31.

20. Essayed Yasmina Saad, Khalid A Ghanem, Salma A Ghanem, Nisha Pindoria e Ahmed N Ghanem (2019) Choques de Sobrecarga Volumétrica (VOS) Resolvendo o Enigma da Ressecção Transuretral do

Síndrome da Próstata (TURP), Hiponatrémia de Diluição (HN) e Síndrome de Angústia Respiratória Aguda (ARDS): O Relatório da Minoria! EC Cardiology 6(2): 109-122.

21. Ghanem AN, Ward JP (1990) Osmotic and metabolic sequelae of volumetric overload in relation to the TUR syndrome. Br J Urol 66(1): 71-78.

22. HARRISON RH, BOREN JS, ROBISON JR (1956) Dilutional hyponatraemic shock: another concept of the transurethral prostatic resection reaction. J Urol 75(1): 95-110. 23. Ghanem AN (2018) Terapia da hiponatremia: Fim da Era ou Relatório da Minoria?

Biomed J Sci & Tech Res 11(4)-2018. BJSTR. MS.ID.002130.

24. Ghanem AN (2020) O que está a induzir os médicos em erro ao darem demasiados fluidos durante a reanimação do choque e da cirurgia que induzem a SDRA e/ou a IRA?" Revista Asploro de Relatórios de Casos Biomédicos e Clínicos

3(1): 90-98.
25. Ghanem AN (2001) Magnetic field-like fluid circulation of a porous orifice tube and its relevance to the capillary-interstitial fluid circulation: preliminary report. Med Hypotheses 56(3): 325-334.
26. Ghanem KA, Ghanem AN (2017) A prova e as razões de que a lei de Starling para a transferência de fluido capilar-intersticial está errada, avançando a hidrodinâmica de um tubo de orifício poroso (G) como o mecanismo real. Blood, Heart and Circ 1(1): 17.
27. Ghanem KA, Ghanem AN (2017) A prova fisiológica de que a lei de Starling para a transferência de fluido capilar-intersticial está errada: Avançando o Fenómeno do Tubo de Orifício Poroso (G) como Substituição. Open Acc Res Anatomy 1(2).
28. Woodcock TE, Woodcock TM (2013) Revised Starling equation and the glycocalyx model of trans-vascular fluid exchange: Um paradigma melhorado para a prescrição de fluidoterapia intravenosa. British Journal of Anesthesia 108(3): 384-394.
29. Ghanem AN (2020) New Discoveries in Medicine and Physiology Originated in Urology (Novas Descobertas em Medicina e Fisiologia Originadas na Urologia). Surg Med Open Acc J 3(3). SMOAJ.000564.2020.
30. Sibbald WJ, Short AK, Warshawski FJ, Cunningham DG, Cheung H (1985) Thermal dye measurements of extravascular lung water in critically ill patients. Intravascular Starling forces and extravascular lung water in the adult respiratory distress syndrome. Chest 87(5): 585-592.
31. Rodney Levick, C Charles Michel (2010) Troca de fluidos microvasculares e o princípio de Starling revisto. Investigação Cardiovascular 87: 198-210.
32. Alphonsus CS, Rodseth RN (2014) The endothelial glycocalyx: a review of the vascular barrier. Anesthesia 69(7): 777-784.
33. Hahn RG (2017) Efeitos adversos dos fluidos cristalóides e coloides. Anaesthesiology. Intensive Ther 49(4): 303-308.
34. Hahn RG (2020) Artigo de revisão Compreendendo a cinética do volume. Ata Anaesthesiol Scand p. 1-9.
35. Arieff AI (1986) Hyponatremia, convulsions, respiratory arrest, and permanent brain damage after elective surgery in healthy women. N Engl. J Med 314(24): 15291535.
36. Ghanem AN (2019) Preventing Renal Failure in the Critically Illent Patient: Identificando os problemas e encontrando as soluções. Medicina de Emergência Ec e Cuidados Críticos 3.6.
37. Ghanem AN (2019) Reanimação com fluidos no choque: Mini revisão. Por que a lei de Starling está errada? Cirurgia e estudos de caso: Revista de acesso aberto. DOI: 10.32474/SCSOAJ.2019.02.000149.
38. Ghanem AN (2019) Choque no politrauma: destacando os choques de sobrecarga volumétrica e o fenômeno hidrodinâmico do tubo de orifício poroso (G). EC MEDICINA DE EMERGÊNCIA E CUIDADOS CRÍTICOS. 3(1): 29-33.
39. Ghanem AN (2020) Choques de Sobrecarga Volumétrica (VOS) em Pacientes

Cirúrgicos. Open Access J Surg 11(2): 555810.

40. Investigadores do Estudo SAFE: Simon Finfer, Rinaldo Bellomo, Suzanne McEvoy, Sing Kai Lo, SAFE Study Investigators, et al. (2006) Effect of baseline serum albumin concentration on outcome of resuscitation with albumin or saline in patients in intensive care units: analysis of data from the saline versus albumin fluid evaluation (SAFE) study. BMJ 333(7577): 1044.

41. Futier E, Garot M, Godet T, Matthieu Biais, Daniel Verzilli, et al. Effect of Hydroxyethyl Starch vs Saline for Volume Replacement Therapy on Death or Postoperative Complications Among High-Risk Patients Undergoing Major Abdominal Surgery: The FLASH Randomized Clinical Trial. JAMA 323(3): 225-236.

42. Ghanem AN (2019) Nem o albume nem a pressão capilar funcionam na lei de Starling, que substituição existe? A hidrodinâmica do tubo de orifício poroso. Jornal de Cirurgia Acesso Aberto: RD-SUR 10002.

43. Ghanem AN (2019) O aumento da pressão venosa central (CVP) no tratamento de choque com fluidos induz choques de sobrecarga volumétrica (VOS)? Adv Card Res 1(5): ACR.MS.ID.000120.

44. Villar J, Schultz MJ, Kacmarek RM (2016) O LUNG SAFE: uma apresentação tendenciosa da prevalência de SDRA! Crit Care 20(1): 108.

45. Jones DG, Nantais J, Rezende-Neto JB, Yazdani S, Vegas P, et al. (2018) Ressuscitação cristaloide em pacientes com trauma: efeito deletério de 5L ou mais nas primeiras 24h. BMC Surg 18(1): 93.

46. Coons BE, Tam S, Rubsam J, Stylianos S, Duron V (2018) A ressuscitação com grandes volumes de cristalóides afecta negativamente os doentes com traumatismos pediátricos. J Pediatr Surg 53(11): 22022208.

47. Schrier RW (2010) Fluid administration in critically ill patients with acute kidney injury. Clin J Am Soc Nephrol 5(4): 733-739.

48. Guyton AC, Coleman TG (1968) Regulation of interstitial fluid volume and pressure. Annals New York Academy of Sciences 150: 537-547.

CAPÍTULO 14

COMPLICAÇÕES DA FLUIDOTERAPIA (FT): REVELANDO A SOBRECARGA VOLUMÉTRICA NEGLIGENCIADA (VO) QUE INDUZ CHOQUES DE VO (VOS) E CAUSA A SÍNDROME DA ANGÚSTIA RESPIRATÓRIA AGUDA (ARDS)

Palavras chave

Fluidoterapia; SDRA; Sobrecarga de fluidos; Cinética do volume; Fisiologia capilar; Lei de Starling; Hidrodinâmica, Hemodinâmica

Abreviaturas

FT	fluid therapy
VOS	Volumetric Overload Shocks
ARDS	the Acute Respiratory Distress Syndrome
WW2	World War 2

Resumo

A terapia com fluidos (FT) foi introduzida durante a 2ª Guerra Mundial. Desde então, as suas complicações têm sido frequentemente comunicadas, mas, nomeadamente, algumas complicações graves têm sido ignoradas. O papel da sobrecarga volumétrica (VO) na indução de choques VU (VOS) e na causa da síndroma de dificuldade respiratória aguda (ARDS) tem permanecido ignorado, não reconhecido e subestimado até recentemente.

O papel das complicações da FT na indução da VOS e na causa da SDRA é difícil de detetar porque a VOS é um choque que complica outro choque existente de forma contínua e despercebida. O autor atribui este facto às regras erradas sobre a FT ditadas pela lei de Starling errada que causa muitos erros e concepções erradas da FT que induzem os médicos a dar demasiado líquido durante a reanimação por choque. Os resultados da investigação sobre a lei de Starling incorrecta e a forma como foi corrigida com base na hidrodinâmica do tubo de orifício poroso (G) e na VOS recentemente reconhecida e na nova patologia e terapia da SDRA são aqui resumidos. São citados outros autores que apoiam esta afirmação. São apresentados os erros da atual FT e as suas correcções.

Por fim, recomenda-se um novo estudo de coorte prospetivo sobre FT e SDRA e é urgentemente necessário um apelo a novas diretrizes sobre FT.

Introdução

O grande benefício que a fluidoterapia (FT) trouxe à humanidade é indubitável desde a sua introdução durante a Segunda Guerra Mundial (WW2) e tem continuado na prática médica hospitalar civil desde então. No entanto, tem complicações e as mais graves continuam a ser negligenciadas e subestimadas. A fluidoterapia é utilizada para a manutenção de fluidos e na gestão da reanimação em caso de choque, em doentes agudos e durante grandes cirurgias prolongadas. As duas últimas são as situações durante as quais ocorrem complicações da FT.

Apesar do relato consistente das complicações da FT desde a 2ª Guerra Mundial, as complicações mais importantes e graves permanecem não reconhecidas e subestimadas: Este é precisamente o estado atual das recomendações de FT que induzem Choques de Sobrecarga Volumétrica (VOS) [1] e causam a Síndrome de Angústia Respiratória Aguda (ARDS) [2,3]. Este artigo aborda esta questão identificando os erros e equívocos e fornecendo as correcções e a nova base científica para as futuras recomendações sobre as diretrizes de FT. Começa por documentar as provas de que a FT induz a VOS e causa SDRA.

Provas fornecidas pelo autor

O autor relatou os choques VOS ou Volume Kinetic (VK) na prática clínica, afectando sobretudo doentes cirúrgicos [1,4]. As evidências clínicas estão resumidas nas (Figuras 1 e 2 e Tabela 1). Foi relatado que os VOS causam SDRA [2,3]. O culpado subjacente identificado é a lei de Starling que dita as regras incorrectas sobre a FT, causando muitos erros e equívocos [4] que induzem os médicos a administrar demasiados fluidos durante a reanimação do choque [5] que induzem a VOS [1] e causam SDRA mais tarde [2,3]. A correção baseada na hidrodinâmica do tubo de orifício poroso (G) é apresentada na (Figura 3), que é uma representação esquemática baseada em muitas fotografias. Demonstra a circulação do fluido, semelhante a um campo magnético, entre o fluido no lúmen do tubo G e o fluido à sua volta na câmara circundante C.

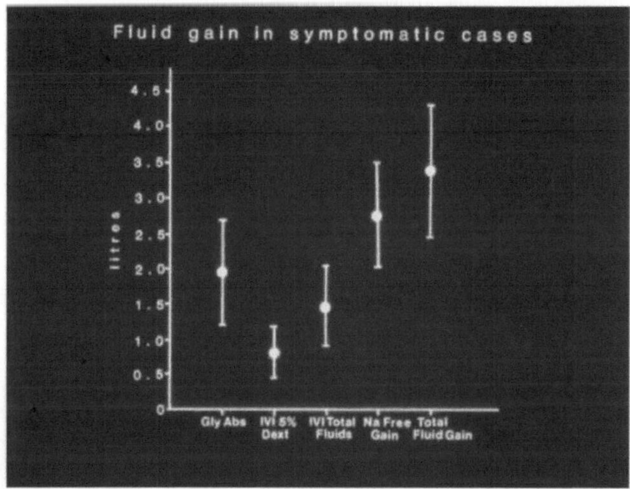

A Figura 1 mostra as médias e os desvios-padrão da sobrecarga volumétrica em 10 doentes sintomáticos que apresentavam choque e hiponatrémia entre 100 doentes consecutivos durante um estudo prospetivo sobre a ressecção transuretral da próstata. Os fluidos eram de glicina absorvida (Gly abs), dextrose a 5% infundida por via intravenosa (IVI Dext), fluidos totais IVI, ganho total de fluido sem sódio (Na Free Gain) e ganho total de fluido em L

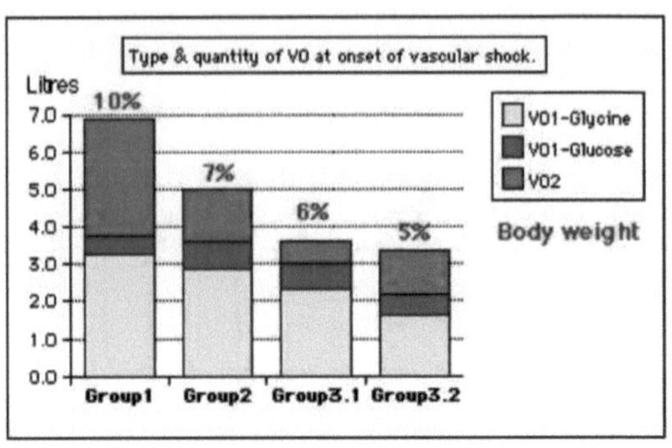

A ***Figura*** *2 mostra a quantidade de sobrecarga volumétrica (VO) (em L e em percentagem do peso corporal) e os tipos de fluidos. O grupo 1 foi constituído pelos 3 doentes que morreram na série de casos de 23 doentes, uma vez que foram incorretamente diagnosticados como um dos choques previamente conhecidos e tratados com mais expansão de volume. O grupo 2 foi constituído por 10 doentes da série que foram corretamente diagnosticados como choque de sobrecarga volumétrica e tratados com terapêutica com sódio hipertónico (HST). O Grupo 3 era constituído por 10 doentes que foram observados no estudo prospetivo e subdivididos em 2 grupos: Grupo 3.1 de 5 doentes tratados com HST e Grupo 3.2 de 5 doentes que foram tratados com expansão de volume vigiada utilizando solução salina isotónica.*

Cerebral	Cardiovascular	Respiratory	Renal	Hepatic & GIT
Numbness Tingling SBB[1] COC[2] Convulsions **Coma** PMBCI[3]	**Hypotension** **Bradycardia** **Dysrhythmia** **CV Shock*** **Cardiac Arrest** **Sudden Death**	Cyanosis. FAM[4] APO)[5] RA[6] **Arrest** CPA[7] Shock lung **ARDS[$]**	Oliguria Anuria[8] Renal failure or AKI[9] Urea ↑ Creatinine ↑	Dysfunction: Bilirubin ↑ SGOT ↑ Alkaline Phosphatase ↑. GIT symptoms. DGR[10] Paralytic ileus Nausea & Vomiting.

A Tabela 1 apresenta as manifestações de VOS 1 da síndrome TURP para comparação com as manifestações de SDRA induzidas por VOS2.

Abreviaturas do quadro 1

SBB[1] Sudden bilateral blindness

COC[2] Clouding of consciousness

PMBCI[3] **Paralysis mimicking bizarre cerebral infarctions**, but is recoverable on instant use of HST of 5%NaCl and/or NaCo3, and so is coma and AKI

FAM[4] Frothing around the mouth

APO[5] Acute pulmonary oedema

RA[6] Respiratory arrest

CPA[7] Cardiopulmonary arrest

ARDS[8] Manifests on ICU later

AKI[9] Acute kidney injury

DGR[10] Delayed gut recovery

CV Shock* Cardiovascular shock of VOS reported here as VOS 1 and VOS2.

Anuria[8] That is unresponsive to diuretics but responds to HST of 5%Ncl and/or 8.4%NaCo3

AKI[8] Acute kidney injury

Also occurs the excessive bleeding at the surgical site and

Leukocytosis occurred in the absence of sepsis and septic shock

Parameter	Value	Std. Err	Std. Value	T Value	P
Intercept			0.773		
Fluid Gain (l)	0.847	0.228	1.044	3.721	0.0007
Osmolality	0.033	00.014	-0.375	2.42	0.0212
Na+ (C_B)	0.095	0.049	0.616	1.95	0.0597
Alb (C_B)	0.062	0.087	0.239	0.713	0.4809
Hb (C_B)	-0.282	0.246	-0.368	1.149	0.2587
Glycine (C_B)	-4.973E-5	5.975E-5	-0.242	0.832	0.4112

A Tabela 2 mostra a análise de regressão múltipla do ganho total de fluidos no per-operatório, da queda na osmolalidade sérica medida (OsmM), do sódio, da albumina, da Hb e do aumento da glicina sérica que ocorrem imediatamente após a cirurgia em relação aos sinais da síndrome da TURP. O ganho volumétrico e a hipoosmolalidade são os únicos factores significativos. A importância da sobrecarga volumétrica é notável.

Provas fornecidas por outros investigadores eminentes

Outros investigadores referiram recentemente que a infusão excessiva de fluidos causa problemas clínicos identificados e reunidos no (Quadro 1), que são manifestações das síndromes de disfunção de múltiplos órgãos (MODS) que incluem SDRA, coma, IRA, disfunções hepáticas e hematológicas. No entanto, não reconheceram que a VOS e a SDRA são causadas pela infusão excessiva de FT.

O Professor Hahn apresentou um relatório exaustivo sobre o VK em voluntários saudáveis e em doentes [7,8]. Em conclusão, referiu que: "As diretrizes para a fluidoterapia raramente têm em conta que os efeitos adversos ocorrem de forma dependente da dose. Os efeitos adversos dos fluidos cristalóides estão relacionados com a sua distribuição preferencial no interstício do subcutâneo, no intestino e nos pulmões. O tempo de recuperação gastrointestinal é prolongado em 2 dias quando são administrados mais de 2 L. A infusão de 6-7 L durante uma cirurgia abdominal aberta resulta numa cicatrização deficiente da ferida, edema pulmonar e pneumonia. Existe também um risco de edema pulmonar pós-operatório fatal que pode desenvolver-se vários dias após a cirurgia. Quantidades ainda maiores causam disfunção orgânica ao romper a matriz intersticial e permitir a formação de lacunas de fluido na pele e em órgãos centrais, como o coração. Tanto para os fluidos cristalóides como para os coloides, a coagulação fica comprometida quando a hemodiluição induzida atinge 40%. A coagulopatia é agravada pela hipotermia coexistente. Embora o edema possa ocorrer tanto com fluidos cristalóides como com fluidos coloides, estes diferem na fisiopatologia."

Outros autores também encontraram um efeito significativo da sobrecarga de cristaloides na morbilidade e mortalidade da SDRA, uma vez que realizaram a investigação durante as primeiras 24-48 horas após a admissão hospitalar. Encontrei apenas um estudo sobre doentes adultos vítimas de traumatismo, realizado por Jones et al (2016) [9], e um estudo pediátrico, realizado por Coons et al (2018) [10], bem como um artigo de revisão notável, publicado por Schrier em 2010 [11], que incriminam a sobrecarga salina e recomendam a utilização criteriosa da infusão de fluidos durante a reanimação. Nos pacientes destes ensaios de trauma adulto e pediátrico não há sépsis envolvida e ambos os estudos foram realizados durante um período de 24 e 48 horas, respetivamente. Ambos os artigos detectaram uma relação significativa do VO com a morbilidade e a mortalidade da SDRA.

Jones et al [9] relataram: "A ressuscitação com grandes volumes de cristalóides está associada a um aumento da mortalidade e a um maior tempo de ventilação. Com base nesses dados, recomendamos o uso criterioso de cristalóides na ressuscitação de pacientes com trauma."

A conclusão de Coons et al [10] foi a seguinte: "A administração precoce de grandes volumes de fluidos cristalóides, superiores a 60 ml/kg/dia, está significativamente correlacionada com complicações pulmonares, dias de NPO e tempo de internamento hospitalar. Estes resultados abrangem as primeiras 48 horas de internamento de um doente e devem encorajar os prestadores de cuidados cirúrgicos a fazer uma utilização criteriosa da administração de fluidos cristalóides na baía de trauma, na UCI e no piso"

Os grandes ensaios prospectivos multicêntricos [12,13] também documentaram uma sobrecarga volumétrica (VO) maciça retida em pacientes sobreviventes com SDRA de 3-10 L, mas não reconheceram a VOS nem incriminaram a VO na pato-etiologia da SDRA.

Também não reconheceram a alta associação da VO com a mortalidade, que foi estimada em 60 ou 90 dias e não no período imediato de 24-48 horas após a admissão, como demonstrado pelos relatórios acima [9,10]. Um excelente exemplo desses enormes ensaios multicêntricos é o estudo relatado por Rowan et al em 2017 [12].

Na secção de resultados, Rowan et al relataram: "Em cada dia do estudo, o grupo da estratégia liberal recebeu mais fluidos do que o grupo da estratégia conservadora e, nos dias 1 a 4, teve um débito urinário mais baixo, o que resultou num balanço hídrico cumulativo mais elevado (Tabela 2). Durante o estudo, o balanço hídrico cumulativo de sete dias foi de -136±491 ml no grupo da estratégia conservadora, em comparação com 6992±502 ml no grupo da estratégia liberal (P<0,001) (Figura 1 do Material Suplementar). Para os pacientes que estavam em choque no início do tratamento, o balanço hídrico acumulado em sete dias foi de 2904±1008 ml no grupo da estratégia conservadora e 10.138±922 ml no grupo da estratégia liberal (P<0,001). Para os pacientes que não estavam em choque na linha de base, o balanço cumulativo de fluidos foi de -1576±519 ml no grupo da estratégia conservadora e 5287±576 ml no grupo da estratégia liberal (P<0,001)"

Erros e concepções erradas sobre a prática atual de FT

Os erros e equívocos da prática clínica atual e as respectivas correcções são aqui documentados. Para referências sobre esta secção, consultar [5]:

Erro I

Toda a hipotensão arterial é considerada sinónimo de hipovolemia ou, pelo menos, tratada como tal com expansão de volume em todos os casos clínicos de choque, indução anestésica ou período operatório!

Correção I

A hipotensão não é sinónimo de hipovolemia. A causa do choque primário reconhecido e a hipotensão devem ser diferenciadas. A diferença entre o VO terapêutico/fisiológico em relação (quantidade versus resposta) em contraste com os paradoxos do VO patológico na pressão arterial e na resposta renal deve ser identificada com precisão. Duas respostas paradoxais do VO patológico devem ser reconhecidas: uma induz o choque hipotensivo e a segunda provoca a LRA. A transição do choque de hipotensão hipovolémica para o choque de hipotensão VO durante uma expansão excessivamente zelosa do volume ocorre de forma impercetível e não é detectada por qualquer monitorização até se manifestar, mais tarde, na UCI, com edema do tronco e aumento do peso corporal (PC) de ARDS ou MODS.

Erro II

A relação volume-pressão do sistema vascular é vista como uma linha reta infinita!?

Correção II

A relação volume-pressão, em particular a relação entre o volume vascular e a pressão arterial, é um segmento de reta limitado, para além do qual a relação entra em colapso. Dentro de limites, o aumento do volume vascular (VO fisiológico ou terapêutico) aumenta a pressão arterial, mas quando esse limite é ultrapassado (VO patológico) ocorre uma hipotensão paradoxal. Existe um paradoxo semelhante do VO na função renal, enquanto o VO fisiológico induz diurese, o VO patológico causa LRA, como parte das caraterísticas do MODS. Estes dois paradoxos não são novos, mas são pouco reconhecidos.

Erro III

A pressão venosa central (PVC) e a pressão capilar pulmonar (PCP), como parâmetros de monitorização que orientam a fluidoterapia, têm um valor de 18 a 22 cm de água, tal como é atualmente praticado em muitas UCI. Embora as recomendações actuais indiquem que a PVC e a PCP não são fiáveis e já não estão a ser utilizadas, as provas da prevalência da SDRA e da MODS nas UCI testemunham o contrário e continuam a fazer parte da sua definição. O erro de confusão subjacente ao conceito erróneo de PVC positiva elevada está relacionado com um erro fisiológico profundamente enraizado.

Correção III

Os valores fornecidos de PVC e PCP são erroneamente muito altos, mas continuam sendo amplamente praticados. A persistência em atingir uma PVC tão elevada utilizando uma expansão maciça de volume está entre as razões enganadoras para induzir um VO patológico que causa SDRA. O fluido infundido sai rapidamente do sistema vascular e a PVC pode voltar a cair para menos de 10 cm de água, sendo então administrado outro bólus de VO antes que o edema grosseiro do tronco e o aumento do PC se tornem óbvios. Os valores corretos da PVC são apresentados em todos os manuais de fisiologia, oscilando em torno de 0 (na linha axilar média), com um intervalo de +7 a -7 cm de água. Se não compreendermos como funciona a Natureza, temos de imitar fielmente até encontrarmos métodos fiáveis de monitorização da fluidoterapia.

Erro IV

As forças capilares responsáveis pela irrigação e oxigenação do espaço e das células do FSI misturam-se com este causando edema, inundação e afogamento.

Correção IV

Recomenda-se vivamente que todos os médicos envolvidos na fluidoterapia, no tratamento da SDRA e da SDMO reconsiderem qual é a função fisiológica das pressões arterial e venosa e que pressão é responsável por quê? Relacionar o acúmulo patológico de FSI ou o edema subcutâneo com as forças nas quais se baseia a hipótese que dita a transferência capilar-FSI na causa da hidropisia, proposta por Starling no Lancet em 1886, revela o erro. A razão é que as forças em que esta hipótese se baseia, que regem a regulação do volume e da pressão dos compartimentos vascular e ISF e, consequentemente, a viabilidade celular, são incorrectas. Sendo falsa, esta hipótese está subjacente aos conceitos erróneos mais mencionados sobre a fluidoterapia. A hipótese de Starling foi erradamente transformada mais tarde em lei fisiológica. Pode perceber-se que este é o principal erro responsável pelo atual dilema sobre a SDRA e a SDMO, ocultando a sua verdadeira pato-etiologia da VO.

Erro V

O principal equívoco, e infelizmente o mais prevalecente, é assumir erradamente que o sistema vascular é um sistema de pressão totalmente positivo, no qual não só a relação volume-pressão arterial mencionada é erradamente concebida como uma linha reta infinita, mas também se acredita erradamente que manter uma pressão venosa elevada e o tecido ISF sobre-hidratado melhora a nutrição celular e o fornecimento de oxigénio. Isto está subjacente à expansão liberal do volume, bombeando demasiado líquido, o que cria edema, inundação e afogamento do tecido ISF, bem como dos órgãos e células vitais! Este é precisamente o erro subjacente à VO patológica que induz a SDRA e a SDMO.

No sistema circulatório, a pressão arterial parece ser assim por uma razão particularmente boa: é a força motriz para a ejeção de fluido através do orifício capilar, criando a pressão de energia negativa lateral que impulsiona a circulação dinâmica autónoma de fluido, semelhante a um campo magnético, entre o lúmen capilar e os tecidos circundantes - mantendo a pressão tecidular ISF negativa, parecendo quase seca, enquanto é eficientemente irrigada e oxigenada!

Correção V

Assumir que o CVS é um sistema de pressão totalmente positivo é simplesmente errado. De facto, existe uma grande quantidade de pressão fisiológica negativa sob a pele. É sabido que os espaços pleurais têm pressão negativa e que a pressão nos alvéolos é alternada. A PVC de indivíduos normais pode oscilar em torno de zero, entre +7 positivos e -7 mmhg negativos [14-16]. A pressão intracraniana também é negativa. Assim, o espaço ISF dos tecidos subcutâneos, a maioria dos órgãos e partes do corpo têm pressão negativa de -7 cm de água, o que foi demonstrado [20] e reafirmado [21], mas não foi considerado nem explicado satisfatoriamente.

Identificar a lei de Starling como a culpada por ditar as regras defeituosas que causam os erros e as concepções erradas no FT

A lei de Starling incorrecta é a culpada pelos erros e equívocos acima mencionados que induzem os médicos a administrar demasiados fluidos durante a reanimação de doentes em estado de choque, doentes agudos e cirurgias de grande porte prolongadas [5]. Foi investigada tanto na vertente física como na fisiológica. Tal como Starling baseou a sua hipótese na hidrodinâmica do tubo de Poiseuille, que é um grande tubo de latão de diâmetro uniforme, eu construí o tubo G de orifício poroso baseado na ultra-estrutura capilar, com um orifício estreito, que é o esfíncter pré-capilar, e poros largos na fenda intercelular que permitem a passagem das proteínas plasmáticas, anulando assim a pressão oncótica in vivo. A hidrodinâmica do tubo G revelou-se totalmente diferente da do tubo de Poiseuille. O tubo G tem uma pressão lateral que exerce uma pressão negativa na parede perto da entrada e uma pressão positiva perto da saída. Isto cria uma circulação única e rápida, semelhante a um fluido magnético, entre o fluido no lúmen e o fluido à sua volta (Figura 3). Assim, a lei de Starling revela-se errada em ambas as suas forças. O fenómeno do tubo G substitui a lei de Starling para a transferência capilar-intersticial (ISF).

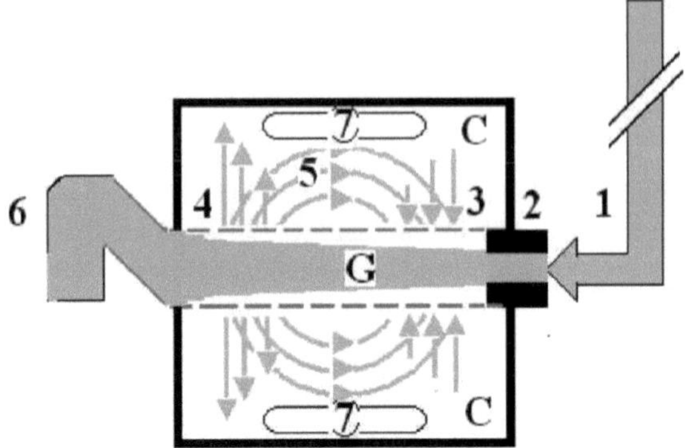

A Figura 3 mostra uma representação esquemática
da hidrodinâmica do tubo G com base nos tubos G e na
câmara C. Esta representação esquemática de 37 anos da hidrodinâmica do tubo G na câmara
C baseia-se em várias fotografias. O tubo G é o tubo de plástico com entrada estreita e poros na sua

A câmara C à sua volta é um outro tubo de plástico maior para formar o aparelho G-C. A
câmara C representa o espaço ISF. O diagrama representa uma unidade capilar-ISF que deveria
substituir
a lei de Starling em todos os futuros manuais de fisiologia, medicina e cirurgia, e acrescentada aos
capítulos sobre
hidrodinâmica nos manuais de física. Os números devem ter a seguinte redação:

1. A pressão de entrada empurra o fluido através do orifício
2. Criação de um jato de fluido no lúmen do tubo G**.
3. O jato de fluido cria um gradiente de pressão lateral negativo, provocando uma sucção máxima na parte proximal do tubo G, perto da entrada, que aspira o fluido para o lúmen.
4. O gradiente de pressão lateral torna-se positivo, empurrando o fluido para fora do lúmen ao longo da parte distal, no máximo perto da saída.
5. Assim, o fluido à volta do tubo G no interior de C move-se numa circulação semelhante a um campo magnético (5), tomando uma direção oposta ao fluxo do lúmen do tubo G.
6. A pressão de entrada 1 e o orifício 2 induzem a pressão lateral negativa, criando o fenómeno de circulação dinâmica G-C, que é rápido, autónomo e eficiente na deslocação do fluido e das partículas para fora do lúmen do tubo G em 4, irrigando C em 5 e, em seguida, sugando-o novamente em 3,
7. Manutenção da pressão energética negativa líquida no interior da câmara C.

**Note-se a forma do jato de fluido no interior do tubo G (em forma de cone), com um diâmetro de entrada no lado direito e o diâmetro de saída no lado esquerdo (diâmetro do tubo G). Perdi a fotografia em que o jato de fluido foi desenhado, utilizando folhas de chá de tamanhos finos e grosseiros que correm no centro do tubo G, deixando a zona exterior perto da parede do tubo G livre. Isto pode explicar a descoberta, num capilar real, da zona subendotelial sem proteínas (e sem eritrócitos) no paradigma do Glycocalyx. Foi também observado que as folhas finas de chá saem dos poros distais em pequena quantidade, mantendo uma concentração mais elevada no sistema circulatório do que na câmara C - semelhante às proteínas plasmáticas.

A nova base científica para futuras recomendações de diretrizes sobre FT

A hidrodinâmica do tubo G como substituto correto da lei errada de Starling constitui a base científica para futuras orientações sobre a prática da FT. Duas outras ideias erradas sobre a fisiologia capilar foram corrigidas pela recém-descoberta lei da ramificação em árvore (em análise) [13,14]. Os dois outros equívocos sobre a fisiologia capilar contribuem para a compreensão do modelo correto para a transferência capilar-ISF que assegura adequadamente a viabilidade das células em repouso e durante o exercício extenuante.

Terapia de complicações FT de VOS e ARDS

Prevenção

Sendo complicações iatrogénicas da fluidoterapia, tanto a VOS como a SDRA são evitáveis.

Para prevenir a VOS e a SDRA, deve ser acordado um limite para a quantidade máxima de fluidos utilizados durante a reanimação por choque ou uma cirurgia de grande porte (são necessárias novas diretrizes).

Os prestadores de cuidados cirúrgicos devem fazer uso criterioso da administração de fluidos cristalóides na enfermaria de trauma, na UTI e no andar.

Substituir a perda em choques hipovolémicos hemorrágicos, mas não exagerar.

Se, apesar da reposição de volume, a hipotensão se desenvolver mais tarde durante o internamento na UCI, devem ser utilizados fármacos inotrópicos, hidrocortisona 200 mg e terapia com sódio hipertónico (HST) - ver mais adiante. Esta última restaura o tónus do esfíncter pré-capilar (resistência periférica) para que o capilar volte a funcionar como um tubo G normal, mas NÃO são necessárias infusões excessivas de cristalóides ou colóides isotónicos.

Para aprender a nova ciência correta, é preciso desaprender os velhos hábitos incorrectos.

As seguintes práticas devem ser abandonadas:

A. Fluidoterapia em bolus em doentes cirúrgicos

B. Abandonar o atual regime agressivo e liberal de Terapia Precoce Dirigida por Objectivos (EGDT) no tratamento de doentes em choque e sépticos [26]. Vários ensaios multicêntricos de grande dimensão provaram que se trata de uma prática incorrecta.

C. Por favor, não insista em elevar a PVC para níveis superiores a 12 e até 18-22 cm de solução salina no tratamento do choque. Esta é uma das principais causas de indução de VOS e SDRA durante a reanimação em caso de choque, particularmente no choque sético.

Terapêutica

A terapia com sódio hipertónico (HST) de 5%NaCl e/ou 8,4%NaCo3 provou ser uma terapia que salva vidas na síndrome TURP e na HN de diluição aguda, bem como na VOS 2 secundária que complica a fluidoterapia da VOS 1 causando SDRA. Actua induzindo uma diurese maciça, sendo um potente supressor da hormona antidiurética. Pode também atuar no pré-esfíncter capilar, restaurando o seu tónus.

A minha experiência na sua utilização no tratamento de SDRA estabelecida com sépsis e VOS 2 primária que causa SDRA não foi testada. No entanto, as provas relativas à HST sugerem que será bem sucedida se for administrada precocemente, prontamente e de forma adequada a doentes com SDRA, abstendo-se de quaisquer infusões adicionais de fluidos cristalóides ou coloides isotónicos utilizando soro fisiológico, HES e/ou terapia plasmática - basta administrar as necessidades diárias normais de fluidos e nada mais.

Depois de administrar HST durante mais de uma hora, utilizando o cateter CVP já inserido, o doente recupera da IRA e produz, através de um cateter urinário, uma quantidade maciça de urina de 4-5 L, enquanto se observa. Esta produção de urina não deve ser substituída. Basta observar o doente a recuperar da IRA, do coma e da SDRA e a pedir uma bebida. Isto é feito para além do suporte cardiovascular, respiratório e renal na UCI. Nos doentes com LRA em diálise, o nefrologista responsável pelo tratamento deve ter como objetivo e regular a máquina para induzir um balanço negativo de fluidos.

A HST de 5%NaCl e/ou 8,4%NaCo3 é administrada em doses de 200 ml ao longo de 10 minutos e repetida. Não foi necessário utilizar mais de 1000 ml durante o tratamento bem sucedido de 16 doentes com SDRA. Qualquer outra concentração hipertónica de sódio não é recomendada. Pode ser administrada uma dose de diurético intravenoso, mas não funciona com o dobro ou o triplo da dose normal. Uma dose de 200 mg de hidrocortisona é mais útil. A terapêutica antibiótica profiláctica é administrada em doses apropriadas e adequadas para prevenir a sépsis e o choque sético. Não são administradas mais infusões de fluidos cristalóides, colóides ou sangue. A perda urinária não deve ser reposta, pois isso anula o objetivo do tratamento.

É urgentemente necessário um ensaio futuro recomendado

Eu recomendaria um pequeno estudo piloto de coorte prospetivo e controlado em 100 doentes para começar a experimentar a HST em casos de SDRA já estabelecidos, o que seria algo que se esperaria ler num relatório, esperemos que em breve. Não é necessário um ensaio multicêntrico ou despesas elevadas para o efeito. Também não é necessário muito tempo. Se não o conseguir fazer numa centena de doentes, provavelmente não o conseguirá (como o Sr. . JP Ward me disse antes do início do nosso estudo prospetivo [19]. Posso garantir aos investigadores que os doentes não serão prejudicados. É uma vitória garantida; pode ganhar-se, mas não se perde nada. Na pior das hipóteses, o doente pode não responder devido à cronicidade da SDRA ou depois de a sépsis complicar a SDRA e provocar danos capilares. Como autor de todos os artigos auto-referenciados aqui, publicados em revistas de acesso livre, e como detentor dos direitos autorais, dou permissão aberta a qualquer investigador interessado para usar qualquer um dos meus artigos como modelo, particularmente o artigo recomendado [19] - a permissão apropriada dos editores da BJUI e dos autores é dada. Recomendo vivamente que a terapia com sódio hipertónico seja testada no tratamento da SDRA, tanto da sépsis como da Covid-19, uma vez que pode vir a ser o meu contributo positivo e bem sucedido para a guerra contra a pandemia de Covid-19.

Conclusão

Tanto a VOS como a SDRA são complicações iatrogénicas que continuam a ser negligenciadas e subestimadas. A razão para isso é que a nova VOS complica o choque que está a ser tratado com fluidoterapia e é difícil de detetar e reconhecer. A utilização maciça de FT não é culpa do médico assistente. Por isso, todos os médicos consideram ofensivo rotular a sobrecarga de fluidos. Os médicos estão a ser induzidos em erro pelas regras erradas sobre a FT, o que provoca muitos erros e equívocos que levam a uma retenção maciça de fluidos durante a reanimação em caso de choque. Esta VO induz a VOS e causa SDRA.

Referências

1. Ghanem AN (2020). Choque cinético de volume (VK) ou choques de sobrecarga volumétrica (VOS) em pacientes cirúrgicos. J Biomed Sci Res 2(3): 128
2. Ghanem AN. Choques de sobrecarga volumétrica causam a síndrome do desconforto respiratório agudo: A evidência plenária sobre a pato-etiologia e a terapia. Op Acc J Bio Sci & Res 2020; 1(4): 1-9.
3. Ghanem AN. Volumetric Overload Shocks Cause the Acute Respiratory Distress Syndrome: Building the Bridge Between Physics, Physiology, Biochemistry, and Medicine. Biomed J Sci & Tech Res 29(1)-2020. BJSTR. MS.ID.004758.
4. Ghanem, A.N. e Ghanem, S.A. Choques de sobrecarga volumétrica: Porque é que a lei de Starling para a transferência de fluido intersticial capilar está errada? A hidrodinâmica de um tubo de orifício poroso como alternativa. Surgical Science, 2016; 7: 245-249. http://dx.doi.org/10.4236/ss.2016.76035
5. Ghanem AN. A Síndrome da Angústia Respiratória do Adulto: Volumetric Overload Shocks in Patho-Etiology, Correcting Errors and Misconceptions on Fluid Therapy, Vascular and Capillary Physiology. Surg Med Open Acc J. 2(2). SMOAJ.000534.2018. DOI: 10.31031/SMOAJ.2018.02.000534
6. Ghanem AN. O que é que os médicos estão a induzir em erro ao utilizarem demasiados fluidos durante a reanimação do choque e da cirurgia que induzem a SDRA e/ou a IRA?" Revista Asploro de Relatórios de Casos Clínicos e Biomédicos 2020 **2020 Abr 8;3(1):90-98**
7. Hahn RG. Efeitos adversos dos fluidos cristalóides e colóides. Anaesthesiology. Intensive Ther. 2017;49(4):303-308. doi:10.5603/AIT.a2017.0045
8. Hahn RG. ARTIGO DE REVISÃO Entendendo a cinética do volume. Ata Anaesthesiol Scand. 2020;00: 1-9 DOI: 10.1111/aas.13533
9. Jones DG, Nantais J, Rezende-Neto JB, Yazdani S, Vegas P, Rizoli S. Ressuscitação cristaloide em pacientes com trauma: efeito deletério de 5L ou mais nas primeiras 24h. BMC Surg. 2018 Nov 6;18(1):93. doi: 10.1186/s12893-018-0427-y.
10. Coons BE, Tam S, Rubsam J, Stylianos S, Duron V. A ressuscitação cristaloide de alto volume afeta negativamente os pacientes com trauma pediátrico. J Pediatr Surg. 2018;53(11):2202-2208. doi: 10.1016/j.jpedsurg.2018.07.009
11. Schrier RW. Fluid administration in critically ill patients with acute kidney injury. Clin J Am Soc Nephrol. 2010 Apr;5(4):733-9. doi: 10.2215/CJN.00060110. Epub 2010 Feb 18. PMID: 20167687.
12. Rowan KM, Angus DC, et al. **PRISM** Investigators, Early, Goal-Direted Therapy for Septic Shock - A Patient-Level Meta-Analysis. N Engl J Med. 2017;376(23):2223-2234. doi:10.1056/NEJMoa1701380
13. Huang DT, Angus DC, et al. **ProCESS/ARISE/ProMISe** Methodology Writing Committee, harmonizing international trials of early goal-direted resuscitation for severe sepsis and septic shock: methodology of **ProCESS, ARISE, and ProMISe**. Intensive Care Med. 2013;39(10):1760-1775. doi:10.1007/s00134-013-3024-7

14. Anatomia e fisiologia da ultra-estrutura capilar: o que se sabe, o que se desconhece ou falta, o que está errado e o que é novo? (em estudo).

15. A lei da ramificação das árvores: Correção de equívocos sobre áreas de secção transversal capilar e velocidade do sangue. (em estudo).

16. Ghanem AN. Circulação de fluido semelhante a um campo magnético num tubo de orifício poroso e relevância para a circulação de fluido capilar-intersticial: Preliminary report. Medical Hypotheses 2001; 56 (3): 325-334.

17. Ghanem KA. e Ghanem AN. 2017. A prova e as razões de que a lei de Starling para a transferência de fluido capilar-intersticial está errada, avançando a hidrodinâmica de um tubo de orifício poroso (G) como o mecanismo real. Blood, Heart and *Circ,* Volume 1(1): 17 doi:10.15761/BHC.1000102 Disponível online

18. Ghanem KA, Ghanem AN. The Physiological Proof that Starling's Law for the Capillary-Interstitial Fluid Transfer is wrong: Advancing the Porous Orifice (G) Tube Phenomenon as Replacement. Open Acc Res Anatomy. 1(2). OARA.000508. 2017

19. Ghanem AN, Ward JP. Osmotic and metabolic sequelae of volumetric overload in relation to the TURP syndrome. Br J Uro 1990; 66: 71-78

CAPÍTULO 15

ACTUALIZAÇÃO DA NOVA CIÊNCIA DO GHANEM

DESCOBERTAS NO DOMÍNIO DA FÍSICA, DA FISIOLOGIA E DA MEDICINA.

Abreviaturas

HN	Hyponatraemia
ARDS	Acute respiratory distress syndrome
TURP	The transurethral resection of the prostate
LPHS	Loin pain haematuria syndrome
IVU 7	Intravenous urography 7sign
G tube	Porous orifice tube
TBL	Tree branching law

Pontos-chave

Questão: Quais são as descobertas feitas pelo autor?

Conclusões: Dois físicos, dois fisiológicos e dois novos choques vasculares e tratamento são reconhecidos. A lei de Starling revelou-se errada e o substituto correto é a hidrodinâmica do tubo de orifício poroso (G). Estes resolveram os enigmas da síndrome TURP, da hiponatrémia e da SDRA. Foi revelada a relação entre a síndrome de hematúria por dor lombar (LPHS) e a nefroptose.

Significado: Dois novos choques vasculares são descobertos. A lei de Starling está errada e a substituição correta é a hidrodinâmica do tubo G. Estes resolvem os puzzles das síndromes, descobrindo a patologia e os tratamentos bem sucedidos. Foi relatada uma nova cirurgia curativa para a LPHS.

Resumo

Introdução e objetivo: *Relatar as novas descobertas científicas em física, fisiologia e medicina por um autor.*

Material e métodos: *Os resultados da minha investigação são resumidos. Baseia-se em 2 estudos clínicos, um prospetivo e o segundo uma série de casos de hiponatrémia (HN) da síndrome da ressecção transuretral da próstata (TURP). Um estudo físico sobre o tubo de orifício poroso (G) prova que a lei de Starling está errada. Relatei um estudo prospetivo sobre a nefroptose, revelando a sua ligação com a síndrome da hematúria lombar (LPHS) e a cirurgia curativa para a mesma.*

Resultados: *Duas descobertas físicas e duas fisiológicas são relatadas. A HN aguda apresenta-se como choque durante a cirurgia. É induzida pelo ganho maciço de fluido sem sódio, reconhecido como choque de sobrecarga volumétrica (VOS). Ocorrem caraterísticas da síndrome de disfunção de múltiplos órgãos, incluindo SDRA,* *insuficiência renal aguda (IRA) e coma. O estudo prospetivo demonstrou que a sobrecarga volumétrica é a mais significativa na patologia. A série de casos demonstrou que confundir VOS com um choque conhecido e tratá-lo com mais expansão de volume causa a morte. O diagnóstico correto de VOS e o tratamento com sódio hipertónico salvam a vida. O estudo físico sobre o tubo G demonstrou que a pressão proximal, semelhante à arterial, induz a sucção e não a filtração, produzindo o fenómeno hidrodinâmico que substitui a lei de Starling. A ligação da LPHS com a nefroptose é demonstrada pelo sinal IVU 7. A cirurgia curativa para a LPHS é a desnervação simpática renal e a nefropexia.*

Conclusão: *A HN de diluição apresenta-se como um choque que é confundido com choques conhecidos e tratado com expansão de volume, causando morte ou SDRA. As manifestações incluem choque, SDRA, IRA e coma. O tratamento correto é o sódio hipertónico. A lei de Starling provou estar errada. A substituição correta é a hidrodinâmica do tubo G. O enigma do LPHS também foi resolvido.*

Palavras chave

Choque; Hiponatrémia; Fluidoterapia; Fisiologia capilar; Lei de Starling; Síndrome TURP; SDRA; LPHS; Cancro da bexiga

Este artigo resume a lista completa de descobertas científicas recentes no domínio da física, da fisiologia e da medicina efectuadas por um único investigador médico científico e investigador independente, totalmente autofinanciado e apoiado por uma lista completa de artigos publicados em revistas conceituadas de acesso livre.

As descobertas são:

Descobertas da Física

1. A hidrodinâmica do tubo de orifício poroso (G) [1-4]
2. A lei da ramificação das árvores (TBL) [5-8].

Descobertas fisiológicas

1. Provar que a lei de Starling para o fluido capilar-intersticial (ISF) está errada e fornecer a substituição correta do campo magnético como hidrodinâmica do fluido do tubo G [1-4].
2. O TBL corrige duas ideias erradas sobre a fisiologia capilar [4-8], nomeadamente:
    a. A área da secção transversal de todos os capilares é maior do que a da aorta
    b. A velocidade dos glóbulos vermelhos (RBCs) num capilar é considerada "muito lenta" para permitir a perfusão lenta da transferência capilar-ISF com base nas forças de Starling.

Descobertas bioquímicas

1. Resolver o enigma da hiponatrémia dilucional aguda, identificando a sua patologia e encontrando uma terapêutica curativa e salvadora para a

mesma: A Terapia Hipertónica de Sódio (HST) de 5%NaCl e/ou 8,4%NaCo3 [9-13].
2. Revelar os efeitos da cinética do volume sobre a pressão do sistema cardiovascular [14,15].

Descobertas médicas

1. Descoberta de dois novos tipos de choques cardiovasculares: os choques cinéticos de volume ou choques de sobrecarga volumétrica (VOS) do tipo 1 induzidos por fluidos sem sódio e do tipo 2 induzidos por retenção de fluidos à base de sódio [14,15].
2. Resolver o enigma da síndrome do desconforto respiratório agudo (SDRA), identificando a sua patologia exacta, causada pela VOS, e uma terapia bem sucedida da HST [16,17].
3. Resolver o enigma da síndrome da ressecção transuretral da próstata, descobrindo a sua ligação com a SDRA e encontrando uma terapia eficaz para salvar vidas, tal como a da hiponatrémia aguda [9-13].
4. Ao descobrir o acima exposto, foi construída a ponte que liga a física, a fisiologia, a bioquímica e a medicina [16].
5. Num assunto totalmente diferente, a patologia da síndrome da dor lombar e hematúria (LPHS) foi descoberta, revelando a sua ligação com a SN, e foi concebida uma terapia cirúrgica 100% curativa [18,19].
6. Foi relatado um novo procedimento cirúrgico para a terapia do cancro da bexiga com substituição ortotópica da bexiga [20].

Apesar dos múltiplos e poderosos relatórios na literatura sobre as minhas múltiplas e importantes descobertas científicas, todo o mundo médico não está a reagir. Parece estar em coma profundo. Mesmo as principais revistas médicas, cirúrgicas e científicas, incluindo a Nature, Nature Medicine, Science, Lancet, British Medical Journal, New England Journal of Medicine. Journal of The American Medical Association, The Surgeon-The Journal of the Royal College of Surgeons of Edinburgh, Physiology and Urology têm cometido repetidamente erros graves ao rejeitarem os muitos artigos que lhes enviei. Eles podem ignorar a minha pessoa, mas não podem errar nenhuma das minhas novas descobertas. Aqui está um resumo das minhas novas descobertas para vos mostrar como estão todos errados.

As minhas descobertas científicas são muitas e as mais importantes foram efectuadas ao longo dos últimos 32 anos da minha vida profissional, dedicados à investigação e à elaboração destes artigos. Os artigos reconhecem 2 novos tipos de choques e o seu tratamento, provam que a lei de Starling para a transferência de fluido intersticial capilar está errada e fornecem um mecanismo alternativo: A hidrodinâmica de um tubo de orifício poroso (G). Estas descobertas resolvem os enigmas de 3 síndromes, descobrindo a sua pato-etiologia e novos tratamentos bem sucedidos: nomeadamente a síndrome da ressecção transuretral da próstata (RTUP) e a hiponatrémia de diluição aguda (HN), a síndrome de dificuldade respiratória aguda (SDRA) e a síndrome da hematúria lombar (LPHS). Não só foram descobertas as patologias exactas destas síndromes, como também foram encontrados tratamentos bem sucedidos para as mesmas. Os dois novos tipos de choques vasculares são choques cinéticos de volume ou VOS aqui definidos.

As infusões maciças de fluidos num curto espaço de tempo induzem (VO) de dois tipos: Tipo um (VOS1) e Tipo dois (VOS2). O VOS1 é induzido por fluidos sem sódio de 3,5-5 L numa hora, conhecido como síndrome TURP[5] ou choque hiponatrémico. O VOS2 pode complicar o VOS1 ou é induzido por uma infusão maciça de fluidos à base de sódio. O VOS2 também complica a fluidoterapia em doentes críticos e apresenta-se com SDRA.[6] O ganho volumétrico de 12-14 L de fluidos à base de sódio é relatado na SDRA.

Foram efectuados dois estudos clínicos para compreender a síndrome da TURP e reconhecer o VOS. Um estudo prospetivo em 100 doentes consecutivos com TURP, dos quais dez sofreram síndrome TURP[5] . A sobrecarga volumétrica foi o único fator significativo na causa da condição (Tabela 1 e Figura 1). O segundo estudo foi uma série de casos de 23 casos de síndroma da TURP que se manifestou como VOS1. A quantidade e o tipo de sobrecarga volumétrica são apresentados na *(Figura 2)*. Três doentes morreram e os restantes 20 doentes foram corretamente diagnosticados como VOS1 e tratados com terapia de sódio hipertónico (HST). Cada doente eliminou 4-5 L de urina, seguindo-se a recuperação do choque e do coma. Este tratamento foi bem sucedido na cura de todos os doentes, trazendo-os de volta da morte.

A Tabela 1 mostra a análise de regressão múltipla do ganho total de fluidos no per-operatório, da queda na osmolalidade sérica medida (OsmM), do sódio, da albumina, da Hb e do aumento da glicina sérica que ocorrem imediatamente após o procedimento cirúrgico em relação aos sinais da síndrome da TURP. O ganho volumétrico e a hipoosmolalidade são os únicos factores significativos.

Parameter	Value	Std. Err	Std. Value	T Value	P
Intercept			0.773		
Fluid Gain (l)	0.847	0.228	1.044	3.721	0.0001
Osmolality	0.033	00.014	-0.375	2.42	0.0212
Na+ (C_B)	0.095	0.049	0.616	1.95	0.0597
Alb (C_B)	0.062	0.087	0.239	0.713	0.4809
Hb (C_B)	-0.282	0.246	-0.368	1.149	0.2587
Glycine (C_B)	-4.973E-5	5.975E-5	-0.242	0.832	0.4112

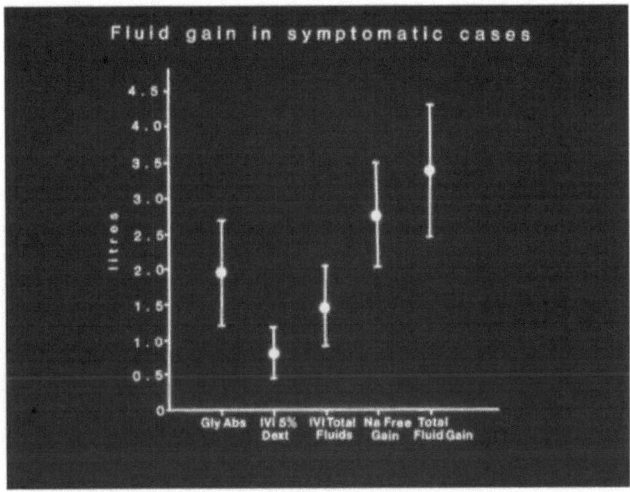

A Figura 1 mostra as médias e desvios padrão da sobrecarga volumétrica em 10 pacientes sintomáticos que apresentaram choque e hiponatremia entre 100 pacientes consecutivos durante um
estudo prospetivo sobre ressecção transuretral da próstata. Os fluidos eram de glicina absorvida (Gly abs), dextrose a 5% infundida por via intravenosa (IVI Dext), fluidos IVI totais, fluido livre de sódio total
ganho (Na Free Gain) e ganho de fluido total em L.

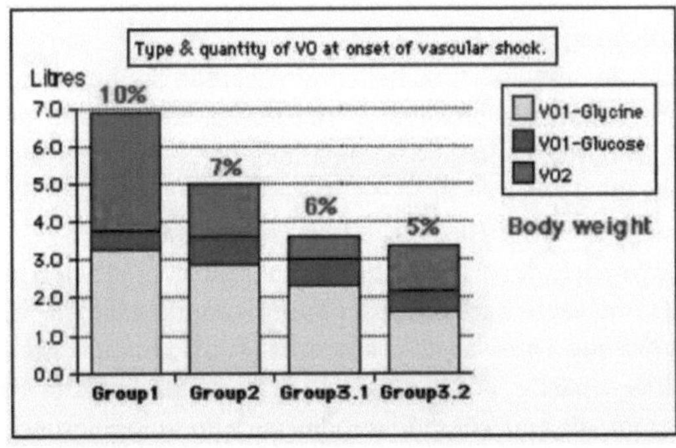

A Figura 2 mostra a quantidade de sobrecarga volumétrica (VO) (em L e em percentagem do peso corporal) e os tipos de fluidos. O grupo 1 foi constituído pelos 3 doentes que morreram na série de casos, uma vez que foram incorretamente diagnosticados como um dos choques previamente conhecidos e tratados com mais expansão de volume. O Grupo 2 foi constituído por 10 doentes da série que foram corretamente diagnosticados como choque de sobrecarga volumétrica e tratados com terapêutica com sódio hipertónico (HST). O Grupo 3 era constituído por 10 doentes que foram observados no estudo prospetivo e subdivididos em 2 grupos: Grupo 3.1 de 5 doentes tratados com HST e Grupo 3.2 de 5 doentes que foram tratados com expansão de volume vigiada utilizando solução salina isotónica.

Foi efectuado um estudo da hidrodinâmica do tubo de orifício poroso (G), comparando-a com a do tubo de Poiseuille. Foram efectuadas medições de pressões em várias partes de um sistema circulatório que incorpora o tubo G numa câmara para imitar o compartimento de fluido capilar-intersticial. Avaliou-se o efeito da alteração das pressões proximal (arterial) e distal (venosa) e do diâmetro da entrada na pressão lateral do tubo G e na pressão da câmara, bem como o efeito do campo magnético dinâmico como circulação de fluido à volta do tubo G. O campo magnético dinâmico, como a circulação de fluido à volta do tubo G e à sua volta na câmara C (Figura 3), substitui adequadamente a lei de Starling. O equivalente fisiológico deste estudo físico foi efectuado nos membros posteriores de ovelhas. Demonstrou-se que tanto o soro fisiológico como o plasma induzem edema quando percorridos pela veia e não pela artéria, e que a pressão arterial provoca sucção e não filtração devido ao efeito do esfíncter pré-capilar.

A hipótese de Starling baseou-se no trabalho de Poiseuille em tubos de latão estreitos e uniformes. Oito décadas mais tarde, as provas demonstraram que o capilar é um tubo poroso de orifício estreito (G), uma vez que possui um esfíncter pré-capilar[8] e poros que permitem a passagem de proteínas plasmáticas.[9] Uma vez que os poros capilares permitem a passagem de moléculas plasmáticas, anulando a pressão osmótica das proteínas plasmáticas, foi feito anteriormente um apelo à reconsideração da hipótese de Starling[10] , mas não havia então qualquer alternativa. A substituição veio à luz quando a hidrodinâmica do tubo G foi descoberta e relatada em 2001.

A hidrodinâmica do tubo G [1-4] (Figura 3) demonstrou que a pressão proximal (arterial) induz um gradiente de pressão lateral negativa na parede do tubo G, causando sucção mais proeminente na metade proximal e transformando-se em pressão positiva na metade distal. A incorporação do tubo G numa câmara (C), que representa o espaço ISF que rodeia um capilar, demonstrou uma rápida circulação dinâmica de fluido semelhante a um campo magnético entre C e o lúmen do tubo G. A incorporação do tubo G e de C num modelo circulatório acionado por uma bomba eléctrica induziu uma pressão proximal semelhante à pressão arterial: provocando a sucção de C para o lúmen do tubo G. Isto prova que a pressão arterial provoca sucção e não filtração na circulação do fluido intersticial capilar e, por conseguinte, a lei de Starling está errada tanto em termos de forças como de equações. A hidrodinâmica do tubo G fornece um substituto correto e adequado para a lei de Starling. Isto ilustra como foram descobertos 2 novos tipos de choques vasculares e uma substituição da lei de Starling que resolveram os enigmas de 3 síndromas clínicos de TURP, hiponatrémia e SDRA.

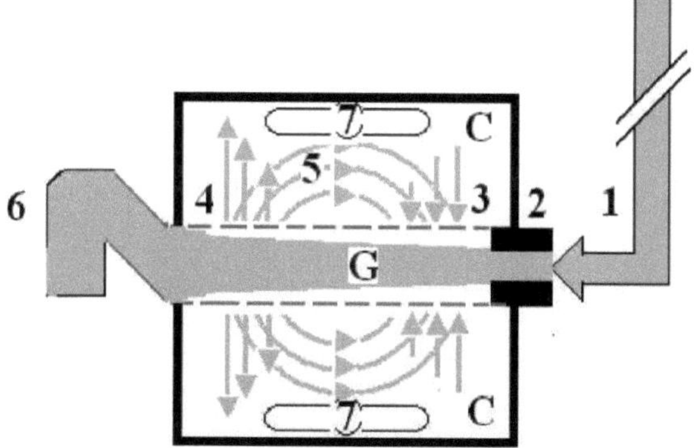

A figura 3 mostra uma representação esquemática da hidrodinâmica do tubo G com base nos tubos G e na câmara C. Esta representação esquemática de 37 anos da hidrodinâmica do tubo G na câmara C baseia-se em várias fotografias. O tubo G é o tubo de plástico com entrada estreita e poros na sua parede, construído à escala da ultra-estrutura capilar do esfíncter pré-capilar e poros largos da fenda intercelular, e a câmara C à sua volta é outro tubo de plástico maior para formar o aparelho G-C. A câmara C representa o espaço ISF. O diagrama representa uma unidade capilar-ISF que deveria substituir a lei de Starling em todos os futuros manuais de fisiologia, medicina e cirurgia, e ser acrescentada aos capítulos sobre hidrodinâmica nos manuais de física.

Os números devem ter a seguinte redação:

1. A pressão de entrada empurra o fluido através do orifício
2. Criação de um jato de fluido no lúmen do tubo G**.
3. O jato de fluido cria um gradiente de pressão lateral negativo, provocando uma sucção máxima sobre o

parte proximal do tubo G, perto da entrada, que aspira o fluido para o lúmen.

4. O gradiente de pressão lateral torna-se positivo, empurrando o fluido para fora do lúmen ao longo da parte distal

parte máxima perto da saída.

5. Assim, o fluido à volta do tubo G no interior de C move-se numa circulação semelhante a um campo magnético (5)

em direção oposta ao fluxo do lúmen do tubo G.

6. A pressão de entrada 1 e o orifício 2 induzem a pressão lateral negativa, criando o fenómeno de circulação dinâmica G-C, que é rápido, autónomo e eficiente na deslocação do fluido e das partículas para fora do lúmen do tubo G em 4, irrigando C em 5 e, em seguida, sugando-o novamente em 3,
7. Manutenção de uma pressão energética negativa líquida no interior da câmara C.

**Note-se a forma do jato de fluido no interior do tubo G (em forma de cone), com um diâmetro de entrada no lado direito e o diâmetro de saída no lado esquerdo (diâmetro do tubo G). Perdi a fotografia em que o jato de fluido foi desenhado, utilizando folhas de chá de tamanhos finos e grosseiros que correm no centro do tubo G, deixando a zona exterior perto da parede do tubo G livre. Isto pode explicar a descoberta, num capilar real, da zona subendotelial sem proteínas (e sem eritrócitos) no paradigma do Glycocalyx (Woodcock e Woodcock 2012)
[3]. Foi também observado que as folhas finas de chá saem dos poros distais em pequena quantidade, mantendo uma
concentração mais elevada
no sistema circulatório do que na câmara C - semelhante às proteínas plasmáticas.

O TBL é uma lei fundamental da natureza que rege as ramificações de todas as árvores verdes e vermelhas da Aorta-arterial. Corrige dois importantes equívocos sobre a fisiologia capilar. Esta evidência resume-se a demonstrar que a transferência capilar-ISF ocorre de acordo com uma circulação rápida e precisa do fluido semelhante a um campo magnético e não com a perfusão lenta. Isto permite satisfazer adequadamente as necessidades das células em repouso e as necessidades acrescidas durante a atividade física extenuante.

Noutro assunto, este artigo[12] relata a ligação negligenciada da Síndrome de Hematúria com Dor no Lombo com Nefroptose Sintomática e os Resultados de uma nova cirurgia curativa; Denervação Simpática Renal e Cirurgia de Nefropexia. Dois novos sinais, nomeadamente: o sinal IVU 7 (Figura 4) e a hipótese de estiramento do tubo foram relatados, demonstrando que o estiramento do pedículo renal causa estenose dos vasos, isquémia e neuropatia. O tratamento cirúrgico foi utilizado em 28 doentes; 10 foram submetidos a nefropexia simples e 18 foram submetidos a cirurgia de denervação simpática renal e nefropexia (DSR&N) para LPHS grave. Quatro dos doentes tratados com nefropexia simples tiveram recidiva da LPHS, enquanto os que foram submetidos a DSR&N ficaram todos curados.

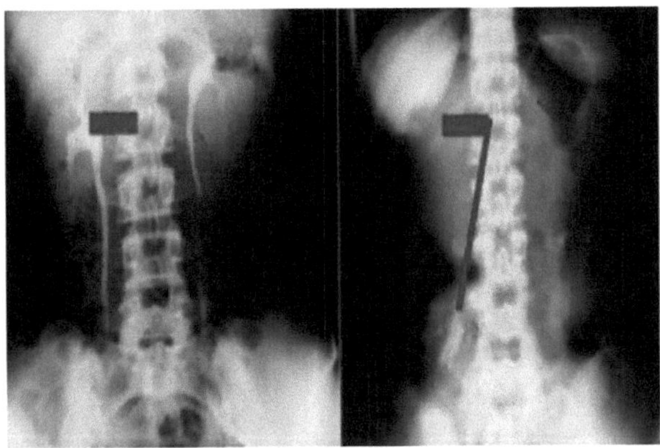

A Figura 4 mostra o pedículo renal mapeado num filme de IVU supino (Horizontal) e num filme ereto (Vertical) de 7 membros, onde o pedículo renal está esticado até 3 vezes o seu comprimento normal, causando estenose e isquemia.

Noutro assunto, relatei um ponto da técnica cirúrgica[13] para o cancro da bexiga operável (Figura 5) em que a cistoprostadenectomia "poupadora de cápsula" para substituição ortotópica da bexiga resolve os problemas de anastomose uretral difícil, impotência e incontinência.

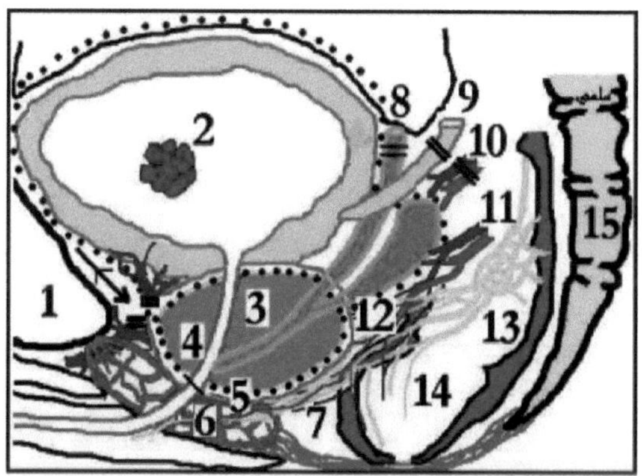

A figura 5 mostra a representação esquemática do plano de dissecção da técnica (linha pontilhada). Começando no espaço retro-púbico (1), a visicopróstata-adenectomia, incluindo o tumor que contém a bexiga (2), a glândula prostática (3) e a uretra (4), é excisada em massa. A glândula é enucleada e a uretra é dividida dentro da cápsula poupada (5), protegendo o esfíncter externo (6) e o feixe neurovascular (7). No início da divisão extra-peritoneal, procede-se à ligadura dos vasos (8), do ureter (9), dos vasos vesicais superiores (10) e das veias prostáticas anteriores. Os ramos dos vasos vesicais inferiores (11) e as vesículas seminais (12) são divididos na linha de divisão da cápsula. A excisão da cobertura da bexiga peritoneal abre a cavidade peritoneal para a construção do substituto da bexiga intestinal. O gânglio pélvico (13) e o reto (14) encontram-se na concavidade do sacro (15).

Conclusão

São relatadas duas novas descobertas físicas da hidrodinâmica do tubo G e da lei da ramificação da árvore, com duas descobertas fisiológicas relacionadas da lei da ramificação, com duas descobertas fisiológicas relacionadas que provam que a lei de Starling está errada e corrigem dois conceitos errados sobre a fisiologia capilar, e 6 novas descobertas médicas. Estas resolveram os enigmas da HN de diluição da síndrome da TURP que se apresenta como choque confundido com choques conhecidos e tratado com expansão de volume causando morte ou SDRA. As manifestações incluem choque, SDRA, IRA e coma. O tratamento correto é a terapia com sódio hipertónico. A lei de Starling provou estar errada. O substituto correto é a hidrodinâmica do tubo G. O enigma do LPHS também foi resolvido. Foi relatado um novo ponto de técnica para a substituição da bexiga.

onflito de interesses: O autor não declara nenhum.

Fundos recebidos: O autor declara que não recebeu nenhum.

Referências

1. Ghanem AN. Circulação de fluido semelhante a um campo magnético num tubo de orifício poroso e relevância para a circulação de fluido capilar-intersticial: Relatório preliminar. Medical Hypotheses 2001 Mar; 56 (3): 325-334.
2. Ghanem KA. e Ghanem AN. 2017. A prova e as razões de que a lei de Starling para a transferência de fluido capilar-intersticial está errada, avançando a hidrodinâmica de um tubo de orifício poroso (G) como o mecanismo real. Blood, Heart and *Circ,* Volume 1(1): 1-7 doi:10.15761/BHC.1000102 Disponível online

3. Ghanem, A.N. e Ghanem, S.A. Choques de sobrecarga volumétrica: Porque é que a lei de Starling para a transferência de fluido intersticial capilar está errada? A hidrodinâmica de um tubo de orifício poroso como alternativa. Surgical Science, 2016; 7: 245-249. http://dx.doi.org/10.4236/ss.2016.76035
4. Ghanem KA. e Ghanem AN. Choques de sobrecarga volumétrica na patologia da síndrome de prostatectomia de ressecção transuretral e hiponatrémia de diluição aguda: A evidência clínica baseada em 23 séries de casos. Basic Research Journal of Medicine and Clinical Sciences ISSN 2315-6864 Vol. 6(4) pp. xx-xx abril de 2017 Disponível online http//www.basicresearchjournals.org
5. Ghanem AN. The Tree Branching Law: Correção de conceitos errados sobre áreas de secção transversal capilar e velocidade do sangue. (Em análise).
6. Ghanem AN. Capillary ultrastructure anatomy and physiology: what is known, what is unknown or missing, what is wrong, and what is new? (Em análise).
7. Ghanem AN. Prova final de que a lei de Starling está errada e a substituição do tubo G está correta: Novos resultados e críticas analíticas de artigos de referência. (Em análise).
8. Ghanem AN. New Physics Discoveries of Relevance to Capillary Physiology and Clinical Significance to Newly Recognized Volumetric Overload Shocks (Novas Descobertas Físicas de Relevância para a Fisiologia Capilar e Significado Clínico para Choques de Sobrecarga Volumétrica Recentemente Reconhecidos). (Em análise).
9. Ghanem AN. e Ward JP. Osmotic and metabolic sequelae of volumetric overload in relation to the TURP syndrome. Br J Uro. 1990; 66: 71-78.
10. Ghanem AN. "Hiponatrémia pós-cirúrgica: Problemas de Gestão Resolvidos Revelando sua Relação com Choques de Sobrecarga Volumétrica". *EC Cardiology* 6.8 (2019).
11. Ghanem AN. "Hiponatrémia de diluição pós-operatória e a síndrome TURP: Revisão Analítica Crítica da Literatura sobre Pato-Etiologia e Terapia". *Medicina de Emergência e Cuidados Críticos da CE* 3.8 (2019): 507-514.
12. Ghanem AN. Short Communication. Hiponatrémia: Nadirs e Paradoxos da Sobrecarga Volumétrica Ausente. Revista de Acesso Aberto de Cirurgia. Volume 10 Edição 2 - dezembro de 2018 DOI: 10.19080/OAJS.2018.10.555781
13. Ghanem AN. Therapy of Hyponatremia: Fim da era ou relatório minoritário? Biomed J Sci & Tech Res 11(4)-2018. BJSTR. MS.ID.002130. DOI: 10.26717/ BJSTR.2018.11.002130.
14. Ghanem AN. Volume Kinetic Shocks in Clinical Practice (Choques cinéticos de volume na prática clínica). Clin Surg J 3(S3): 1-5. © 2020 The Authors. Publicado por TRIDHA Scholars
15. Ghanem. Choques de Sobrecarga Volumétrica (VOS) em Pacientes Cirúrgicos. Open Access J Surg. 2020; 11(2): 555810. DOI: 10.19080/OAJS.2020.11.555810
16. Ghanem AN. Volumetric Overload Shocks Cause the Acute Respiratory Distress Syndrome: Building the Bridge Between Physics, Physiology, Biochemistry, and Medicine. Biomed J Sci & Tech Res 29(1)-2020. BJSTR. MS.ID.004758.
17. Ghanem, Choques de Sobrecarga Volumétrica Causam a Síndrome da Angústia Respiratória Aguda: The Plenary Evidence on Patho-Etiology and Therapy. Op Acc J Bio Sci & Res 1(4)-2020. ***DOI:*** *10.46718/JBGSR.2020.01.000024*
18. Ghanem AN. Prospective Observational Study on Loin Pain Haematuria Syndrome

Complicating Symptomatic Nephroptosis and the Results of Renal Sympathetic Denervation and Nephropexy Surgery. J J Nephro Urol. 2016, 3(1): 024.
19. Ghanem SA, Ghanem KA, Pindoria N, Ghanem AN. Loin Pain and Haematuria Syndrome (LPHS) Linked to Symptomatic Nephroptosis (SN) and Revealing Pedicle Stretch Causing Neuro-Ischaemia Using the New IVU 7 Sign. Exp Tech Urol Nephrol. 1(1). ETUN.000501 2017
20. Ghanem AN. Experience with "capsule sparing" cystoprostadenectomy for orthotopic bladder replacement: Overcoming the problems of impotence, incontinence, and urethral anastomosis. BJU International 2002, 90, 617-620. DOI: 10.1046/j.1464-4096.2002.02960.x

Publicações do Ghanem:

Artigos originais:

1. Ghanem AN. The Tree Branching Law: Correção de conceitos errados sobre áreas de secção transversal capilar e velocidade do sangue. (Em análise).
2. Ghanem AN. Capillary ultrastructure anatomy and physiology: what is known, what is unknown or missing, what is wrong, and what is new? (Em análise).
3. Ghanem AN. Prova final de que a lei de Starling está errada e a substituição do tubo G está correta: Novos resultados e críticas analíticas de artigos de referência. (Em análise).
4. Ghanem AN. New Physics Discoveries of Relevance to Capillary Physiology and Clinical Significance to Newly Recognized Volumetric Overload Shocks (Novas Descobertas Físicas de Relevância para a Fisiologia Capilar e Significado Clínico para Choques de Sobrecarga Volumétrica Recentemente Reconhecidos). (Em análise).
5. Ghanem AN. Choque cinético de volume (VK) ou choques de sobrecarga volumétrica (VOS) em pacientes cirúrgicos. (Em análise).
6. Ghanem AN. Volumetric Overload Shocks Cause the Acute Respiratory Distress Syndrome: Building the Bridge Between Physics, Physiology, Biochemistry, and Medicine. Biomed J Sci & Tech Res 29(1)-2020. BJSTR. MS.ID.004758.
7. Ghanem, Choques de Sobrecarga Volumétrica Causam a Síndrome da Angústia Respiratória Aguda: The Plenary Evidence on Patho-Etiology and Therapy. Op Acc J Bio Sci & Res 1(4)-2020. ***DOI:*** *10.46718/JBGSR.2020.01.000024*
8. Ghanem AN. (2020) Choques cinéticos de volume na prática cirúrgica. J Emerg. Med Trauma Surg. Care 2: 010.
9. Ghanem AN. Vinte e uma razões para afirmar que a lei de Starling sobre a transferência de fluido capilar-intersticial está errada e a substituição correta é a hidrodinâmica do tubo de orifício poroso (G). Case Rep Open A Open J. 2020; I(1): 8-11
10. Ghanem AN. Volume Kinetic Shocks in Clinical Practice (Choques cinéticos de volume na prática clínica). Clin Surg J 3(S3): 1-5. © 2020 Os Autores. Publicado por TRIDHA Scholars
11. Ghanem AN. A Substituição Correta da Lei de Starling Errada é a Hidrodinâmica do Tubo de Orifício Poroso (G): A Física Completa e a Evidência Fisiológica com Relevância e Significado Clínico. Artigo de pesquisa. Cardiologia: Acesso Aberto 2020 Op Acc J Bio Sci & Res 1(4)
12. Ghanem AN. New Discoveries in Medicine and Physiology Originated in Urology (Novas Descobertas em Medicina e Fisiologia Originadas na Urologia). Surg Med

Open Acc J.3(3). SMOAJ.000564.2020. DOI: 10.31031/SMOAJ.2020.03.000564.
13. Essayed Yasmina Saad1, Khalid A Ghanem2, Salma A Ghanem3, Nisha Pindoria4 e Ahmed N Ghanem5* Artigo de revisão. Volumetric Overload Shocks (VOS) Resolving the Puzzle of the Transurethral Resection of the Prostate (TURP) Syndrome, Dilution Hyponatraemia (HN) and the Acute Respiratory Distress Syndrome (ARDS): The Minority Report! EC Cardiology 6.2 (2019): 109-122.
14. Ghanem AN. O aumento da pressão venosa central (CVP) no tratamento de choque com fluidos induz choques de sobrecarga volumétrica (VOS)? Adv Card Res 1(5)- 2019. ACR.MS.ID.000120. DOI: 10.32474/ACR.2019.01.000121.
15. Ghanem AN. Fluid Resuscitation in Shock: Mini Review. Por que a lei de Starling está errada? Cirurgia e Estudos de Caso: Revista de Acesso Aberto. 06 de junho de 2019; DOI: 10.32474/SCSOAJ.2019.02.000149
16. Ghanem AN. Comunicação breve. A Base Científica da Reanimação com Fluidos em Choque: Porque é que a Lei de Starling está errada? Scholarly J Surg Vol: 2, Issue: 1 (01-04
17. Ghanem AN. Hyponatremia: Something old, Something New and Something for the Surgeon. Surg Online J. 2020; 1(1): 1001. Direitos de autor: © 2020 Ahmed N Ghanem Nome do editor: Medtext Publications LLC
18. Ghanem AN. "Choques de sobrecarga volumétrica (VOS) que causam a síndrome do desconforto respiratório agudo (ARDS): a evidência completa". Medicina de Emergência e Cuidados Críticos da CE 4.2 (2020): 01-08.
19. Ghanem. Choques de Sobrecarga Volumétrica (VOS) em Pacientes Cirúrgicos. Acesso Aberto J Surg. 2020; 11(2): 555810. DOI: 10.19080/OAJS.2020.11.555810
20. Ghanem AN. "O mundo da medicina acorda, presta atenção e ouve: As Novas Descobertas Científicas de Ghanem em Medicina Fisiologia, Urologia, Nefrologia, Cardiovascular e Cirurgia". Relatórios de casos clínicos e médicos da CE 2.9 (2019): 01-06.
21. Ghanem AN. "Hiponatrémia pós-cirúrgica: Problemas de Gestão Resolvidos Revelando sua Relação com Choques de Sobrecarga Volumétrica". *EC Cardiology* 6.8 (2019).
22. Ghanem AN. "Hiponatrémia de diluição pós-operatória e a síndrome TURP: Revisão Analítica Crítica da Literatura sobre Pato-Etiologia e Terapia". *Medicina de Emergência e Cuidados Críticos da CE* 3.8 (2019): 507-514.
23. Ghanem AN. Short Communication. Hyponatraemia: Nadirs e Paradoxos da Sobrecarga Volumétrica Ausente. Revista de Acesso Aberto de Cirurgia. Volume 10 Edição 2 - dezembro de 2018 DOI: 10.19080/OAJS.2018.10.555781
24. Ahmed N G. The Adult Respiratory Distress Syndrome: Volumetric Overload Shocks in Patho-Etiology , Correcting Errors and Misconceptions on Fluid Therapy, Vascular and Capillary Physiology. Surg Med Open Acc J. 2(2). SMOAJ.000534.2018. DOI: 10.31031/SMOAJ.2018.02.000534
25. Ghanem AN. O albúmem não funciona: que hipótese alternativa existe para a transferência capilar-intersticial de Starling? A hidrodinâmica do tubo de orifício poroso. Jornal de Pesquisa Cirúrgica e Terapêutica 2018; 1(1): 03-05
26. Ghanem KA, Ghanem SA, Pindoria N, Ghanem AN (2018) O papel da urografia intravenosa com filme ereto e pielografia retrógrada na revelação da pato-etiologia da síndrome da dor no lombo e da hematúria, descobrindo a sua ligação negligenciada com a nefroptose sintomática. J Urol Res 5(3): 1108.
27. Ghanem AN, Salma A G, Khalid A G, Nisha P, Yasmina S E. Illusive Dynamic Nadirs and Masks of Postoperative Hyponatraemia and the TURP Syndrome: O conceito de sobrecarga volumétrica ao longo do tempo (VO/T) para resolver o seu enigma. JOJ Uro

& Nephron. 2019; 6(4): 555691. DOI: 10.19080/JOJUN.2019.06.555691

28. Yasmina Saad El Sayed, Khalid A Ghanem, Salma A Ghanem, Nisha Pindoria, Ahmed N Ghanem. Bilateral blindness complicating the transurethral resection of the prostate (TURP) surgery. Opth Clin Ther. 2019;3(1):3-5.
29. Ghanem AN. Randomized Trials in Surgery: Problemas e Possíveis Soluções: At finally, Sense and Diamonds have been recovered from an Ocean of Nonsense. Am J Biomed Sci & Res. 2019 - 2(2). AJBSR.MS.ID.000577. Recebido: 20 de março de 2019 | Publicado: April 02, 2019
30. Ahmed N G, Khalid A G, Nisha P, Salma A G. Síndrome de dor no lombo e hematúria (LPHS) complicando a nefroptose sintomática (SN), curada com cirurgia de denervação simpática renal e nefropexia (RSD&N): Relato de Caso. Open Access J Surg. 2018; 10(1): 555779. DOI: 10.19080/OAJS.2018.10.555779.
31. Ghanem AN, Ghanem KA, Pindoria N, Ghanem SA. Síndrome de dor no lombo e hematúria (LPHS) complicando a nefroptose sintomática (SN), curada com denervação simpática renal e cirurgia de nefropexia (RSD & N). Ann Clin Case Rep. 2018; 3: 1552
32. Ghanem AN. Choque no politrauma: destacando os choques de sobrecarga volumétrica e o fenômeno hidrodinâmico do tubo de orifício poroso (G). Medicina de Emergência e Cuidados Críticos da CE 2019; 3.1: 29-33
33. Ghanem AN (2019) A base científica da ressuscitação com fluidos no choque: por que a lei de Starling está errada? Scholarly J Surg Vol: 2, Issue: 1 (01-04)
34. Ghanem AN. Therapy of Hyponatremia: Fim da Era ou Relatório da Minoria? Biomed J Sci & Tech Res 11(4)-2018. BJSTR. MS.ID.002130. DOI: 10.26717/ BJSTR.2018.11.002130.
35. Ghanem AN et al. "Choques de sobrecarga volumétrica (VOS) resolvendo o quebra-cabeça da síndrome da ressecção transuretral da próstata (TURP), hiponatremia de diluição (HN) e síndrome da angústia respiratória aguda (ARDS): o relatório da minoria!". EC Cardiology 6.2 (2019): 109-122.
36. Ghanem A, Peer Review of Statistics in Surgical Research: Identifique o fator X ou atire uma moeda ao ar! COJ Tech Sci Res 2(1). COJTS.000526.2019.
37. Ahmed N. Ghanem, Salma A. Ghanem, Khalid A. Ghanem e Nisha Pindoria. A ressecção transuretral da síndrome da próstata (TURP) e a hiponatremia dilucional aguda (HN): Uma revisão exaustiva da literatura desde a primeira incidência em 1947 até ao desaparecimento em 2018. Jornal Global de Urologia e Nefrologia, 2018, 1:7
38. Ahmed N Ghanem. Síndrome de hematúria com dor no lombo complicando a nehroptose: Relato de caso. Biomed J Sci & Tech Res 16(2)-2019. BJSTR. MS.ID.002834
39. Ghanem AN. Prospective Observational Study on Loin Pain Haematuria Syndrome Complicating Symptomatic Nephroptosis and the Results of Renal Sympathetic Denervation and Nephropexy Surgery. J J Nephro Urol. 2016, 3(1): 024.
40. Ghanem SA, Ghanem KA, Pindoria N, Ghanem AN. Loin Pain and Haematuria Syndrome (LPHS) Linked to Symptomatic Nephroptosis (SN) and Revealing Pedicle Stretch Causing Neuro-Ischaemia Using the New IVU 7 Sign. Exp Tech Urol Nephrol. 1(1). ETUN.000501 2017
41. Ghanem AN, Ghanem KA, Pindoria N, Ghanem SA. Síndrome de Dor no Lombo e Hematúria (LPHS) Complicando Nefroptose Sintomática (SN), Curada com Cirurgia de Denervação Simpática Renal e Nefropexia (RSD&N): Relato de Caso. Open Access J Surg. 2018; 10(1): 555779. DOI: 10.19080/OAJS.2018.10.555779.
42. Ghanem AN, Ghanem KA, Pindoria N, Ghanem SA. Síndrome de dor no lombo e

hematúria (LPHS) complicando a nefroptose sintomática (SN), curada com denervação simpática renal e cirurgia de nefropexia (RSD & N). Ann Clin Case Rep. 2018; 3: 1552.
43. Ghanem KA, Ghanem SA, Pindoria N, Ghanem AN (2018) O papel da urografia intravenosa com filme ereto e pielografia retrógrada na revelação da pato-etiologia da síndrome da dor no lombo e da hematúria, descobrindo a sua ligação negligenciada com a nefroptose sintomática. J Urol Res 5(3): 1108.
44. Ghanem AN, Ghanem SA, Ghanem KA e Pindoria N, Elssayed YS. Illusive Dynamic Nadirs and Masks of Postoperative Hyponatraemia and the TURP Syndrome: O conceito de sobrecarga volumétrica ao longo do tempo (VO/T) para resolver o seu enigma. JOJ uro & nephron. 2019; 6(4): 555691. DOI: 10.19080/JOJUN.2019.06.555691
45. Ghanem A N. Hyponatraemia: Nadirs e Paradoxos da Sobrecarga Volumétrica Ausente. Acesso Aberto J Surg. 2018; 10(2): 555781. DOI: 10.19080/OAJS.2018.10.555781.
46. Ghanem AN, Ghanem SA, Ghanem KA, Pindoria N, Elssayed YS. Illusive Dynamic Nadirs and Masks of Postoperative Hyponatraemia and the TURP Syndrome: O conceito de sobrecarga volumétrica ao longo do tempo (VO/T) para resolver o seu enigma. JOJ uro & nephron. 2019; 6(4): 555691. DOI: 10.19080/JOJUN.2019.06.555691
47. Ghanem AN. The Adult Respiratory Distress Syndrome: Volumetric Overload Shocks in Patho-Etiology , Correcting Errors and Misconceptions on Fluid Therapy, Vascular and Capillary Physiology. Surg Med Open Acc J. 2(2). SMOAJ.000534.2018. DOI: 10.31031/SMOAJ.2018.02.000534
48. Ghanem AN. O albúmem não funciona: que hipótese alternativa existe para a transferência capilar-intersticial de Starling? A hidrodinâmica do tubo de orifício poroso. J Surg Res Ther. 2018; 1(1): 03-05
49. Ghanem AN, Ghanem SA, Ghanem KA e Nisha Pindoria. Volumetric Overload Shocks in the Patho-Etiology of the Transurethral Resection Prostatectomy (TURP) Syndrome and Acute Dilution Hyponatraemia: A Evidência Completa. Acesso Aberto J Surg. 2018; 7(5): 555724. DOI:10.19080/OAJS.2018.07.555724
50. Ghanem KA, Ghanem AN. A prova fisiológica de que a lei de Starling para a transferência de fluidos capilar-intersticial está errada: Advancing the Porous Orifice (G) Tube Phenomenon as Replacement. Open Acc Res Anatomy. 1(2). OARA.000508. 2017
51. Ghanem AN. How the Puzzles of the Transurethral Resection of the Prostate (TURP) Syndrome and the Adult Respiratory Distress Syndrome (ARDS) were Resolved? Descobrindo Choques de Sobrecarga Volumétrica. COJ Tech Sci Res. 1(3). COJTS.000511. 2018.
52. Ghanem KA, Ghanem SA, Pindoria N, Ghanem AN (2018) O papel da urografia intravenosa com filme ereto e pielografia retrógrada na revelação da pato-etiologia da síndrome da dor no lombo e da hematúria, descobrindo a sua ligação negligenciada com a nefroptose sintomática. J Urol Res 5(3): 1108.
53. Ghanem AN, Ghanem KA, Pindoria N, Ghanem SA. Síndrome de dor no lombo e hematúria (LPHS) complicando a nefroptose sintomática (SN), curada com denervação simpática renal e cirurgia de nefropexia (RSD & N). Ann Clin Case Rep. 2018; 3: 1552
54. Ghanem AN. Choques de sobrecarga volumétrica (VOS) na pato-etiologia da Síndrome de Angústia Respiratória do Adulto (ARDS): correção de erros e equívocos (2018) Clinical Cardiol Cardiovascular Med 2: 12-16
55. Ghanem KA, Pindoria N, Ghanem SA, Ghanem AN. Volumetric Overload Shocks (VOS) Causing the Transurethral Resection of the Prostate (TURP) Syndrome (Choques de

Sobrecarga Volumétrica (VOS) Causando a Síndrome de Ressecção Transuretral da Próstata (TURP): Relatos de casos. Ann Clin Case Rep. 2018; 3: 1551.
56. Ghanem AN. Ghanem's New Discoveries in Medicine, Physiology and Urology and Nephrology? Exp Tech Urol Nephrol. 2(2). ETUN.000531.2018. DOI: 10.31031/ETUN.2018.02.000531
57. Ghanem, A.N. Editorial: New discoveries in Urology, Medicine and Physiology. Open Acc Res Anatomy. 1(1). OARA.000502. 2017.
58. Ghanem AN. Ghanem's New Discoveries in Medicine, Physiology and Urology and Nephrology? Exp Tech Urol Nephrol. 2(2). ETUN.000531.2018. DOI: 10.31031/ETUN.2018.02.000531
59. Ghanem, A.N. e Ghanem, S.A. (2016) Volumetric Overload Shocks: Porque é que a lei de Starling para a transferência de fluido intersticial capilar está errada? A hidrodinâmica de um tubo de orifício poroso como alternativa. Ciência Cirúrgica, 7, 245-249.
http://dx.doi.org/10.4236/ss.2016.76035
60. Ghanem SA, Ghanem KA, Ghanem A N. (2017) Volumetric Overload Shocks in the Patho- Etiology of the Transurethral Resection of the Prostate (TURP) Syndrome and Acute Dilution Hyponatraemia: The Clinical Evidence Based on Prospective Clinical Study of 100 Consecutive TURP Patients. Surg Med Open Access J.: 1(1);1-7
61. Ghanem KA e Ghanem AN. (2017) Choques de sobrecarga volumétrica na pato-etiologia da síndrome de prostatectomia de ressecção transuretral e hiponatremia de diluição aguda: A evidência clínica baseada em 23 séries de casos. Basic Research Journal of Medicine and Clinical Sciences ISSN 2315-6864 Vol. 6(4): pp. 35-43 abril
62. Ghanem KA e Ghanem AN. (2017) A prova e as razões de que a lei de Starling para a transferência de fluido capilar-intersticial está errada, avançando a hidrodinâmica de um tubo de orifício poroso (G) como o mecanismo real. Blood, Heart and *Circ,* Volume 1(1): 1-7. doi: 10.15761/BHC.1000102 Disponível online.
63. Pindoria N, Ghanem SA, Ghanem KA e Ghanem AN, (2017) Choques de sobrecarga volumétrica na pato-etiologia da síndrome de prostatectomia de ressecção transuretral e hiponatremia de diluição aguda. *Integr Mol Med,* doi: 10.15761/IMM.1000279 Disponível online
64. Ghanem KG, Ghanem AN. (2017) A prova fisiológica de que a lei de Starling para a transferência de fluidos capilar-intersticial está errada: Avançando o Fenómeno do Tubo de Orifício Poroso (G) como Substituição. Open Acc Res Anatomy. 1(2). OARA.000508. 2017.
65. Ghanem SA e Ghanem AN. Prospective Observational Study on Loin Pain Haematuria Syndrome Complicating Symptomatic Nephroptosis and the Results of Renal Sympathetic Denervation *and* Nephropexy Surgery. J J Nephro Urol. 2016, 3(1): 024.
66. Ghanem Salma A, Ghanem Khalid A, Pindoria Nisha, Ghanem AN. Loin Pain and Haematuria Syndrome (LPHS) Linked to Symptomatic Nephroptosis (SN) and Revealing Pedicle Stretch Causing Neuro-Ischaemia Using the New IVU 7 Sign. Exp Tech Urol Nephrol. 2017: 1(1); 2-6. ETUN.000501.
67. Experience with cystoprostadenectomy with "prostatic capsule sparing" for orthotopic bladder replacement: overcoming the problems of impotence, incontinence and difficult urethral anastomosis. Ghanem AN. BJU Int. outubro de 2002; 90(6): 617-620
68. Ghanem AN. Artigo principal. Caraterísticas e Complicações da Nefroptose que Causa a

Síndrome de Dor no Lombo e Hematúria: Relatório Preliminar. Ghanem AN. Saudi Med. J. 2002 Feb;23(2): 447-455

69. Ghanem AN. Circulação de fluido semelhante a um campo magnético num tubo de orifício poroso e relevância para a circulação de fluido capilar-intersticial: Relatório preliminar. Ghanem AN. Medical Hypotheses 2001 Mar; 56 (3): 325-334.
70. Ghanem AN, Ward JP. Osmotic and metabolic sequelae of volumetric overload in relation to the TURP syndrome. Br J Uro. 1990; 66: 71-78 (Vencedor do prémio Princess Alice Memorial Award, Reino Unido 1988).
71. Ghanem AN, Brooks PL Gastric gangrene complicating adult Bochdalek hernia. Br J Surg 1987; 74: 779.
72. Ghanem AN, Perry KC. Malignant Lymphoma as a complication of Uretero-sigmoidostomy. Br J Surg 1985; 72: 559-60.
73. Ghanem AN. The Transurethral Prostatectomy (TURP) Syndrome: Uma Investigação das Seqüelas Osmóticas e Metabólicas da Sobrecarga Volumétrica (VO). Tese de Doutorado. Instituto de Urologia e Nefrologia, Universidade de Mansoura, Egito. 6 de novembro de 1988.

Apresentações em conferências:

Choques de sobrecarga volumétrica na pato-etiologia da síndrome de prostatectomia de ressecção transuretral e hiponatremia de diluição aguda. Conferência Cardiovascular 2017, Londres, março de 2017.

1. Choque hipo-osmótico: uma condição não rara identificada através de um estudo prospetivo sobre a não tão rara síndrome TURP? 25th Reunião Anual da Associação Egípcia de Cirurgia Urológica realizada de 16 a 19 de outubro de 1990 no Cairo, Egito.
2. Sobrecarga volumétrica em relação à síndrome TURP. 25th Reunião anual da Associação Egípcia de Cirurgia Urológica realizada de 16 a 19 de outubro de 1990 no Cairo, Egito.
3. Que quantidade de glicina a 1,5% é absorvida durante o procedimento TURP? EAUS 1991
4. Atualização da síndrome TURP 28th Reunião Anual da EAUS Cairo, Egito 1993
5. Resultados da denervação simpática renal e da nefropexia em 31 rins de 28 pacientes que sofrem de nefroptose sintomática 12th Saudi Urological Conference, Taif 22-25 de fevereiro de 1999.
6. Choques de sobrecarga volumétrica na patogénese da síndrome TURP. 6th Conferência Internacional da Associação Urológica Mediterrânica. Cairo, setembro de 1999.
7. New methods for the objective assessment of pain and results of renal sympathetic denervation and nephropexy for symptomatic nephroptosis 6th International Conference of the Mediterranean Urological Association. Cairo, setembro de 1999.
8. Dor no lombo Síndrome de hematúria complicando a nefroptose sintomática. Clube Urológico, Hospital Militar, Khamis Masheet Arábia Saudita 1999
9. Sobre a patogénese e a terapia da síndrome TURP: um estudo prospetivo e aleatório. Clube Saudita de Urologia, 1999. Ganhou o prémio de melhor apresentação
10. Hematúria dolorosa: altura de atualizar a imagiologia e as questões dos doentes? 13th Saudi Urological Conference Feb 2000.
11. Choques de sobrecarga volumétrica vasular (VO) na patogénese da síndrome TURP e condições para a terapia de NaCl a 5% que salva vidas. ? 13th Saudi Urological Conference Feb 2000.

12. Apresentações sobre traumatismo genito-urinário, traumatismo peniano, cistoprostadenectomia e nefroptose sintomática na Hamad Medical Corporation, Qatar 2004

13. Em novembro de 2006, os temas acima referidos foram apresentados na DGH, em Eastbourne, no Reino Unido.

Cartas ao editor de revistas com revisão por pares

1. Validação do teste respiratório do etanol e da pesagem na mesa para medir a absorção da irrigação durante a prostatectomia transuretral Ghanem AN. BJU Int. 2003 Jul; 92(1):154)

2. CAPSAICINA INTRA-URETERAL NA SÍNDROME DE DOR LOMBAR E HEMATÚRIA: EFICÁCIA E COMPLICAÇÕES. Ghanem AN. BJU Int. 2003 Mar; 91(4): 429-31.
3. Obstrução do fluxo de saída hepático. Ghanem AN, Powley JM. Lancet 1985; ii: 675.
4. Hiponatrémia hipoalbuminémica: uma nova síndrome. Ghanem AN. Br Med. Jour. 1985; 291: 1502
5. Perigos no tratamento da hiponatrémia. Wojtulewski JA, Penney MD. Ghanem AN. Br Med Jour. 1987; 294: 837.
6. Diferença de osmolalidade sérica. Ghanem AN. Lancet 1987; ii: 223-4.
7. Absorção de fluidos durante a cirurgia urológica. Ghanem AN. Ward JP. Br J Uro, 1988; 61: 168-9.
8. Hiponatrémia e hipo-osmolalidade. Ghanem AN. Lancet 1988; ii: 572.
9. Termoterapia por micro-ondas: Acompanhamento a longo prazo. Ghanem AN. Br J Uro, 1998; 82; 314.
10. Os inconvenientes da sobre-especialização. Ghanem AN. J R Coll Surg Edin 1999; 44(2): 137.
11. Circuncisão religiosa: uma visão muçulmana. Ghanem AN. BJU Int. 1999: 84; 543.
12. Frequência e causas da absorção de fluidos: comparação das três técnicas de ressecção da próstata sob monitorização contínua da pressão. Ghanem AN. BJU Int 1999; 84: 891-2.
13. Monitorização do doente crítico. Ghanem AN. J R Coll Surg Edinb 2000; 45 (2): 138-9.
14. A Urologia do Egito faraónico. Ghanem AN. BJU Int. 2000; 85; 973-4
15. Cistectomia radical e conduto ilial para tumor da bexiga. Ghanem AN. J R Cull Surg Ed 2000; 45(3): 204
16. Diretrizes e Código de Ética. Ghanem AN. Saudi Med Jour 2000 Jul;21(7):694.
17. Nefroptose "Disparada". Ghanem AN. Urologia® 2000; 56: 183
18. Experiência inicial de infusão intra-ureteral de capsaicina na síndrome de dor lombar e hematúria. Ghanem AN. BJU Int. 2000 Nov; 86(7):911-4.
19. Gestão atual dos cálculos renais e ureterais. Ghanem AN. Saudi Med. J. 2001 Dec;22(12):1143-5.
20. Infeção do trato urinário. Ghanem AN. Saudi Med. J. 2002 Jan;23(1):118-9.
21. Hiponatrémia durante e após prostatectomia por TUR. Ghanem AN. Saudi Med J. 2002; 23 (4): 477-9
22. Fasceíte Necrotizante. Ghanem AN, Halim IA. Saudi Med. J. 2002 maio; 23(5): 607-610
23. Investigação de hematúria com base num protocolo normalizado. Ghanem AN. J R Coll Surg Edinb. 2002 Dec;47(6):772
24. Fratura do pénis em Karmanshah, Irão. Ghanem AN. BJU Int. 2003 Feb; 91 (3): 301-3

PUBLICAÇÕES NÃO REVISTAS POR PARES

Cartas de resposta rápida ao BMJ

25. Something old, something new and something frivolous- about hyponatraemia. Ghanem AN. bmj.com/cgi/eletters/321/7266/0#10259, 15 Oct 2000
26. **Hiponatrémia: nadires e paradoxo da sobrecarga volumétrica em falta.** Ghanem AN. bmj.com/cgi/eletters/322/7289/780#13979, 24 Apr 2001
27. **Preventing renal failure in the critically ill: identifying the problem and finding solution.** Ghanem AN. bmj.com/cgi/eletters/322/7300/1437#15409, 2 Jul 2001
28. Ghanem AN. **Beating round the bush!** bmj.com/cgi/eletters/322/7294/DC2#14821 29 de maio de 2001
29. Dor nos flancos, hematúria e infeção do trato urinário: está na altura de erguer os doentes, as imagens e as questões? Ghanem AN. bmj., 11 de março de 2002
30. Revisão por pares das estatísticas na investigação médica: Identificar o fator X ou atirar uma moeda ao ar! Ghanem AN. 29 de maio de 2002.
31. **Finalmente,** o sentido e os diamantes foram recuperados de um oceano de disparates. Ghanem AN. bmj, 20 Jun 2002
32. **Bom médico, o que faz um bom cirurgião?** Ghanem AN. bmj.com/cgi/eletters/324/7353/DC1#23670, 6 Jul 2002
33. **Bom Doutor, e os soldados heróis desconhecidos da medicina?** Ghanem AN. bmj.com/cgi/eletters/324/7353/DC1#23758, 9 Jul 2002
34. **Bom doutor, mais reflexões e mais perguntas do que respostas.** Ghanem AN. bmj.com/cgi/eletters/324/7353/DC1#23812, 11 Jul 2002
35. **Bom doutor, qual é o problema?** Ghanem AN. bmj.com/cgi/eletters/, 14 Jul 2002
36. Bom médico e sentido de humor. Ghanem AN.
37. Doutor Médio, Bom e Excelente Mozart da ciência. Ghanem AN
38. **Médico de topo, no dia em que o Professor se encontrou com o Presidente.** Ghanem AN. bmj.com/cgi/eletters/325/7356/DC1#24125, 22 Jul 2002
39. **Motor Car Accidents: more dangerous than Bullets in cIVIlian life?** Ghanem AN. bmj.com/cgi/eletters/324/7346/0/j#22351, 20 de maio de 2002
40. **Tratamento de pequenas feridas superficiais simples nas mãos: O que é que o excelente RCT prova?** Ghanem AN. bmj, 15 de agosto de 2002
41. Disnatrémia ou hiponatrémia: realçando o conceito de sobrecarga volumétrica/tempo (VO/T). Ghanem AN. Resposta rápida BMJ 17 de fevereiro de 2003.
42. Porque é que a albumina não funciona? Ghanem AN. Resposta rápida BMJ 14 de abril de 2004.
43. Albumina Versus Albumina. Ghanem AN. Resposta rápida BMJ 22/11/2006
44. SAFE as SAC (Save Albumin Campaign). Ghanem AN. Resposta rápida BMJ 22/11/2006

Publicações gerais e médicas:

45. Guerras de papel. [Al-Megallah, outubro de 1977.
46. Nascido nos EUA. (Computadores). Utilizador britânico de Mac 1985; 2: 3.
47. Stent prostático em homem de 110 anos. Jornal Nacional Saudita 1993
48. Orthotopic Bladder replacement for cancer bladder. Jornal Nacional Saudita 1994
49. Infertilidade masculina; causas e tratamento. Revista de Saúde de Najran 1996.
50. Tratamento da HBP. Revista de Saúde Najran 1997

51. O gancho de cabelo na pedra! Revista de saúde Najran 1997
52. Rins com ptoses em mulheres Najrani. Revista Najran Health 1998

CAPÍTULO 16

CHOQUE CINÉTICO DE VOLUME (VK) OU CHOQUE DE SOBRECARGA VOLUMÉTRICA (VOS) EM DOENTES CIRÚRGICOS

Abreviaturas

HN	Hyponatraemia
VOS	Volumetric overload shocks
VOS1	Volumetric overload shock type 1
VOS2	Volumetric overload shock type 2
TURP	The transurethral resection of the prostate
ARDS	Acute respiratory distress syndrome
MODS	Multiple organ dysfunction syndrome
HST	Hypertonic sodium therapy
AKI	Acute Kidney Injury
NaCl	Sodium chloride
NaCo3	Sodium bicarbonate
G tube	Porous orifice tube

Pontos-chave

Questão: Quais são as novas descobertas no domínio da medicina e da fisiologia e por que razão devem preocupar o cirurgião?

Conclusões: Dois choques e seus tratamentos são reconhecidos. Ambos os choques de sobrecarga volumétrica são uma complicação iatrogénica da fluidoterapia. A lei de Starling revelou-se errada e a substituição correta é a hidrodinâmica do tubo de orifício poroso (G). Estes resolveram os enigmas da síndrome da TURP, da HN e da SDRA.

Significado: Dois novos tipos de choques são descobertos. A lei de Starling está errada e a substituição correta é a hidrodinâmica do tubo G. Estes resolvem os enigmas das síndromes, descobrindo a patologia e os tratamentos bem sucedidos.

Resumo

Os choques cinéticos de volume (VK) são choques cardiovasculares induzidos por alterações agudas e substanciais do volume do sistema cardiovascular, em qualquer direção, por diminuição ou aumento. Uma diminuição do volume cardiovascular induz os choques hipovolémico e hemorrágico há muito estabelecidos e bem conhecidos.

Recentemente, foram comunicados choques cardiovasculares induzidos por sobrecarga volumétrica (VO). Os choques cinéticos de volume (VK) ou choques de sobrecarga volumétrica (VOS) são uma complicação iatrogénica comum da fluidoterapia em hospitais que é negligenciada e subestimada. Pode apresentar-se no teatro de operações como paragem cardiorrespiratória ou mais tarde com coma e síndrome de dificuldade respiratória aguda (SDRA). A VOS é de dois tipos: VOS1 e VOS2. A VOS1 é induzida por 3,5-5 L de fluido sem sódio e caracteriza-se por uma HN de diluição com 2 nadires e 2 paradoxos, é mais dinâmica e ilusória e tem atualmente uma terapêutica de salvação de 5%NaCl ou 8,4%NaCo3. A VOS2 pode complicar a VOS1 ou ocorrer de novo, complicando a fluidoterapia à base de sódio durante a reanimação de doentes em estado de choque, doentes agudos e cirurgia prolongada. Não tem marcadores serológicos óbvios ou nenhum. Entre 3-10 L de fluidos à base de sódio induzem a VOS2 e 12-14 L causam mortalidade. Muitos erros e equívocos induzem os médicos a administrar demasiados fluidos para reanimação devido a regras incorrectas sobre a fluidoterapia ditadas pela lei de Starling errada. O substituto correto para esta lei é a hidrodinâmica do tubo de orifício poroso (G). Estas descobertas científicas deveriam fazer com que o mundo médico acordasse e prestasse atenção.

Palavras chave

Choque; Choque cinético de volume; Hiponatrémia; Fluidoterapia; Síndrome da TURP; SDRA; Lei de Starling; Transferência capilar-ISF

Os choques cinéticos de volume (VK) são choques cardiovasculares induzidos por alterações agudas e substanciais do volume do sistema cardiovascular, em qualquer direção, por diminuição ou aumento. Uma diminuição do volume cardiovascular induz os choques hipovolémico e hemorrágico há muito estabelecidos e bem conhecidos. Choques cardiovasculares induzidos por sobrecarga volumétrica (VO) foram recentemente relatados [1-4]. Os choques de sobrecarga volumétrica (VOS) são complicações iatrogénicas da fluidoterapia em hospitais [1-3]. São negligenciados e subestimados. Quando se percebe que a hiponatrémia de diluição aguda (HN) e a síndrome de dificuldade respiratória aguda (SDRA) são representativas de cada tipo de choque de sobrecarga volumétrica, é possível compreender que tem uma morbilidade, um custo e uma mortalidade surpreendentes. Afecta anualmente centenas de milhares de doentes em todo o mundo, incluindo doentes cirúrgicos, urológicos e obstétricos de homens, mulheres e crianças submetidos a cirurgia. Trata-se de novas descobertas na física, fisiologia e medicina [4]. O objetivo deste artigo é chamar a atenção dos leitores para estas novas descobertas, em particular dos cirurgiões, uma vez que esta doença é a que mais os preocupa.

As descobertas científicas incluem 2 VOS [1-3], provando que a lei fisiológica de Starling estava errada e encontrando um novo substituto correto que é a hidrodinâmica do tubo de orifício poroso (G) (Figura 1) [5-7]. O facto de a lei de Starling estar errada resultou em muitos erros e equívocos na terapia com fluidos [8] durante cirurgias prolongadas e na reanimação de doentes em estado de choque e doentes agudos. Isto leva os médicos a darem demasiados fluidos, o que induz a VOS, causando paragem cardíaca ou respiratória, ou ambas, "paragem cardiopulmonar" imediatamente na sala de operações [9] ou a síndrome de dificuldade respiratória aguda (SDRA) mais tarde

[10,11].

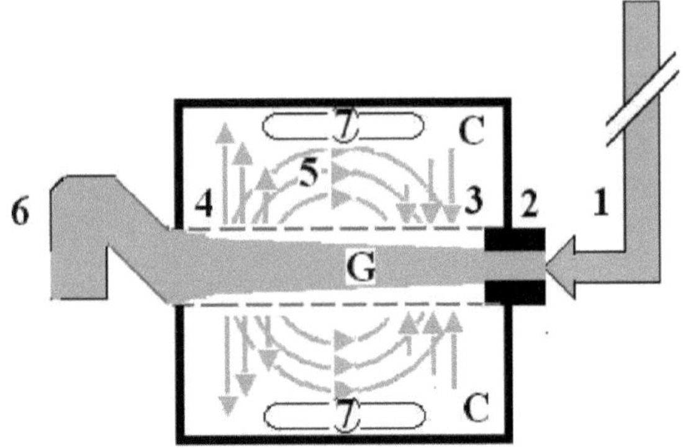

A figura 1 mostra uma representação esquemática da hidrodinâmica do tubo G com base nos tubos G e na câmara C. Esta representação esquemática de 37 anos da hidrodinâmica do tubo G na câmara C baseia-se em várias fotografias. O tubo G é o tubo de plástico com entrada estreita e poros na sua parede, construído à escala da ultra-estrutura capilar do esfíncter pré-capilar e poros largos da fenda intercelular, e a câmara C à sua volta é outro tubo de plástico maior para formar o aparelho G-C. A câmara C representa o espaço ISF. O diagrama representa uma unidade capilar-ISF que deveria substituir a lei de Starling em todos os futuros manuais de fisiologia, medicina e cirurgia, e acrescentada aos capítulos sobre hidrodinâmica nos manuais de física. Os números devem ter a seguinte redação:

1. A pressão de entrada empurra o fluido através do orifício
2. Criação de um jato de fluido no lúmen do tubo G**.
3. O jato de fluido cria um gradiente de pressão lateral negativo, provocando uma sucção máxima sobre o

parte proximal do tubo G, perto da entrada, que aspira o fluido para o lúmen.

4. O gradiente de pressão lateral torna-se positivo, empurrando o fluido para fora do lúmen ao longo da parte distal

parte máxima perto da saída.

5. Assim, o fluido à volta do tubo G no interior de C move-se numa circulação semelhante a um campo magnético (5)

em direção oposta ao fluxo do lúmen do tubo G.

6. A pressão de entrada 1 e o orifício 2 induzem a pressão lateral negativa, criando o fenómeno de circulação dinâmica G-C, que é rápido, autónomo e eficiente na deslocação do fluido e das partículas para fora do lúmen do tubo G em 4, irrigando C em 5 e, em seguida, sugando-o novamente em 3,
7. Manutenção de uma pressão energética negativa líquida no interior da câmara C.

**Note-se a forma do jato de fluido no interior do tubo G (em forma de cone), com um diâmetro de entrada no lado direito e o diâmetro de saída no lado esquerdo (diâmetro do tubo G). Perdi a fotografia em que o jato de fluido foi desenhado, utilizando folhas de chá de tamanhos finos e grosseiros que correm no centro do tubo G, deixando a zona exterior perto da parede do tubo G livre. Isto pode explicar a descoberta, num capilar real, da zona subendotelial sem proteínas (e sem eritrócitos) no paradigma do Glycocalyx (Woodcock e Woodcock 2012) [3]. Também foi observado que as folhas finas de chá saem dos poros distais em pequena quantidade, mantendo uma concentração mais elevada no sistema circulatório do que na câmara C - semelhante às proteínas plasmáticas.

A VOS é de dois tipos, consoante o tipo de fluido que a induz: O VOS1 é induzido por um líquido sem sódio, como a glucose a 5% e/ou glicina a 1,5%, utilizado como líquido de irrigação durante a cirurgia de ressecção transuretral da próstata (TURP). É conhecido em urologia como a síndrome TURP [12] ou choque hiponatrémico [13].

Este VOS1 é induzido pela absorção de glicina a 1,5% e infusão de glucose a 5% de cerca de 3,5-5 L ou >5% do peso corporal e é caracterizado por hiponatrémia de diluição (HN) [13,14]. Tem 2 nadires e 2 paradoxos [15-18] que a tornam dinâmica e ilusória [16-18]. Os 2 nadires são: A queda imediata do nível sérico de sódio como resultado da diluição do líquido extracelular que ocorre durante ou imediatamente após a cirurgia. O segundo nadir é aquele que ocorre mais tarde, dentro de 24 horas, após a transferência de água para o compartimento intracelular, causando elevação espontânea do nível de sódio sérico para o normal, mas o quadro clínico piora devido ao edema celular generalizado. Este edema celular manifesta-se como síndromes de disfunção de múltiplos órgãos (MODS). Os dois paradoxos são: Uma sobrecarga volumétrica patológica induz choque hipotensivo de VOS e lesão renal aguda (LRA) que é paradoxal à resposta da reposição fisiológica de volume que trata o choque hipotensivo e induz a diurese [14].

O VOS 1 tem atualmente como terapêutica de salvação a terapêutica com sódio hipertónico (HST) a 5% de NaCl ou 8,4% de NaCo3 [19]. Pode apresentar-se com parada cardiorrespiratória [9] ou uma ou mais das outras manifestações do MODS - nova denominação da SDRA [10,11]. As manifestações clínicas incluem, além das caraterísticas cardiorrespiratórias: coma, LRA e disfunção hepática. Também causa coagulopatias e sangramento excessivo no sítio cirúrgico (Tabela 1). A VOS 1 também afecta as mulheres durante a ressecção trans-cervical do endométrio devido à absorção de glicina a 1,5%, ou durante a cesariana devido à infusão excessiva de glicose a 5% [13,14].

O VOS é sempre confundido com um dos choques reconhecidos, como os choques hemorrágico e sético, e por isso é erradamente tratado com mais expansão de volume utilizando fluidos isotónicos à base de sódio. Isto induz VOS2 e paragem cardiorrespiratória que não tem marcadores séricos de HN [2] e causa ARDS em doentes que sobrevivem um pouco mais [8,9]. A análise de regressão múltipla demonstrou que a sobrecarga volumétrica é o fator mais significativo na causa do quadro clínico de SVO (Figuras 2 e 3 e Tabela 2).

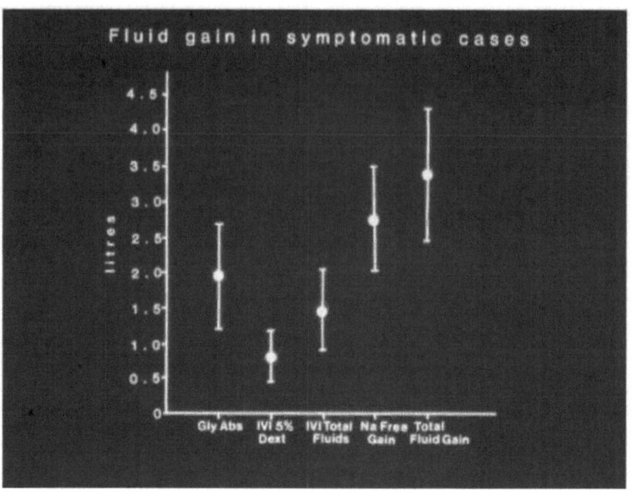

A Figura 2 mostra as médias e os desvios-padrão da sobrecarga volumétrica em 10 doentes sintomáticos que apresentavam choque e hiponatrémia entre 100 doentes consecutivos durante um estudo prospetivo sobre a ressecção transuretral da próstata. Os fluidos eram de glicina absorvida (Gly abs), dextrose a 5% infundida por via intravenosa (IVI Dext), fluidos totais IVI, ganho total de fluido sem sódio (Na Free Gain) e ganho total de fluido em L

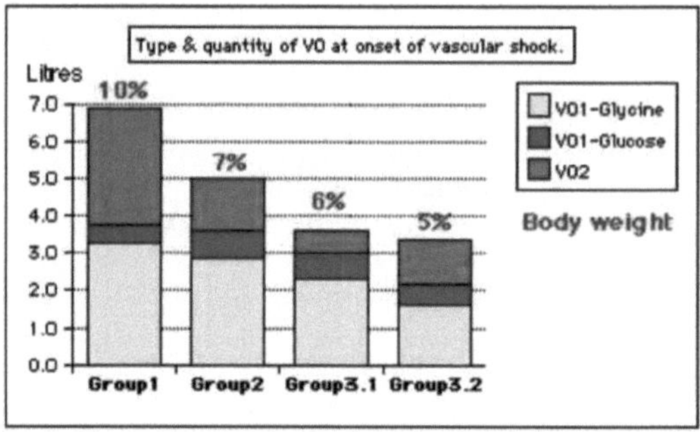

A Figura 3 mostra a quantidade de sobrecarga volumétrica (VO) (em L e em percentagem do peso corporal) e os tipos de fluidos. O grupo 1 foi constituído pelos 3 doentes que morreram na série de casos, uma vez que foram incorretamente diagnosticados como um dos choques previamente conhecidos e tratados com mais expansão de volume. O Grupo 2 foi constituído por 10 doentes da série que foram corretamente diagnosticados como choque de sobrecarga volumétrica e tratados com terapêutica com sódio hipertónico (HST). O Grupo 3 era constituído por 10 doentes que foram observados no estudo prospetivo e subdivididos em 2 grupos: Grupo 3.1 de 5 doentes tratados com HST e Grupo 3.2 de 5 doentes que foram tratados com expansão de volume vigiada utilizando solução salina isotónica.

Cerebral	Cardiovascular	Respiratory	Renal	Hepatic & GIT
Numbness	Hypotension	Cyanosis.	Oliguria	Dysfunction:
Tingling	Bradycardia	FAM[4]	Anuria[8]	Bilirubin ↑
SBB[1]	Dysrhythmia	APO)[5]	Renal failure or	SGOT ↑
COC[2]	CV Shock*	RA[6]	AKI[9]	Alkaline Phosph.
Convulsions	Cardiac **Arrest**	**Arrest**	Urea ↑	GIT symptoms.
Coma	Sudden Death	CPA[7]	Creatinine ↑	DGR[10]
PMBCI[3]		Shock lung		Paralytic Ileus
		ARDS[$]		Nausea & Vomiting.

A Tabela 1 apresenta as manifestações de VOS 1 da síndrome TURP para comparação com as manifestações de SDRA induzidas por VOS2.

O choque de sobrecarga volumétrica tipo 2 (VOS 2) [1-3,10] é induzido pela infusão maciça de fluidos à base de sódio, como solução salina normal, Hartmann, plasma, substitutos do plasma e sangue. O VOS 2 pode complicar o VOS1 ou é induzido por fluidos à base de sódio durante a fluidoterapia para ressuscitação do choque e do doente crítico e cirurgia prolongada e apresenta SDRA mais tarde. Ganho volumétrico de 12-14 L de fluidos à base de sódio relatado no primeiro artigo sobre SDRA [20], que é o único artigo em toda a literatura, para além dos meus artigos, alguns dos quais são aqui referenciados, que documenta o volume de fluido retido na SDRA - até muito recentemente.

A recente evidência de apoio sobre VOS e ARDS:

O Professor Hahn estudou o VK em voluntários saudáveis e em doentes [21,22]. Na sua conclusão, referiu que: "As diretrizes para a fluidoterapia raramente têm em conta que os efeitos adversos ocorrem de forma dependente da dose. Os efeitos adversos dos fluidos cristalóides estão relacionados com a sua distribuição preferencial no interstício do subcutâneo, no intestino e nos pulmões. O tempo de recuperação gastrointestinal é prolongado em 2 dias quando são administrados mais de 2 L. A infusão de 6-7 L durante uma cirurgia abdominal aberta resulta numa má cicatrização da ferida, edema pulmonar e pneumonia. Existe também um risco de edema pulmonar pós-operatório fatal que pode desenvolver-se vários dias após a cirurgia. Quantidades ainda maiores causam disfunção orgânica ao romper a matriz intersticial e permitir a formação de lacunas de fluido na pele e em órgãos centrais, como o coração. Tanto para os fluidos cristalóides como para os coloides, a coagulação fica comprometida quando a hemodiluição induzida atinge os 40%. A coagulopatia é agravada pela hipotermia coexistente. Embora o edema possa ocorrer tanto com fluidos cristalóides como com fluidos coloides, estes diferem na fisiopatologia."

Outros autores também encontraram um efeito significativo da sobrecarga de cristaloides na mortalidade, uma vez que efectuaram a investigação durante as primeiras 24-48 horas após a admissão hospitalar. Encontrei apenas um estudo sobre pacientes adultos vítimas de trauma, realizado por Jones et al (2016) [23], e um estudo pediátrico realizado por Coons et al (2018)

[24] e um notável artigo de revisão de Schrier, publicado em 2010 [25], que incriminam a sobrecarga salina e recomendam o uso criterioso da infusão de fluidos durante a ressuscitação. Nos pacientes destes ensaios de trauma adulto e pediátrico não há sépsis envolvida e ambos foram realizados durante um período de 24 e 48 horas, respetivamente. Ambos os artigos detectaram uma relação significativa do VO com a morbilidade e a mortalidade da SDRA.

Jones et al [23] relataram: "A ressuscitação com grandes volumes de cristalóides está associada a um aumento da mortalidade e a um maior tempo de ventilação. Com base nesses dados, recomendamos o uso criterioso de cristalóides na ressuscitação de pacientes com trauma."

A conclusão de Coons et al [24] foi a seguinte: "A administração precoce de grandes volumes de fluidos cristalóides, superiores a 60 ml/kg/dia, está significativamente correlacionada com complicações pulmonares, dias de NPO e tempo de internamento hospitalar. Estes resultados abrangem as primeiras 48 horas de internamento de um doente e devem encorajar os prestadores de cuidados cirúrgicos a fazer uma utilização criteriosa da administração de fluidos cristalóides na baía de trauma, na UCI e no piso"

Os grandes ensaios prospectivos multicêntricos [27,28] também documentaram uma sobrecarga volumétrica (VO) maciça em pacientes sobreviventes com SDRA de 3-10 L de volume de fluido retido, mas não reconheceram a VOS nem incriminaram a VO na pato-etiologia da SDRA. Eles também não reconheceram a alta associação da VO com a mortalidade, que foi estimada em 60 ou 90 dias e não no período imediato de 24-48 horas após a admissão, como demonstrado pelos relatórios acima [23,24]. Um excelente exemplo desses enormes ensaios multicêntricos é o estudo relatado por Rowan et al em 2017 [26].

Na secção de resultados, Rowan et al relataram: "Em cada dia do estudo, o grupo da estratégia liberal recebeu mais fluidos do que o grupo da estratégia conservadora e, nos dias 1 a 4, teve um débito urinário mais baixo, o que resultou num balanço hídrico cumulativo mais elevado (Tabela 2). Durante o estudo, o balanço hídrico cumulativo de sete dias foi de -136±491 ml no grupo da estratégia conservadora, em comparação com 6992±502 ml no grupo da estratégia liberal (P<0,001) (Figura 1 do Material Suplementar). Para os pacientes que estavam em choque no início do tratamento, o balanço hídrico acumulado em sete dias foi de 2904±1008 ml no grupo da estratégia conservadora e 10.138±922 ml no grupo da estratégia liberal (P<0,001). Para os pacientes que não estavam em choque na linha de base, o balanço cumulativo de fluidos foi de -1576±519 ml no grupo da estratégia conservadora e 5287±576 ml no grupo da estratégia liberal (P<0,001)"

Terapia da VOS e prevenção da SDRA

Sendo complicações iatrogénicas da fluidoterapia, tanto a VOS como a SDRA são evitáveis.

Para prevenir a VOS e a ARDS, deve ser acordado um limite para a quantidade máxima de fluidos utilizados durante a reanimação por choque ou uma cirurgia de grande porte (são necessárias novas diretrizes).

Os prestadores de cuidados cirúrgicos devem fazer uso criterioso da administração de fluidos cristalóides na enfermaria de trauma, na UTI e no andar.

Substituir a perda em choques hipovolémicos hemorrágicos, mas não exagerar.

Se, apesar da reposição de volume, a hipotensão se desenvolver mais tarde durante o internamento na UCI, devem ser utilizados fármacos inotrópicos, hidrocortisona 200 mg e terapia com sódio hipertónico (HST) - ver mais adiante. Esta última restaura o tónus do esfíncter pré-capilar (resistência periférica) para que o capilar volte a funcionar como um tubo G normal, mas NÃO são necessárias infusões excessivas de cristalóides ou colóides isotónicos.

Para aprender a nova ciência correta, é preciso desaprender os velhos hábitos incorrectos.

As seguintes práticas devem ser abandonadas:

A. Fluidoterapia em bolus em doentes cirúrgicos

8. Abandonar o atual regime agressivo e liberal de Terapia Precoce Dirigida por Objectivos (EGDT) no tratamento de doentes em choque e sépticos [26]. Vários ensaios multicêntricos de grande dimensão provaram que se trata de uma prática incorrecta.

9. Por favor, não insista em elevar a PVC para níveis superiores a 12 e até 18-22 cm de solução salina no tratamento do choque. Esta é uma das principais causas de indução de VOS e ARDS durante a ressuscitação de choque, particularmente choque sético.

A terapia hipertónica com sódio (HST) de 5%NaCl e/ou 8,4%NaCo3 provou ser uma terapia que salva vidas na síndrome TURP e na HN de diluição aguda, bem como na VOS 2 secundária que complica a fluidoterapia da VOS 1 causando SDRA. Actua induzindo uma diurese maciça, sendo um potente supressor da hormona antidiurética. Pode também atuar no pré-esfíncter capilar, restaurando o seu tónus.

A minha experiência na sua utilização no tratamento de SDRA estabelecida com sépsis e VOS 2 primária que causa SDRA não foi testada. No entanto, as provas relativas à HST sugerem que será bem sucedida se for administrada precocemente, prontamente e de forma adequada a doentes com SDRA, abstendo-se de quaisquer infusões adicionais de fluidos cristalóides ou coloides isotónicos utilizando soro fisiológico, HES e/ou terapia plasmática - basta administrar as necessidades diárias normais de fluidos e nada mais. Depois de administrar HST durante mais de uma hora, utilizando o cateter CVP já inserido, o doente recupera da IRA e produz, através de um cateter urinário, uma quantidade maciça de urina de 4-5 L, enquanto se observa. Esta produção de urina não deve ser substituída. Basta observar o doente a recuperar da IRA, do coma e da SDRA e a pedir uma bebida. Isto é feito para além do suporte cardiovascular, respiratório e renal na UCI. Nos doentes com LRA em diálise, o nefrologista responsável pelo tratamento deve ter como objetivo e regular a máquina para induzir um balanço negativo de fluidos.

A HST de 5%NaCl e/ou 8,4%NaCo3 é administrada em doses de 200 ml ao longo de 10 minutos e repetida. Não foi necessário utilizar mais de 1000 ml durante o tratamento bem sucedido de 16 doentes com SDRA. Qualquer outra concentração hipertónica de sódio não é recomendada. Pode ser administrada uma dose de diurético intravenoso, mas não funciona com o dobro ou o triplo da dose normal. Uma dose de 200 mg de hidrocortisona é mais útil. A terapêutica antibiótica profiláctica é administrada em doses apropriadas e adequadas para prevenir a sépsis e o choque sético. Não são administradas mais infusões de fluidos cristalóides, colóides ou sangue. A perda urinária não deve ser reposta, pois isso anula o objetivo do tratamento.

Uma sugestão de ensaio futuro recomendado

Eu recomendaria um pequeno estudo piloto de coorte prospetivo e controlado em 100 doentes para começar a experimentar a HST em casos de SDRA já estabelecidos, o que seria algo que se esperaria ler num relatório, esperemos que em breve. Não é necessário um ensaio multicêntrico ou despesas elevadas para o efeito. Também não é necessário muito tempo. Se não o conseguir fazer em cem doentes, provavelmente não o conseguirá (como me disse o Sr. JP Ward antes do início do nosso estudo prospetivo[12]). Posso garantir aos investigadores que os doentes não serão prejudicados. É uma vitória garantida; pode ganhar-se, mas não se perde nada. Na pior das hipóteses, o doente pode não reagir devido à cronicidade da SDRA ou depois de a sépsis complicar a SDRA e provocar danos capilares. Como autor de todos os artigos auto-referenciados aqui, publicados em revistas de acesso livre, e como detentor dos direitos de autor, autorizo abertamente qualquer investigador interessado a utilizar qualquer um dos meus artigos como modelo, em particular o artigo recomendado [12] - com a devida autorização dos editores da BJUI e dos autores.

Conclusão

Os choques cinéticos de volume ou VOS são uma complicação iatrogénica comum da fluidoterapia em hospitais que é negligenciada e subestimada. Pode apresentar-se no teatro de operações como paragem cardiorrespiratória ou mais tarde com coma e SDRA. A VOS é de dois tipos: VOS1 e VOS2. A VOS1 é induzida por 3,5-5 L de fluido sem sódio e caracteriza-se por uma HN de diluição com 2 nadires e 2 paradoxos, é mais dinâmica e ilusória e tem atualmente uma terapêutica que salva vidas de 5%NaCl e/ou 8,4%NaCo3. A VOS2 pode complicar a VOS1 ou ocorrer de novo, complicando a fluidoterapia à base de sódio durante a reanimação de doentes em estado de choque, doentes agudos e cirurgia prolongada. Não tem marcadores serológicos óbvios ou nenhum. É induzida por 310 L de fluidos à base de sódio e 12-14 L caracterizam os doentes mortos com SDRA. Muitos erros e equívocos induzem os médicos a administrar demasiados fluidos para reanimação devido a regras incorrectas sobre a fluidoterapia ditadas pela lei de Starling errada. O substituto correto para esta lei é a hidrodinâmica do tubo de orifício poroso (G).

Referências

1. Ghanem, A.N. e Ghanem, S.A. Choques de Sobrecarga Volumétrica: Porque é que a lei de Starling para a transferência de fluido intersticial capilar está errada? A hidrodinâmica de um tubo de orifício poroso como alternativa. Surgical Science, 2016; 7: 245-249. http://dx.doi.org/10.4236/ss.2016.76035
2. Pindoria N, Ghanem SA, Ghanem KA e Ghanem AN, (2017) Choques de sobrecarga volumétrica na pato-etiologia da síndrome de prostatectomia de ressecção transuretral e hiponatremia de diluição aguda. *Integr Mol Med,* 2017 doi: 10.15761/IMM.1000279 Disponível online
3. Ghanem KA. e Ghanem AN. Choques de sobrecarga volumétrica na patologia da síndrome de prostatectomia de ressecção transuretral e hiponatrémia de diluição aguda: A evidência clínica baseada em 23 séries de casos. Basic Research Journal of Medicine and Clinical Sciences ISSN 2315-6864 Vol. 6(4) pp. xx-xx abril de 2017 Disponível online http//www.basicresearchjournals.org
4. Ghanem AN. Ghanem's New Discoveries in Medicine, Physiology and Urology and Nephrology (Novas Descobertas de Ghanem em Medicina, Fisiologia e Urologia e Nefrologia). Exp Tech Urol Nephrol. 2(2). ETUN.000531.2018. DOI: 10.31031/ETUN.2018.02.000531
5. Ghanem AN. Circulação de fluido semelhante a um campo magnético num tubo de orifício poroso e relevância para a circulação de fluido capilar-intersticial: Relatório preliminar. Medical Hypotheses 2001; 56 (3): 325-334.
6. Ghanem KA. e Ghanem AN. 2017. A prova e as razões de que a lei de Starling para a transferência de fluido capilar-intersticial está errada, avançando a hidrodinâmica de um tubo de orifício poroso (G) como o mecanismo real. Blood, Heart and *Circ,* Volume 1(1): 1-7

doi:10.15761/BHC.1000102 Disponível online
7. Ghanem KA, Ghanem AN. A prova fisiológica de que a lei de Starling para a transferência de fluidos capilar-intersticial está errada: Advancing the Porous Orifice (G) Tube Phenomenon as Replacement. Open Acc Res Anatomy. 1(2).
OARA.000508. 2017
8. Ghanem AN. A Síndrome de Angústia Respiratória do Adulto: Volumetric Overload Shocks in Patho-Etiology, Correcting Errors and Misconceptions on Fluid Therapy, Vascular and Capillary Physiology. Surg Med Open Acc J. 2(2). SMOAJ.000534.2018. DOI: 10.31031/SMOAJ.2018.02.000534
9. Ghanem AN. Paragem cardíaca e choques de sobrecarga volumétrica (VOS) que complicam a fluidoterapia. Relatórios de casos clínicos e médicos da CE. 2019 (No prelo)
10. Ghanem AN. Choques de sobrecarga volumétrica causam a síndrome do desconforto respiratório agudo: The plenary evidence on patho-etiology and therapy. Op Acc J Bio Sci & Res 2020; 1(4): 1-9.
11. Ghanem AN. Volumetric Overload Shocks Cause the Acute Respiratory Distress Syndrome: Building the Bridge Between Physics, Physiology, Biochemistry, and Medicine. Biomed J Sci & Tech Res 29(1)-2020. BJSTR. MS.ID.004758.
12. Ghanem AN, Ward JP. Osmotic and metabolic sequelae of volumetric overload in relation to the TURP syndrome. Br J Uro 1990; 66: 71-78
13. Harrison III RH, Boren JS, Robinson JR. Dilutional hyponatraemic shock: another concept of the transurethral prostatic reaction. J Urol. 1956; 75 (1): 95-110.
14. Arieff AI. Hyponatremia, convulsions, respiratory arrest, and permanent brain damage after elective surgery in healthy women (Hiponatremia, convulsões, paragem respiratória e lesões cerebrais permanentes após cirurgia electiva em mulheres saudáveis). *N Engl. J Med.* 1986;314(24):1529- 1535. doi:10.1056/NEJM198606123142401
15. Ghanem AN. Hiponatrémia pós-cirúrgica: Problemas de Gestão Resolvidos ao Revelar sua Relação com Choques de Sobrecarga Volumétrica". *EC Cardiology* 6.8 (2019).
16. Ghanem AN. "Hiponatrémia de diluição pós-operatória e a síndrome TURP: Revisão Analítica Crítica da Literatura sobre Pato-Etiologia e Terapia". *Medicina de Emergência e Cuidados Críticos da CE* 3.8 (2019): 507-514.
17. Ghanem AN. Short Communication. Hyponatraemia: Nadirs e Paradoxos da Sobrecarga Volumétrica Ausente. Revista de Acesso Aberto de Cirurgia. Volume 10 Edição 2 - dezembro de 2018 DOI: 10.19080/OAJS.2018.10.555781
18. Ghanem AN, Ghanem SA, Ghanem KA e Pindoria N, Elsayed YS. Illusive Dynamic Nadirs and Masks of Postoperative Hyponatraemia and the TURP Syndrome: O conceito de sobrecarga volumétrica ao longo do tempo (VO/T) para resolver o seu enigma. JOJ uro & nephron. 2019; 6(4): 555691. DOI: 10.19080/JOJUN.2019.06.555691
19. Ghanem AN. Therapy of Hyponatremia: Fim da Era ou Relatório da Minoria? Biomed J Sci & Tech Res 11(4)-2018. BJSTR. MS.ID.002130. DOI: 10.26717
20. Ashbaugh DG, Bigelow DB, Petty TL, Levine BE. Acute respiratory distress in adults.

Lancet. 1967; 2(7511):319-323.

21. Hahn RG. Efeitos adversos dos fluidos cristalóides e colóides. Anaesthesiology. Intensive Ther. 2017;49(4):303-308. doi:10.5603/AIT.a2017.0045
22. Hahn RG. ARTIGO DE REVISÃO Entendendo a cinética do volume. Ata Anaesthesiol Scand. 2020;00: 1-9 DOI: 10.1111/aas.13533
23. Jones DG, Nantais J, Rezende-Neto JB, Yazdani S, Vegas P, Rizoli S. Ressuscitação cristaloide em pacientes com trauma: efeito deletério de 5L ou mais nas primeiras 24h. BMC Surg. 2018 Nov 6;18(1):93. doi: 10.1186/s12893-018-0427-y.
24. Coons BE, Tam S, Rubsam J, Stylianos S, Duron V. A ressuscitação cristaloide de alto volume afeta adversamente os pacientes com trauma pediátrico. J Pediatr Surg. 2018; 53 (11): 2202-2208. doi: 10.1016/j.jpedsurg.2018.07.009
25. Schrier RW. Fluid administration in critically ill patients with acute kidney injury. Clin J Am Soc Nephrol. 2010 Apr;5(4):733-9. doi: 10.2215/CJN.00060110. Epub 2010 Feb 18. PMID: 20167687.
26. Rivers E, Nguyen B, Havstad S, et al. Early goal-direted therapy in the treatment of severe sepsis and septic shock. N Engl J Med. 2001;345(19):1368-1377. doi:10.1056/NEJMoa010307
27. Rowan KM, Angus DC, et al. **PRISM** Investigators, Early, Goal-Direted Therapy for Septic Shock - A Patient-Level Meta-Analysis. N Engl J Med. 2017;376(23):2223-2234. doi:10.1056/NEJMoa1701380
28. Huang DT, Angus DC, et al. **ProCESS/ARISE/ProMISe** Methodology Writing Committee, harmonizing international trials of early goal-direted resuscitation for severe sepsis and septic shock: methodology of **ProCESS, ARISE, and ProMISe**. Intensive Care Med. 2013;39(10):1760-1775. doi:10.1007/s00134-013- 3024-7

Fim

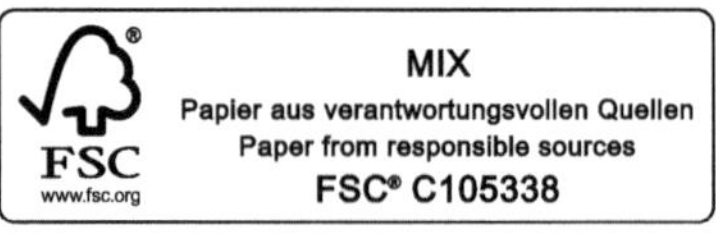

Printed by Books on Demand GmbH, Norderstedt / Germany